U0259504

权威·前沿·原创

皮书系列为
"十二五""十三五""十四五"时期国家重点出版物出版专项规划项目

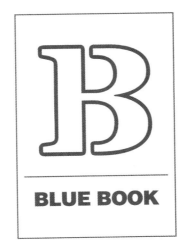

BLUE BOOK

智 库 成 果 出 版 与 传 播 平 台

北京市哲学社会科学研究基地智库报告系列丛书

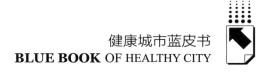

健康城市蓝皮书

BLUE BOOK OF HEALTHY CITY

编委会主任 / 钟东波　王　丹　徐逸智

北京健康城市建设研究报告（2022）

ANNUAL REPORT ON HEALTHY CITY CONSTRUCTION IN BEIJING (2022)

主　编 / 王鸿春　盛继洪

副主编 / 曹义恒　等

社会科学文献出版社

SOCIAL SCIENCES ACADEMIC PRESS (CHINA)

图书在版编目（CIP）数据

北京健康城市建设研究报告 .2022 / 王鸿春，盛继
洪主编 .--北京：社会科学文献出版社，2023.1
　（健康城市蓝皮书）
　ISBN 978-7-5228-1402-5

　Ⅰ.①北… 　Ⅱ.①王…②盛… 　Ⅲ.①城市卫生-研
究报告-北京-2022 　Ⅳ.①R126

中国国家版本馆 CIP 数据核字（2023）第 016729 号

健康城市蓝皮书
北京健康城市建设研究报告（2022）

主　　编 / 王鸿春　盛继洪

出 版 人 / 王利民
责任编辑 / 岳梦夏　吕霞云
文稿编辑 / 王京美

出　　版 / 社会科学文献出版社·政法传媒分社（010）59367126
　　　　　 地址：北京市北三环中路甲 29 号院华龙大厦　邮编：100029
　　　　　 网址：www.ssap.com.cn
发　　行 / 社会科学文献出版社（010）59367028
印　　装 / 天津千鹤文化传播有限公司

规　　格 / 开　本：787mm×1092mm　1/16
　　　　　 印　张：20　字　数：292 千字
版　　次 / 2023 年 1 月第 1 版　2023 年 1 月第 1 次印刷
书　　号 / ISBN 978-7-5228-1402-5
定　　价 / 168.00 元

读者服务电话：4008918866

《北京健康城市建设研究报告（2022）》编辑委员会

组织编写单位

中国医药卫生事业发展基金会
北京市卫生健康委员会
北京市经济社会发展研究院
北京健康城市建设促进会
北京健康城市建设研究中心

主要编撰者简介

钟东波 北京市卫生健康委员会党委书记、副主任（兼），在职研究生，管理学博士。曾任卫生部医疗服务监管司医院运行监管处处长，北京市卫生局党委委员、副局长，北京市卫生和计划生育委员会党委委员、副主任，国家医疗保障局医药价格和招标采购司司长、一级巡视员。现全面领导北京市卫生健康委员会党委工作；负责首都医药卫生协调委员会办公室和北京市深化医药卫生体制改革领导小组办公室日常工作，负责综合协调国际与港澳台合作交流工作；联系、指导北京市中医管理局、北京市医院管理中心、北京市老龄协会。

王　丹 中国医药卫生事业发展基金会理事长，北京师范大学中国公益研究院理事。组织和推动了中国医药卫生事业发展基金会"抗击新冠肺炎疫情""健康城市建设""尘肺病、结核病防治""糖尿病预防和康复""肿瘤早期筛查及防治""2021重大自然灾害紧急救援"等十大公益行动，策划和发起了"健康中国公益强医"创新工程和"健康中国慈善惠民"金牌行动，参与推动"'健康中国　你我同行'数城地铁联动主题巡展向医师节特别巨献"等系列公益行动。担任"健康城市蓝皮书"之《中国健康城市建设研究报告（2021）》《北京健康城市建设研究报告（2021）》编委会主任。

徐逸智 北京市经济社会发展研究院党委书记、院长，首都高端智库理事会理事、北京市发展改革政策研究中心智库理事会副理事长，高级经济师。具备中国注册会计师、中国注册资产评估师、中国注册税务师职业资格。曾任北京市发展改革委员会国民经济综合处副处长、产业发展处处长、经济贸易处处长，多次参与起草全市重大发展改革政策。2020年1月以来，牵头完成的多篇研究成果获市领导批示，其中2021年有26篇，2022年1月至10月有36篇。主要代表作有《挖政策 构圈层 探索建设"消费功能区"加速机场"双枢纽"打造国际消费桥头堡》《畅通循环 提升功能 以自贸区为引爆点 加快建设枢纽型国际消费中心城市》《强化三大储备建设 提升首都战略和应急处置能力》《积极争取政策平台创新 推动北京"五子"高质量落地——对中概股逆势加速扩张的几点思考》《筹划设立北京证券交易所的设想与建议》等。有关房地产投资信托基金（简称REITs）、北京产权交易所、国际消费中心建设、双枢纽国际消费桥头堡、核酸检测降成本等的建议已被市委市政府出台的意见、行动计划和实际工作所采用。

王鸿春 中共北京市委研究室办公室原主任、原首都社会经济发展研究所所长，现任中国城市报中国健康城市研究院院长，北京健康城市建设促进会理事长，北京健康城市建设研究中心主任、首席专家，研究员。近年来主持完成决策应用研究课题65项，其中世界卫生组织委托课题、省部级项目共10项，获国家及北京市领导批示20余项，"转变医疗模式政策研究"等课题获北京市第九届优秀调查研究成果一等奖等市级奖项共11项。著有《凝聚智慧——王鸿春主持决策研究成果文集》《有效决策》《成功领导者的习惯》等，并先后主编或合作主编决策研究书籍29部，其中"健康城市蓝皮书"之《北京健康城市建设研究报告（2017）》《北京健康城市建设研究报告（2019）》《中国健康城市建设研究报告（2019）》分别获得中国社会科学院第五届皮书学术委员会颁发的第九届"优秀皮书奖"一等奖、二等奖、三等奖，"健康城市蓝皮书"之《北京健康城市建设研究报告（2020）》获得中国社会科学院第六届皮书学术委员会颁发的"优秀皮书奖"三等奖。

盛继洪 北京经济社会发展研究院党委副书记、副院长，北京市决策学学会常务副理事长，中国城市报中国健康城市研究院特约研究员，高级政工师。长期在北京市委市政府系统从事决策应用研究工作，为市委市政府领导科学决策服务。近年来主持课题30项，其中省部级课题11项，获北京市优秀调查研究成果奖二等奖4次。曾担任《首都全面深化改革政策研究》、《建设国际一流的和谐宜居之都研究》、《北京经济高质量发展研究》、《北京市促进民营经济发展研究》、《健康城市蓝皮书：中国健康城市建设研究报告》（2016～2020）、《健康城市蓝皮书：北京健康城市建设研究报告》（2017～2021）主编。其中"健康城市蓝皮书"系列多次获中国社会科学院皮书学术委员会"优秀皮书奖"：《北京健康城市建设研究报告（2017）》获一等奖，《北京健康城市建设研究报告（2019）》获二等奖，《中国健康城市建设研究报告（2019）》获三等奖，《北京健康城市建设研究报告（2020）》获三等奖。

曹义恒 博士，副编审。现为社会科学文献出版社政法传媒分社社长。在《马克思主义与现实》《经济社会体制比较》《学习与探索》《武汉理工大学学报》等期刊上发表论文及译文十余篇，出版译著2部。

摘　要

　　"十四五"时期健康北京建设将全面落实健康中国战略，以首都发展为统领，紧扣"四个中心"的城市战略定位，建设国际一流的和谐宜居之都，将健康融入所有政策，全人群、全方位、全生命周期保障人民健康，推动首都高质量发展。

　　近年来，健康北京建设工作快速发展，健康北京行动取得新进展，无烟北京建设持续推进，健康生活方式迅速普及，公共卫生防护网络更加牢固，医疗卫生服务体系更加完善，居民健康水平稳步提升，人民预期寿命由2015年的81.95岁提高到2021年的82.47岁。此外，健康环境得到有效改善，生态环境治理成效显著，2021年森林覆盖率达44.6%，人均公园绿地面积为16.6平方米；全民健身公共服务体系日益健全，各类体育场地总面积达5630.1万平方米。同时，健康产业也开启多元化发展，医学、体育等产业主体数量和规模快速成长。

　　本蓝皮书从北京市实施健康优先发展战略的现状和挑战入手，全面探讨健康优先发展战略的内涵和意义，总结国内外优秀经验，对北京市实施健康优先发展战略进行制度设计并提出具体方案。另外，本蓝皮书以《全国健康城市评价指标体系（2018版）》一级指标对应的五个建设领域及健康产业建设为出发点，从北京市河流治理、城市绿色空间建设、养老事业产业发展、食品安全治理、妇幼健康管理、推进医养结合、提升居民健康素养等方面进行系统研究和分析，详细阐述了各个方面的实践情况，提出了相关的发展策略和建议，以期为"十四五"时期北京市开展健康城市建设工作提供有益参考。

　　关键词： 健康城市　健康环境　健康产业　健康文化　健康人群

目 录 ↘

I 总报告

II 健康环境篇

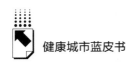
Ⅲ 健康社会篇

Ⅳ 健康服务篇

Ⅴ 健康文化篇

Ⅵ 健康产业篇

Ⅶ　健康人群篇

皮书数据库阅读**使用指南**

总 报 告

General Report

B.1
北京市落实健康优先发展战略研究

江宇 王麟*

摘 要： 健康优先发展有利于促进经济增长、社会平等、社会政治稳定，
是实现经济可持续发展、满足人民日益增长的美好生活需要的必
然要求，是创新首都城市治理、推动非首都功能疏解、提升城市
形象的有效手段，也是建设首善之区、展示"四个自信"的需
要。同全面建设社会主义现代化强国首都的要求相比，北京市卫
生健康事业仍面临很多挑战，需要实施健康优先发展战略，建立
一套支持健康优先发展的制度政策体系，包括建立有利于健康优
先发展的党政领导体制、考核监督评估机制、健康影响评价和责
任追究制度、群众工作和社会回应制度等制度机制，实施促进健
康优先发展的重大行动，加快推动健康产业发展，加强健康优先

---

* 江宇，经济学博士，国务院发展研究中心研究员，中国国际发展知识中心信息管理处副处
长，主要研究方向为政治经济学、发展经济学、当代中国经济史、医药卫生体制改革、乡村
振兴等；王麟，北京市卫生健康委员会政策法规处监察专员（正处级），负责课题管理、调
查研究等工作。

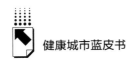

发展的思想、组织、动员、队伍、信息化保障等，实现卫生健康事业与经济社会发展相适应并适当超前发展，把"健康城市"打造为北京的靓丽名片。

关键词： 健康城市　健康优先　卫生健康事业

2016 年 8 月 19 日，习近平总书记在全国卫生与健康大会上指出："要把人民健康放在优先发展的战略地位，以普及健康生活、优化健康服务、完善健康保障、建设健康环境、发展健康产业为重点，加快推进健康中国建设，努力全方位、全周期保障人民健康。"① 《"健康中国 2030"规划纲要》把"健康优先"作为遵循原则的第一项予以重点强调，提出"把健康摆在优先发展的战略地位"。本报告在对健康优先发展的内涵进行研究的基础上，结合北京市健康优先发展的现状和面临的挑战，对北京市实施健康优先发展战略进行制度设计并提出具体方案，为推动相关政策的出台奠定理论基础。

一　健康优先发展的内涵

对健康优先发展的内涵进行界定，需要回答"什么是健康""健康优先于什么""如何衡量优先的程度"等问题。

世界卫生组织（WHO）在 1978 年国际初级卫生保健大会上指出，"健康是指生理、心理及社会适应三个方面全部良好的一种状况，而不仅仅是指没有生病或者体质健壮"。健康优先发展就是把人民健康置于党和政府工作全局中的优先目标和关注领域，使卫生健康部门成为经济社会发展全局中适当超前发展的部门；使健康成为全社会在生产生活和社会活动中优先追求的目标，并建立一套支持健康优先发展的制度和政策体系；使健康的人群成为

---

① 《习近平谈治国理政》第 2 卷，外文出版社，2017，第 370 页。

经济社会可持续健康发展的强大动力，成为北京市城市形象的主要象征之一，实现人与自然、人与社会、人与自身和谐相处，并不断实现人的自身解放和全面发展。

具体来说，健康优先体现为六个方面的优先。

——政治优先：健康成为各级党委、政府工作的优先目标和优先领域，建立有利于健康优先发展的领导体制和推进机制。

——规划优先：将健康优先发展纳入主要经济社会发展规划，经济社会发展规划要优先安排有利于人民健康的发展。

——资源优先：财政等资金要优先保障卫生健康投入，编制、土地、舆论平台等公共资源要优先满足卫生健康发展的需要。

——社会优先：健康成为企业、家庭、社区和公民活动的优先目标，创建健康企业、健康机关、健康家庭、健康社区和健康学校。

——结果优先：卫生健康事业发展和人民健康水平显著领先于同等经济发展水平国家，消除未来较长时期可能存在的重大健康隐患和健康领域的国家安全风险。

——产业优先：出台倾斜和优惠政策，优先支持健康相关产业发展。

二　实施健康优先发展战略的意义

健康是人全面发展的基础，是国家富强和民族振兴的重要标志，也是广大人民群众的共同愿望。国民健康是国家可持续发展能力的重要标志，也是推动实现社会主义现代化的重要基础。

（一）健康优先发展的经济社会意义

1.健康优先发展有利于经济增长

国家健康战略与经济增长的关系主要体现在以下3个方面。

第一，国民健康可以促进经济增长。健康主要通过以下途径对国民经济起促进作用：一是提升教育水平，进而提升社会人力资本；二是改善社会结

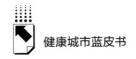

构，促进社会公平正义，促进性别平等，提高女性的社会参与率等；三是促进劳动生产率提升，这直接体现在劳动能力、劳动人口数量和结构等多个方面。① 值得注意的是，国民健康对经济增长的作用具有一定的时滞性，作用结果往往表现在数十年之后，甚至是更长的时间。从短期看，由于健康投资不会立即形成经济增长效应，且对物质资本投资具有挤出效应，为此健康投资与健康经济增长存在反向变动关系；而从长期来看，由于健康投资推动了健康劳动力的可持续发展，并且具有加倍的劳动效率，因此，健康投资与健康经济增长存在正向变动关系。② 因此，国家需要长期持续推动健康战略的实施。

第二，国民健康有助于降低国家经济损失。环境污染、亚健康、慢性病、恶性肿瘤、食品安全，特别是重大传染性疾病等风险充斥于现代社会，这也会给国家带来经济损失。国家健康战略的实施，不仅可以加大对疾病的预防力度，从而减少医疗卫生支出，也可以从国家层面对交通、环境、卫生、食品等多种影响健康的因素进行协调规划，促进健康生活理念和健康生活方式的广泛传播，进而减少国家经济损失。

第三，健康产业是促进经济增长的产业。健康是重要生产力，对公民健康的投资是对人力资本进行投资的重要内容，健康产业本身也是庞大的民生产业。健康产业包括医疗产品及服务、营养食品、健身休闲、健康管理、健康咨询等多个细分领域，已成为我国经济发展的新引擎，正以强大动力推动国民经济增长。《"健康中国 2030"规划纲要》指出，2030 年中国健康服务业总规模将达到 16 万亿元。

2. 健康优先发展有利于社会平等

早在 20 世纪中期，人们就开始认识到，处在不同社会地位的群体存在着显著的健康差异，生活在社会下层的群体疾病发生率和死亡率明显较高、

---

① 参见张辉《健康对经济增长的影响：一个理论分析框架》，《广东财经大学学报》2017 年第 4 期。
② 顾雪兰、刘诚洁：《健康投资与健康经济增长的双重效应》，《上海财经大学学报》2017 年第 3 期。

平均寿命较短。健康不平等的加剧可能使某一特定群体成为疾病的集中爆发对象，其带来的经济损失不可估量。因此，健康国家战略的重要内容之一就是确保全体公民享有良好的健康服务，减少健康不平等。

3. 健康优先发展有利于社会政治稳定

国家健康战略与社会政治稳定的关系主要体现在以下两个方面：第一，健康权是公民基本权利的重要组成部分，实施国家健康战略有助于保障公民的基本权利，体现了"以人民为中心"的发展思想和促进人的全面发展的取向，这将有助于提高人民的凝聚力和认同感。第二，健康不平等是社会分化的重要体现，不同群体社会地位、经济收入的差异会影响其健康享有水平，进而影响其健康状况，这种健康不平等会随着社会的分化进一步加剧，健康不平等的加剧可能进一步加剧社会分化，从而诱发各种社会不稳定因素。因此，健康不平等问题正在引起全球关注，越来越多国家将减少健康不平等作为国家健康战略的重要目标。

（二）健康优先发展对北京市的重大意义

1. 健康优先发展是贯彻落实习近平新时代中国特色社会主义思想的重要体现

党的十八大以来，习近平总书记做出了一系列关于卫生健康工作的重要论述，把人民健康置于党治国理政全局之中，提出新形势下我国卫生健康工作方针，强调把人民健康放在优先发展的战略地位，加快推进健康中国建设。"人民健康优先"彰显了卫生健康事业的核心价值，是党的根本宗旨和初心使命在卫生健康领域的集中体现。卫生健康事业适当优先于经济发展，实现人力资源水平的提高直至人自身的全面发展和社会全面进步，是中国特色社会主义道路优势的体现。

2. 健康优先发展是实现经济可持续发展的必然要求

我国经济发展进入新常态，北京市已经达到世界高收入国家的经济发展水平，进入主要依靠劳动者素质提高和国内需求拉动经济增长的新阶段。提高人民健康水平就是提高人力资本、发展生产力。完善健康保障有利于增加社会消费预期、减少因病致贫、扩大内需、促进共同富裕。目前，不少行业出现产能过剩和就业不足，而卫生和健康领域还有很多短板，应当因势利导，把更多资源、更多人才配置到卫生健康领域，为经济可持续发展提供动力。同时，健康产业与其他产业如生物医药行业、制造业、服务业、旅游业等在更大范围内合作也是经济发展的动力。

3. 健康优先发展是满足人民日益增长的美好生活需要的必然要求

当前我国社会的主要矛盾已经转化为人民日益增长的美好生活需要和不平衡不充分的发展之间的矛盾。健康是人民最具普遍意义的美好生活需要。人口作为北京城市发展的重要力量，劳动技能、专业素质固然十分重要，但是身体素质和心理素质同样影响社会生产，因此，健康的人口是北京市各项事业发展的根本大计。在人民物质生活条件得到极大改善的今天，人民不仅仅要求身体健康，也对生活的方方面面提出了更高的要求，实施健康优先发展战略是满足人民日益增长的美好生活需要的必然要求。

4. 健康优先发展是推动北京非首都功能疏解、提升城市形象的必然要求

改革开放以来，北京市得到了极大发展，但也出现了人口过多、交通拥堵、房价高涨、环境污染等人口资源环境矛盾突出的"大城市病"，影响人民健康。健康优先发展有利于从源头上扭转发展观念，带动各个领域向着人民健康的目标看齐，从而为疏解非首都功能增添动力。同时，健康已经成为一个国家、一个城市软实力的重要体现。北京建设世界一流和谐宜居之都的客观要求就是建设维护健康的城市发展环境，提升健康软实力，提升城市形象，吸引人才、留住人才，为首都建设贡献力量。

5. 健康优先发展是创新城市治理、维护长治久安的有效手段

健康战略作为城市治理的新思路，涉及面较广。当前北京市实施了一系列规划和计划，健康优先发展能推进这些项目更好地实施。如《"健康北京2030"规划纲要》中的开展环境污染综合治理、营造绿色宜居生态环境与《中共北京市委 北京市人民政府关于全面加强生态环境保护 坚决打好北京市污染防治攻坚战的意见》相一致，同时也是落实《打赢蓝天保卫战三年行动计划》的体现。

6. 健康优先发展是建设首善之区、展示"四个自信"的需要

当前，世界范围内的卫生制度不同程度地出现了过度市场化、大医院和专科治疗过度膨胀、基层和公共卫生服务提供不足、医疗费用上涨、公平性可及性下降等问题。我国提出"健康优先发展"，更加重视基层卫生服务，更加注重预防，更加重视调动全社会力量，有利于发挥社会主义制度优势，实现社会效益高于经济效益，用较低的成本较好地维护人民健康。这既满足了人民群众日益增长的健康需要，又避免了福利陷阱。北京市作为首都和首善之区，走好中国特色的卫生健康发展道路，更好地探索中国特色、北京特点的健康优先发展道路，展示"四个自信"，是义不容辞的责任，也是为中央服务、为全国服务的必然要求。

三 北京市落实健康优先发展战略的现状和挑战

（一）北京市落实健康优先发展战略情况

2017 年 1 月，北京市召开卫生与健康大会；2017 年 3 月，北京市委市政府印发《关于促进卫生与健康事业改革发展的意见》；2017 年 9 月，北京市委市政府发布《"健康北京 2030"规划纲要》，将"坚持健康优先，将健康融入所有政策"确定为首要原则，要求"将促进健康的理念融入公共政策制定实施的全过程，实现健康与经济社会良性协调发展"。《"健康北京2030"规划纲要》从健康水平、健康生活方式、健康服务、健康保障、健康环境和健康产业六个方面提出了健康北京建设目标，设定了 28 项主要指标，包含了《"健康中国 2030"规划纲要》的全部（13 项）指标，同时增加了与市民健康相关的 15 项指标，涉及 11 个相关部门，体现了"大健康"和"健康优先发展"理念。

2020 年 2 月，《健康北京行动（2020~2030 年）》正式发布实施。健康北京行动在健康中国 15 项行动的基础上扩展至 20 项，有针对性地实施 80 项重点内容，明确了 115 项行动指标。在 20 项健康北京行动中，第一项即

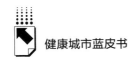
健康政策推进行动，提出"坚持健康优先，推动建立健康影响评价制度，将健康融入所有政策"。在健康中国行动考核指标基础上，健康北京行动设定了30项考核指标，涵盖了健康人群、健康服务、健康环境等领域。为推进健康北京行动实施，北京市成立由36个部门组成的健康北京行动推进委员会，将健康北京行动实施情况纳入各级党委和政府考核指标。

2020年11月通过的《中共北京市委关于制定北京市国民经济和社会发展第十四个五年规划和二〇三五年远景目标的建议》，首次单列健康篇，彰显了卫生健康事业在北京率先基本实现社会主义现代化宏伟蓝图中的重要地位和作用。2021年12月，北京市政府印发《"十四五"时期健康北京建设规划》。该规划由北京市卫生健康委员会和北京市体育局共同制定，实现了卫生行政部门和体育行政部门工作规划与健康北京发展建设规划的整合，规划的主要任务涵盖健康环境、健康人群、健康服务、健康产业、健康保障等内容，努力从规划层面推进健康相关工作目标任务的统筹。

（二）北京市落实健康优先发展战略现状和挑战

党的十八大以来，北京市卫生健康事业快速发展，医疗卫生资源大幅增加，健康北京建设深入推进，普及健康生活、优化健康服务、完善健康保障、建设健康环境、发展健康产业取得重大突破，医药卫生体制改革取得显著成效，医疗服务质量不断提升。2021年底户籍居民平均期望寿命达到82.47岁，婴儿死亡率和孕产妇死亡率分别为1.44‰和2.72/10万，主要健康指标达到国际先进水平，[①] 卫生服务可及性和质量指数进入全球前10%[②]，居民健康素养水平居全国之首，为首都经济社会协调可持续发展做出了重大贡献。

目前卫生健康事业仍是首都经济社会发展中的短板，卫生健康事业发展

---

① 参见《2022年北京市卫生健康工作会议召开 列出这些重点任务》，https://www.cn-healthcare.com/article/20220219/content-566345.html。

② 《北京卫生服务可及性和质量指数进入全球前10%》，https://politics.gmw.cn/2022-09/01/content_ 35993936.htm。

面临着严峻挑战。

从健康水平来看，慢性病成为北京市疾病谱主体，心脑血管疾病、癌症、慢性呼吸系统疾病、糖尿病四类重点慢性非传染性疾病死亡率高达84.09%，心脏病与脑血管疾病、恶性肿瘤和呼吸系统疾病死亡率高于大部分同等发展程度的经济体。2021年北京市常住居民肥胖率为25.9%，位居全国各省份之首；青少年近视、肥胖、超重等问题比较突出，2020年北京市儿童青少年近视率为55.5%，小学生超重率和肥胖率分别为16.8%、28.9%。

从卫生健康服务和保障来看，北京市医疗资源配置尤其是优质医疗资源配置仍不均衡，托育、儿科、精神、康复、护理、安宁疗护等医疗服务资源供给相对不足。如全市千人口托位数0.91个，距2025年千人口托位数4.5个的目标还有8万个缺口；儿科床位距每千名儿童床位2.2张的国家标准尚有1200张缺口。北京市卫生总费用占GDP的比重已达到发达国家和地区水平，但与伦敦、纽约、巴黎等国际大都市卫生投入产出效率相比仍存在差距，资金整体运行效率等仍有很大提升空间，在建立更完善的医疗制度、降低居民就医负担方面还需努力。

从健康环境来看，北京市空气质量不断改善，但与长三角、珠三角相比仍有差距，空气污染仍然是影响北京市居民健康和城市总体形象的因素之一；看病难、看病贵、空气污染、食品安全事故等问题仍明显危害群众健康。

此外，各级党委、政府对卫生健康事业地位和发展方向的认识还不统一，健康优先发展尚未达成高度共识，尚未形成系统的卫生健康战略和制度体系，部门协作机制不健全，全社会还缺乏"健康优先发展"的强大氛围和合力。

四 健康优先发展的国际国内经验

（一）国际经验

每个国家和地区的政治经济环境不同，公民健康状况、要解决的具体健

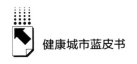
康问题也不同，因此在实施健康战略过程中，采取的具体措施也有所不同，但各国举措也具有共通之处。

第一，有一个强有力的领导机构确保健康优先战略的实施。对发展中国家而言，健康对经济发展的正效应往往需要很长一段时间才能体现，因此，协调国家短期经济发展目标、确保健康战略的实施，更需要一个强有力的政治领导机构。如赞比亚强调要有中央政府和卫生部门对健康战略的强有力的政策领导；欧洲"城市健康促进计划"特别强调各个地方政府在健康战略实施过程中要发挥领导作用，强调在健康战略实施过程中政府各部门和社会各主体都要积极参与。

第二，建立跨部门的沟通协作机制。健康优先战略突出健康对国家和地区可持续发展的重要性，要求各级政府在制定经济社会发展规划时要考虑健康战略目标和要求，这必然要求多部门参与和协作。此外，健康战略本身不仅包括医疗健康、健康服务，还包括健康的生活方式，涉及环境、交通、食品、体育等多个影响健康的领域，这需要相应的主管部门参与到健康优先战略的实施中，形成协同合作机制。这种协同合作不仅包括国家和地区内部的跨部门合作，也包括跨国家、跨地区合作。例如，美国建立联邦机构协作组，专门协调联邦层面与健康国民计划有关的机构之间的合作；为推进实施欧洲"城市健康促进计划"，欧洲建立了健康城市网络，进行健康政策制定和实施过程中的跨部门和跨城市协作。

第三，持续有效的财政投入。实施健康优先战略，提升国家和地区的健康服务能力，必然要求加大投入，这需要政府强有力的领导和对财政支出的强有力支持。例如，赞比亚特别强调要通过持续的财政投入保障健康优先战略的实施，日本也在其"国民健康2035"计划中提出要通过持续的财政投入确保其战略实施。

第四，全民参与的健康体系。全民参与不仅体现在全民享有平等的健康服务，也体现在全民在健康实施、测评等多个环节的参与。如美国、日本等国家都强调要建立企业、社会组织、个人多方参与的健康体系，欧洲"城市健康促进计划"也强调每个城市都要实现全民参与的健康治理。

（二）国内经验

新中国成立初期，"面向工农兵""预防为主""团结中西医""卫生工作与群众运动相结合"成为指导新中国卫生工作建设的四大方针。人民健康事业取得巨大进步，人民平均寿命从新中国成立初期的 35 岁上升到 1980 年的 68 岁，高于很多收入水准比中国高的国家，甚至接近某些发达国家。从新中国成立到 20 世纪 80 年代，我国人民健康发展水平在全球的排名在很长时间内明显领先于经济发展水平在全球的排名，为国家稳定、经济发展、社会进步打下了基础，这实际上是一种"健康优先"的发展道路。国家在这一时期为取得这些成就实施的战略有值得借鉴的经验。

第一，加强政治领导，把卫生工作放到全局高度来看待。1954 年 4 月，《中共中央转批卫生部党组关于四年来卫生工作的检讨和今后方针任务的报告》指出："卫生工作是一件关系着全国人民生、老、病、死的大事，是一个大的政治问题，党必须把它管好。"[①] 习近平总书记也多次强调党要加强对卫生健康工作的领导，体现了党对卫生健康事业的高度重视。

第二，卫生健康事业适当优先于经济发展。在经济和社会的协调发展方面，新中国没有走多数国家先解决经济问题再解决社会问题的道路，而是让社会建设同步甚至先于经济建设，实现人力资源素质的提高直至人自身全面发展。在现代化早期就建立普及的基础教育、基本医疗等公共服务和基本医疗保障体系，是中国现代化成功的重要因素。包括医疗卫生在内的社会福利既是经济发展的结果，也是经济发展的动力。

第三，采取符合中国国情的医疗模式和技术路线。中国医疗卫生工作的首要目标是减少疾病，而减少疾病的主要途径是预防。在服务模式上，国家优先保障基层基本服务的提供，中西医结合，采取低成本的适宜技术，既依靠专业人员，更依靠经过简单培训的初级医疗卫生人员，把医疗卫生和群众

---

① 《中共中央文件选集（一九四九年十月~一九六六年五月）》，人民出版社，2013，第 12~13 页。

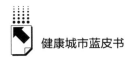

工作相结合，而不像西方国家主要依靠专业人员。

第四，坚持医疗卫生事业的公益性质。中国共产党一贯坚持基本医疗卫生事业的公益性质。胡锦涛指出："要坚持公共医疗卫生的公益性质……为群众提供安全有效、方便、价廉的医疗卫生服务。"① 我国长期处在社会主义初级阶段，要用有限的资源维护全体人民的健康，只能坚持医疗卫生事业的公益性质，优先保障人人享有基本医疗卫生服务，把更多资源投入基层公共卫生和基本医疗等社会效益较高的领域。而医疗机构运行的目标是以较低成本获得较高的健康产出。

第五，综合发挥党的独特优势，推进卫生健康事业改革。中国共产党在奋斗中形成了自己的理论优势、政治优势、组织优势、制度优势和密切联系群众的优势。这种独特优势具有决定性的意义和力量。在卫生健康事业中，党的独特优势得到了充分体现。党发挥理论优势，充分借鉴国际经验和其他改革经验，建立了创新型医疗卫生制度；发挥政治优势，保证在卫生健康事业中面对各种利益关系时能够排除阻力，做到以人民为中心，以健康为中心；发挥组织优势，把卫生健康事业发展作为党和政府的政治责任，专门成立领导机构，形成了强有力的协调推进机制，建立了严格的责任落实制度；发挥制度优势，推进综合配套改革，充分发挥我国以公有制为主体的优势，维护医疗卫生体系的公益性质；发挥密切联系群众的优势，充分发动群众开展公共卫生运动，在卫生健康事业发展中既充分听取群众意见，又教育和动员群众自觉节约医药费用、养成正确的健康观念，防止福利陷阱；抓好笔杆子，把健康宣传教育作为卫生健康事业的重要内容，形成了良好的社会氛围。

（三）其他领域实现优先发展的经验

优先发展作为一种集中有效资源支持某些特定领域和行业发展的战略思想，在我国不同时期的教育、公共交通等领域均有体现。

---

① 《十七大以来重要文献选编》（上），中央文献出版社，2009，第31页。

1. 教育优先发展经验

一是思想和理念创新。1978 年，经济学家于光远发表《重视培养人的研究》一文，拉开了教育本质问题讨论的序幕。此后，学界围绕教育本质问题的论争持续了十多年。论争使人们认识到教育对发展生产力的巨大作用，认识到教育在经济社会发展中的地位与作用。这一基本共识促进了教育优先发展战略思想的确立、贯彻和实施。

二是加强政治领导。在发展教育事业、倡导教育优先的政策上，党和国家领导人在不同时期均有明确指示和论断。党的十二大将教育列为国家发展的三大战略重点之一。党的十三大明确指出："必须坚持把发展教育事业放在突出的战略位置。"[①] 此后至今，党的历次代表大会报告均将教育优先发展的战略地位作为重要内容予以阐述。1995 年通过的《中华人民共和国教育法》确立了教育优先发展的法律地位，明确规定国家保障教育事业优先发展。

三是纳入重大规划，加强顶层设计。改革开放以来，历次党的代表大会和五年规划均明确要求落实教育优先政策。党的十二大报告指出："在今后二十年内，一定要牢牢抓住农业、能源和交通、教育和科学这几个根本环节，把它们作为经济发展的战略重点。"[②] 党的十三大报告提出："百年大计，教育为本。"[③] 党的十四大、十五大、十六大均强调把教育摆在优先发展的战略地位。党的十七大提出："优先发展教育，建设人力资源强国。"[④] 党的十八大重申坚持教育优先发展，党的十九大阐述了教育优先发展的具体要求。

四是优先投入财政等公共资源。《教育部关于切实增加教育投入确保实现教育经费法定增长有关工作的通知》对切实落实教育法中关于教育经费"三个增长"的规定、做好预算内教育经费安排做了明确规定。《国务院关于进一步加大财政教育投入的意见》明确提出，到 2012 年实现国家财政性教育经费支出占国内生产总值比例达到 4% 的目标。《国家中长期教育改革

---

① 《十三大以来重要文献选编》（上），人民出版社，1991，第 19 页。
② 《十二大以来重要文献选编》（上），人民出版社，1986，第 16 页。
③ 《十三大以来重要文献选编》（上），人民出版社，1991，第 19 页。
④ 《十七大以来重要文献选编》（中），人民出版社，2011，第 877 页。

和发展规划纲要（2010~2020年）》强调，各级党委和政府要切实保证经济社会发展规划优先安排教育发展，财政资金优先保障教育投入，公共资源优先满足教育和人力资源开发需要。教育法规定，各级人民政府教育财政拨款的增长应当高于财政经常性收入的增长。

2. 公共交通优先发展经验

20世纪80年代中期，我国开始重视城市公共交通发展。1985年，《中国技术政策》一书明确提出要大力发展城市公共交通。公共交通优先发展的实施路径主要包括：一是将公共交通优先发展战略提升为国家的城市发展战略；二是出台促进城市公共交通优先发展的法律法规；三是以城市规划推进和保障城市公交优先发展战略的实施，在城市规划和专项规划标准、准则的编制中要求体现城市公交优先的发展原则；四是因地制宜解决突出问题，包括公交特许经营与政府监管问题、城市公交票价与财政补贴关系问题、地铁投资与公共交通投资的关系问题、出租车经营机制和政府管理相关问题、公交分担率和服务水平等城市公交优先发展评价指标问题等。

教育、公共交通等领域优先发展有如下共同经验。

一是统一思想。国家之所以提出优先发展，一定是该领域出现了显著短板，在优先发展方面还没有达成共识，因此统一政府各部门和全社会对优先发展的思想认识至关重要。只有思想统一了才能形成合力，才能汇集各方力量，完成优先发展的目标和任务。同时，社会舆论的作用也不可小觑，媒体要发挥好舆论引导、教育和普及相关知识的功能。

二是纳入法律法规和规划。教育、公共交通都出台了相关的法律法规，指明了优先发展的方向和路径。各地都因地制宜，根据各自实际情况出台了相应的工作规划，明确了具体的实施路径。

三是保障财政等公共资源投入。对优先发展的领域，国家需要通过改革相关的财务和税收制度进行财力保障，使之快速推进。一方面，在政府预算过程中，对优先发展领域在财政上予以支持，特别是在优先发展的早期，政府的财政支持不可或缺；另一方面，在制定相关税收政策时，需要考虑优先发展行业的特殊性，在初期予以减少或减免税收。

五 北京市落实健康优先发展战略的
制度设计和措施建议

（一）主要思路

北京市坚持以人民为中心的发展思想，牢固树立"大卫生、大健康"理念，把人民健康放在优先发展的战略地位，加强党对卫生健康工作的领导，以提高卫生健康事业的优先程度为核心，以建立有利于健康优先发展的体制机制为重点，以开展重大卫生健康实事项目和重大健康影响因素综合治理攻坚行动为抓手，以加强卫生健康领域基层和群众工作为保障，动员全社会力量，补上卫生健康领域发展短板，实现卫生健康事业与经济社会发展相适应并适当超前，促进人的全面发展和社会全面进步，把"健康城市"打造为北京在新时期的靓丽名片。

一是坚持党的领导，发挥政治优势。北京市深刻认识到健康优先发展是党和政府对人民的郑重承诺，公益性的卫生健康事业是党的宗旨和中国特色社会主义制度的必然要求，把健康优先发展作为党和政府的政治责任，发挥党集中统一领导的政治优势强力推进，有什么问题就解决什么问题，需要什么政策就出台什么政策。

二是坚持健康优先，适当超前发展。北京市牢牢把握健康优先发展的正确导向，深刻理解卫生健康事业的极端重要性；切实把人民健康放在优先发展的战略地位，把人民健康纳入首都"四个中心"建设工作全局，实现人民健康适当超前于经济社会发展；当卫生健康工作和其他工作发生矛盾时，适当优先考虑卫生健康事业发展需要。

三是坚持新时期卫生健康工作方针，推动卫生健康工作由"以治病为中心"向"以健康为中心"转变。北京市更加重视预防为主，抓好重大疾病防控，优化防治策略，最大限度减少人群患病率；更加重视健康公平，缩小区域、城乡之间的卫生健康水平差距。

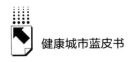

四是坚持全程优先，实行综合治理。北京市把健康优先原则融入政治经济和社会生活的方方面面，做到政治优先、规划优先、资源优先、社会优先、结果优先、产业优先；实行综合治理，最大限度减少和消除健康危险因素，使一切活动都有利于维护和改善健康，实现人人都主动关心和维护健康。

五是坚持以基层为重点，扩大公众参与。北京市发挥党的群众路线和基层工作优良传统，把健康优先发展和提高党的群众组织力、加强和改善社会治理有机结合，善于借广大人民群众之力推进卫生健康事业发展，探索新形势下卫生工作和群众工作相结合的新途径，充分发挥基层党组织、基层群众自治组织、群团组织、社会团体、志愿者的作用，构建"从群众中来到群众中去""全民共建，全民共享"的大卫生健康工作格局。

六是坚持以人为本，发挥卫生健康人员的主力军作用。北京市充分认识到卫生健康工作人员是实现健康优先发展的主力军，要把卫生健康事业发展重点从硬件投入转向人力资本投入；创造条件让更多的人才从事卫生健康工作，获得更好的待遇，突破现有规定，实行符合行业特点的薪酬制度；按国际经验和实际需要配置卫生健康人员特别是基层卫生健康人员，激发他们干事创业、维护人民健康的积极性。

（二）主要制度体系

1. 政治领导与问责制度

绩效问责是我国政治领域行政问责的重要发展趋势，也是我国推动健康优先发展的重要经验。北京市保障健康优先发展的上层制度设计，不仅应将该战略放在政治领导中的重要地位，还应建立起类似的绩效问责制度。

2. 立法保障制度

针对优先发展领域制定专门法律法规也是一种常用的政策工具。前述我国针对教育和公共交通优先发展都出台了相关法律法规。为保障健康优先发展战略的实施，国家应建立健全相关法律规定，除在卫生健康母法中予以明确外，还要适时制定健康优先发展、健康影响评估评价等专门法律法规；同时，应明确因行政机关或其工作人员的公职行为给公众带来负面健康影响甚至损害的，行政机关或其工作人员应当承担相应的赔偿责任，以督促行政机关及其工作人员严格依法履行职责。

3. 群众工作制度

群众参与是指群众个体或群体参与有关社会公共事务并影响有关决策的过程，是中国特色社会主义民主的重要形式。为保障健康优先发展，北京市需要建立群众参与制度。群众参与健康治理的实现路径主要有塑造全新价值理念、培育多元治理主体、推进多元主体协商、重视信息技术运用等。北京市要实现健康优先发展需要多元共治，政策应该朝着充分调动全社会积极性的方向发力，充分挖掘社会力量的潜力。

4. 健康影响综合评价制度

健康影响综合评价制度关注的是公共健康政策对社会健康的影响，在公共政策和经济建设实践层面应用如下：①对任何可能造成健康冲击的项目，均要进行健康影响评估，以分析其能否对国民健康产生影响，并进行改善；②政府制定决策时应当进行健康影响评估，以得到更加有利于人民健康的政策；③若当地人民对政府颁布的政策有健康方面的担忧，可以向健康影响评估负责部门反映，要求进行健康评估，如果出现健康负面评价，人民有权要求政府对该政策进行修改。健康影响综合评价制度的推广能够增进各部门对健康的重视，是加快推进将健康融入所有政策、实现以健康为导向的发展目标的重要手段。

5. 重大健康危险因素干预制度

建设健康北京要以预防为主，政策制定应向疾病预防方向发力。环境和生活方式对健康影响较大，政府应该予以重视。健康的环境包括健康的空气、洁净的水、卫生的食品、安全的药品、安全的居住和工作环境等，政府在这些方面的监管不能缺位。在生活方式方面，政府可以鼓励社区、企业建立戒烟和戒酒互助小组，严厉打击卖淫嫖娼、贩毒吸毒等活动，倡导健康生活方式，使居民尽可能不生病、少生病。此外，政府应引导全民提升健康素养，鼓励社会力量提供健康咨询服务，尽可能做到对疾病早发现、早治疗。

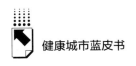

政府应加大对健康生活方式的实证研究，给出让民众信服的科学依据，使民众养成健康的生活习惯。

6. 人才保障制度

当前，北京市和全国其他地方一样，面临着基层初级卫生保健人员数量不足、稳定性不够、积极性不高等问题。实现健康优先发展的重点在基层，一旦实施相关政策，基层卫生人员的缺口将会更大。北京市需要加强紧缺人才的培养，健全医疗卫生人才招聘及下沉奖励办法，鼓励、引导实用人才向基层流动；把基层医疗卫生机构纳入医务人员薪酬制度改革试点，增加对基层医疗卫生机构的投入，加大对基层医疗卫生机构负责人的选拔、培养和激励力度，吸引更多优秀医务人员担任基层医疗卫生机构负责人；建立一支专群结合的基层卫生健康工作队伍，提高基层医疗卫生服务能力。

（三）具体措施建议

1. 建立健康优先发展的党政领导体制

把维护人民健康作为党和政府的政治任务，切实加强党对卫生健康工作的领导。北京市和各区成立卫生健康工作领导小组，由本级党委、政府主要负责同志任组长（可与医改领导小组合署），由分管政府日常工作和卫生健康工作的领导任副组长，统筹协调推进卫生健康领域全局性工作；领导小组办公室设在各级卫生健康部门，负责具体组织落实健康优先发展的各项工作；各区逐步实现由一位任党委常委的副区长统筹分管卫生健康、医保、医药等工作。北京市委、市政府及各区委、区政府每年至少召开两次常委（常务）会议专题研究卫生健康工作。党政主要负责人是本地区健康优先发展的第一责任人，每季度至少调研一次卫生健康工作；党委、人大、政府、政协领导班子成员分工包保分管领域的健康优先发展相关政策的落实情况，围绕健康优先发展战略，根据职责分工找准位置、发挥作用、形成整体合力。

2. 完善健康优先发展的法治规划保障

北京市要把卫生健康事业纳入经济社会发展总体规划，新出台的全市性规划和部门规划都要体现健康优先发展的内容。北京市在制定规划的过程中，要充分考虑规划内容对人民健康的影响，听取卫生健康主管部门的意见。北京市要加强健康优先发展的立法保障，制定保障健康优先发展的法律法规，并在相关领域的法律法规中写入保障健康优先发展的条款；参照环保领域制定《中华人民共和国环境影响评价法》的思路做法，制定健康影响评估评价的相关法律法规；加强卫生健康领域执法，建立集中、统一、专业、高效的监管体系和第三方评估机制，形成政府监管、行业自律、社会监督相结合的监管体制；建立完善监督执法责任制和责任追究制度，加强事中事后监管；试点建立健康领域公益诉讼制度，制定《北京市卫生健康公益诉讼办法》，支持社会组织、法人、自然人为维护卫生健康领域的公共利益向人民法院提起诉讼。

3. 强化健康优先发展的财政保障机制

北京市要调整优化财政支出结构，把卫生健康事业作为财政投入的优先领域，根据卫生健康事业发展需求，确保投入到位；把卫生健康财政投入占一般性预算支出的比例提高到接近中高收入国家水平；对符合区域卫生规划的公立医疗卫生机构、纳入健康优先发展的重大实事和重点建设项目足额投入且保证资金到位，把年度"重大卫生健康实事项目"和"重大健康影响因素综合治理攻坚行动"纳入政府财政预算，给予财政专项经费支持，并根据经济发展和财政增长情况逐年增加，做到专款专用，规范管理；开展健康投入绩效监测和评价，提高财政投入使用效率。

4. 建立健康优先发展的考核监督评估机制

北京市委、市政府要将卫生健康工作纳入巡视、督查范围，予以优先重点安排；将卫生健康事业发展纳入经济社会发展目标任务重点督办事项，将深化医改任务和主要健康指标完成情况纳入各级党委和政府工作考核指标体系，并适当加大考核权重；每年以市委、市政府的名义对各区、各部门和重点单位落实卫生健康工作重点任务情况进行巡视和督查；根据巡视、督查情况和考核结果，对推动卫生健康事业改革发展不力、工作滞后、辖区出现危害人民健康重大事件的党政主要负责人和相关部门负责人严肃问责。

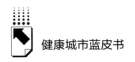

5. 建立健康优先发展的群众工作和社会回应制度

在新形势下，北京市要发扬卫生工作和群众工作相结合的优良传统，用好群众工作这个法宝；定期开展"我为健康北京献一策"活动，征求市民对卫生健康事业的意见；每年对市民开展卫生健康工作关切点年度调查，了解城乡居民对卫生健康工作的关切内容和评价，了解重大健康风险的变化情况；设立卫生健康重大风险监督热线，让群众能够方便地反映与卫生健康有关的重大风险和问题。

6. 建立健康影响评价制度

北京市要把健康融入政策制定实施的全过程，包括融入政策的出台、实施和规划的编制、实施及工程项目规划、建设和实施的全过程。规范性文件和重大行政决策出台前，在合法性审查环节要同时进行或专门进行健康审查；在对规章、规范性文件进行备案审查时，要将影响公众健康的内容纳入重点审查范围，对危害公众健康的内容要及时予以纠正；在重大建设制度出台之前，要进行健康影响评价，确定是否存在危害公共健康的制度缺失、设计失误等，并严格按照健康影响评估结论整改落实；在各级各类规划的编制过程中，应编写该规划有关健康影响的篇章或说明，由审批部门审查后决定是否需要进行专门的健康影响评价，评价和审查意见作为规划审批的重要依据，对健康有重大负面影响的要进行修改完善。

7. 构建有利于健康优先发展的医药卫生服务制度

北京市要以人民健康为中心深化医药卫生体制改革，牢固树立"大卫生、大健康"的工作理念，促进医学模式转变，推动医疗卫生服务体系从以大医院为中心、以治疗为中心、以专科为重点逐步转向大医院和基层并重、治疗和全流程服务并重、以全科为重点，更加重视疾病预防、健康管理和医疗服务；推动医疗、医保、医药"三医"联动，推进公益性导向的公立医院综合性改革，建立以公益性为导向的公立医院考核评价体系，更加突出功能定位、职责履行、社会满意度等指标；抓住薪酬制度改革这个核心，加快推动医务人员绩效工资与业务收入脱钩，全面建立调动积极性、维护公益性、保障可持续性的激励约束机制；实行医保和财政资金对医疗集团或医联体统一总额控制,激励医疗机构优化资源配置、规范医疗行为、主动节约医保资金;大力推行社区医疗卫生服务一体化管理及家庭医生签约式服务,强化社区医疗卫生机构门诊服务、公共卫生服务和健康管理职能。

8. 实施促进健康优先的重大行动

(1)开展年度"重大卫生健康实事项目"和"重大健康影响因素综合治理攻坚行动"。各区域要对本区域突出的卫生健康问题和健康影响因素进行专门调查和专题研究,以北京市委市政府的名义安排一批"重大卫生健康实事项目",年初由政府集中向社会公布,年底进行考核;每年精心选择突破口,开展"重大健康影响因素综合治理攻坚行动",卫生健康、发展改革、教育、环保、体育、食品药品监管等部门联合开展"重大健康影响因素综合治理攻坚行动",对危害较大的健康影响因素进行集中整治。

(2)构建健康优先发展的工作环境,创建健康企业、健康机关。北京市充分认识到工作环境是影响市民健康的重要因素,优先支持劳动条件和工作环境好、职工健康保障完善的企业落户北京;开展健康企业、健康机关创建活动,制定健康企业和健康机关基本标准,鼓励单位设立健康活动室,动员职工经常参加体育锻炼,定期组织职工进行健康体检并进行健康状况分析,提醒和教育职工改善生活方式;有针对性地对单位中的吸烟、肥胖以及患有慢性病和职业病的职工进行健康干预和管理;每年组织开展与职业危害因素相关的健康检查,加强工作现场职业危害因素检测,对存在的问题进行有效整改;鼓励有条件的企事业单位举办以为本单位职工服务为主的卫生所、卫生室,就近为职工提供基本卫生健康服务,通过购买服务、签约、托管等方式承担基层卫生服务机构的部分功能;开展年度健康企业评选排名活动并向社会公布,鼓励广大企业主动改善工作环境。

(3)构建健康优先发展的生活环境,创建健康社区。北京市整合基层卫生、体育、环卫等领域资源,在社区广泛开展环境治理、健康教育、生活方式改革、健康锻炼等;依托社区卫生服务中心和乡镇卫生院,建设标准化的"健康讲习所",结合实际编制健康教育手册、科学健身指导丛书等,持续开展城乡居民健康知识讲座,扩大健康教育覆盖率,提高群众的自我保健

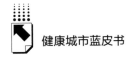

意识和能力；发挥科学健身在健康促进和慢性病预防中的积极作用，推广适合老年人、慢性病患者、亚健康人群等重点群体的健身运动方式；开展健康社区创建活动，制定健康社区基本标准，充分发挥基层医疗卫生机构在健康社区创建中的作用，推行家庭医生签约服务和健康管理员入户进行慢性病指导，在有条件的社区开展多种形式的中医药预防、中医药养生保健知识普及服务。

（4）构建健康优先的家庭环境，创建健康家庭。北京市广泛普及"个人是健康的第一责任人，家庭是维护健康的细胞"的观念，指导居民树立正确的健康观，主动学习健康知识，掌握自我保健常识和基本健康技能，养成良好的个人卫生习惯；树立并践行"合理膳食、适量运动、戒烟限酒、心态良好、定期体检"的健康理念，注重食品安全，积极参加户外健身活动，主动进行体检，配备家庭医药箱和健康工具包；开展健康家庭创建活动，广泛开展健康讲座和健康主题活动；按照"医养结合、就近便利"的原则，为老年人提供日常护理、慢性病管理、康复治疗、健康教育和咨询、中医保健、老年病房等服务，做好上门巡诊等健康服务。

（5）建设健康优先的教育环境，创建健康学校，建立健全学校健康促进各项规章制度。北京市在大、中、小学校全面加强健康教育课程，全部配备专（兼）职的健康教育教师，做到全部学校都开设专门的健康教育课，每个学生在每个学期都能接受系统的健康教育，教育内容覆盖学生年龄段主要健康问题；制定统一的学校健康教育课程大纲，组织编写适应当前学生需要的健康教育教材，试点将健康素养纳入学业考核范围；加强心理辅导室建设，加强心理健康教育师资队伍建设，切实发挥心理辅导室在预防和解决学生心理问题方面的重要作用；保证中小学生每天进行1小时校园体育锻炼，提高学校体育活动质量；注重学生缺陷的矫治和疾病的防治，定期监测学生健康状况，围绕龋齿、近视、肥胖等常见问题和作息、饮食、锻炼、性行为等影响青少年健康的因素开展专项干预；充分依托教育部门和共青团、学生会、学生社团等组织开展健康干预活动；鼓励大学成立和发展以健康生活为主题的学生社团，在学校广泛开展群众性的卫生健康活动。

9. 开展健康优先发展的学习和培训

北京市把"坚持健康优先发展战略"写入政府工作报告等全局性重要文件，在年度经济工作会议、市委全会、市"两会"的文件中，充分体现"坚持健康优先发展战略"；开展健康优先发展的大学习、大培训，在全市干部中进行一次健康优先发展的大启蒙，保证全市各级党委、政府主要负责同志和卫生健康相关部门的干部全部接受培训，让全体干部切实理解健康优先发展战略的意义、要求和具体部署，扭转忽视卫生健康工作的局面；将"卫生健康事业发展"纳入各级党委理论学习中心组和党校干部培训班的必讲课程，每年进行专题学习，进一步加强各级党政领导的思想认识。

10. 营造健康优先发展的良好社会氛围

北京市深入宣传习近平总书记关于卫生健康工作的重要论述，宣传党中央国务院和北京市委市政府关于卫生健康工作的重大部署；组织开展"健康优先发展"主题宣传活动，广泛调动人民群众参与创建健康北京的主动性、积极性和创造性；宣传卫生健康工作典型经验和成就，推出一批健康优先发展的典型言论、重点新闻报道，支持创作和推出一批反映卫生健康领域先进典型的文艺作品；广泛开展卫生健康领域先进集体、先进党员和先进个人评选表彰活动；鼓励各部门、各单位从实际出发促进健康优先发展，注重总结推广各部门经验做法；加强舆情监测，及时引导社会舆论。

11. 把基层党组织和群众自治组织建成促进健康优先发展的细胞和堡垒

北京市按照增强党的群众组织力的要求，把建设健康社区、健康企业、健康单位融入党的基层组织建设，把基层党组织建成促进健康优先发展的战斗堡垒；充分发挥基层党组织和基层群众自治组织在宣传健康政策、听取群众呼声、推动健康创建、团结动员群众方面的作用，试点实行党团员担任健康创建志愿者的制度；充分发挥工会、妇联、共青团在联系基层群众中的作用，壮大群众性基层卫生健康工作队伍。

12. 加强卫生健康领域的干部队伍建设和激励

北京市要培养更多政治过硬、综合能力突出、热爱卫生健康事业的干部。北京市要加强各部门、各地区的干部交流，通过交流、挂职、培训等途径促进干部更好成长；落实《关于进一步激励广大干部新时代新担当新作为的意见》，加强对卫生健康一线干部特别是基层医疗卫生机构人员的关爱激励，大力选拔、使用在卫生健康领域敢于负责、勇于担当、善于作为、实绩突出的干部，建立健全容错纠错机制，旗帜鲜明地为敢于担当的干部撑腰鼓劲；定期以市委市政府的名义表扬一批成绩突出的卫生健康先进集体与个人，树立健康优先的风气和导向。

13. 充实基层卫生健康人员队伍

北京市针对基层医疗卫生服务体系的薄弱环节，改革激励机制，让更多医务人员有动力下到基层；把基层医疗卫生机构纳入薪酬制度改革试点，逐步缩小基层医疗卫生机构和大医院的薪酬差距；加大对基层卫生机构负责人的选拔、培养和激励力度，可实行目标年薪制，用多种方式提高其薪酬待遇，增强职业荣誉感，提高管理水平，吸引更多优秀医务人员担任基层医疗卫生机构负责人；突破现有编制规定，建立一支专群结合的基层卫生健康工作队伍，从大学毕业生、退休干部职工等群体中招募基层卫生健康工作人员，承担辅助性工作。

14. 引导社会力量促进健康优先发展

北京市制定卫生健康基金捐赠办法，鼓励社会资金投入卫生健康促进项目；鼓励各类非公有制企业、非企业单位积极参加健康企业、健康机关的创建工作；鼓励发展公益性、有特色的卫生健康服务，承担社会责任；在保障基本医疗服务的基础上，适当发展社会办医，提供多元化、非基本、特色型的服务；从投资者资质、利润流向、区域卫生规划、质量安全等方面，加强对社会办医机构的监管。

15. 促进卫生健康大数据应用

北京市实施全民健康保障信息化工程，建成全市范围统一权威、互联互通的人口健康信息平台，强化公共卫生、医疗服务、医疗保障、药品供应、综合监管等应用信息系统建设，推进数据采集、集成共享和业务协同；建立由卫生健康部门牵头、跨部门密切配合、统一归口的健康医疗数据共享机制；推进公共卫生信息共享和业务协同，充分利用大数据评估居民健康需要和风险，推动疾病危险因素监测评估和重点人群管理等智能应用，为实施重大健康影响因素综合治理提供依据；大力推进互联网健康咨询、网上预约分诊、移动支付和检查检验结果查询、随访跟踪等应用，探索建立互联网在线医疗服务新模式；培育和发展健康医疗大数据在文化、体育、教育、旅游、环境、食品等领域的应用新业态。

16. 加快推动健康产业优先发展

北京市加快构建完整丰富的首都大健康产业链条，积极提供以"预防为中心"的多层次、多样化的健康服务；大力发展智慧医疗便民利民服务，加快发展远程医疗、可穿戴设备、健康咨询、移动医疗应用等新业态，推动个性化健康检测、咨询和远程医疗等健康管理与健康促进服务业态发展；鼓励生态涵养区充分利用环境资源开展医疗康养服务，推进休闲旅游、生物农业与健康食品融合发展；以建设研究型病房为引领，加快构建医产融合创新体系，为创新药物上市提供临床试验和基础研究条件；针对原创生物医药、高端医疗器械制造、智慧健康技术服务企业及时制定引进奖励和创新激励措施；搭建医校企产学研协同平台，推进更多健康领域科技成果的转化与产业化；积极进行首都大健康产业平台示范试点，探索公共健康领域政府主导、企业支撑、社会应用的新模式；加大金融支持力度、落实财税扶持政策，对满足条件的部分大健康企业提供股权融资便利和税收优惠，同时强化对健康产业的安全监管。

健康环境篇

Healthy Environment

B.2
北京河流发展及对策研究

杨佳明　马东春*

摘　要： 城市河流治理在城市建设中发挥着非常积极的作用。近年来，北京市加大了对城市河流治理的力度，取得了重大成效。河流治理是一项需要长期坚持的系统性工程，北京市河流治理任重而道远。研究显示，北京河流发展的特点是多年连续干旱，水资源不足；河流污染情况仍然存在；水系格局发生改变。基于分析结果，我们建议从以下四个方面促进北京河流健康发展。一是优化水资源管理和配置，二是实施河流生态化治理，三是逐步开展水系连通工作，四是落实"河长制"长效管理机制。

关键词： 河流治理　水资源　河长制

---

* 杨佳明，河海大学水利水电学院硕士研究生，研究方向为水资源规划与管理、水力学及河流动力学；马东春，北京市水科学技术研究院技术总监，博士，教授级高工、高级经济师、注册咨询工程师，研究方向为生态学、生态经济、公共政策与水资源管理、水文化与水利史等。

北京作为一座拥有 800 年建都史的古老城市，其建城史可追溯到 3000 年前。北京城的最早城址在古永定河附近，太行山前大道在此一分为三，永定河古渡口作为南北交通的枢纽，逐渐发展为城市聚落。因此，永定河被称为北京城的母亲河。北京城属于海河流域，位于永定河冲积扇之上，历史上河流资源丰富，境内有五大水系，由西向东分别为大清河水系、永定河水系、北运河水系、潮白河水系和蓟运河水系。水是城市的血脉，是人类赖以生存和发展的基础性和战略性自然资源，如何做到人水和谐、人水共生是我们目前面临的一个巨大挑战。

一　历史进程中的京城水系

"凡立国都，非于大山之下，必于广川之上，高勿近旱而水用足，下勿近水而沟防省，因天材、就地利，故城郭不必中规矩，道路不必中准绳。"① 早在春秋战国时期，古人就提出城池要建在水源充足、排洪方便的地方。古今中外，几乎所有的大城市都是依水而建、因水而兴。北京城的前身为商周时期的蓟城，大致位于今广安门一带。蓟城主要的水源为蓟城西郊的"西湖"，即今天的莲花池。西湖水从蓟城西绕到城南，然后傍城南门外东流，这为蓟城提供了极为便利的地表水源。西湖"绿水澄澹，川亭望远"②，是风景佳丽的郊游胜地。

天德三年（1151 年），海陵王下令"增广燕京，造宫室"③。贞元元年（1153 年）三月正式迁都，改"燕京"为"中都"，即历史上的金中都。金中都与蓟城相比扩大了不少。作为金代政治中心，金中都亟须发展漕运，以解决粮食运输问题，遂利用车箱渠故道，开金口河，引永定河水经中都北护城河入闸河，东至通州接潞河济运，又自瓮山泊凿渠南接高粱河，分水入闸河；城外西北近郊西湖（今莲花池）下游河道被圈入城中，专供宫苑用水。

---

① 《管子》。
② 《水经注·漯水》。
③ 《辽史·地理史》。

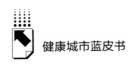

金中都毁于金末的战火之中,元忽必烈即位后迁都北京,决定放弃中都旧城,以白莲潭的离宫为中心建设新的大都城,这也就意味着北京城的水源自此从莲花池水系转向了高梁河水系。根据《元史·郭守敬传》记载,1292年"别引北山白浮泉。水自昌平西折而南,经瓮山泊,自西水门入城,环汇于积水潭,复东折而南,出南水门,合入旧运粮河"。元大都城内河湖水系经过人工调整又增开渠道。其中金水河、太液池宫廷水系水源在玉泉山诸泉;积水潭、通惠河水系引白浮诸泉及瓮山泊水。金水河从太液池流出,经宫城前方注入通惠河,以补充漕运用水;又有旧渠道从积水潭上游引水东下,从光熙门南流出城外。

明代北京城的水利系统较元代发生了较大变化,主要原因在于明代皇陵选址于昌平,导致了白浮泉水源的废弃。明代也不再区分玉泉山与瓮山泊之水,且在太液池之南又开凿了新湖,形成北海、中海、南海(即"三海"),优先承接西郊之水。

到清代时,清政府再一次充分发掘西郊泉水的潜力,将卧佛寺、香山碧云寺以及玉泉山一带的泉水,全部通过引水石渠汇入瓮山泊,扩大后的瓮山泊实际上成为北京郊区的第一个水库,得乾隆赐名昆明湖。经过金、元、明、清的营建,北京城形成了上至京西玉泉山,下接京东通惠河的主线,护城河围绕城市及皇城,运河串联城区河湖,形成涵闸节制、河湖连通环绕的水系格局。贯通老城的通惠河,不仅奠定了北京城市的结构和布局,凸显了古都的历史文化和人文环境,也成为这座古都重要的城市记忆。

二 城市发展进程中遇到的河流问题与应对

随着快速的城市化进程,大量外来人口涌入北京,北京在经济快速发展的同时,也造成了大量的水资源消耗,北京市的用水强度长期位居全国第一。北京市面临城市供水不足、水资源短缺、水环境恶化、生态退化等诸多水资源与水环境问题。

（一）多年连续干旱，水资源不足

据统计，北京年均降雨量不足 600 毫米。2020 年北京人均水资源量为 117.8 立方米，约为全国人均水平的 5%、世界人均水平的 1.4%，远远低于国际公认的人均水资源 500 立方米的缺水下限。北京被列入世界上极度缺水城市之一。

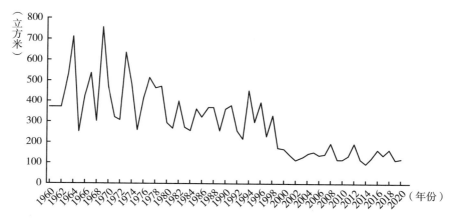

图 1　1960~2020 年北京人均水资源量

北京市春季降水量少，春旱频发，有"十年九春旱"之说。20 世纪 50 年代，北京市为解决日益严重的水资源不足问题，先后修建了官厅、密云等大型水库，并于 1957 年、1965 年建成永定河引水渠、京密引水渠，引永定河水、潮白河水进京，为北京城提供新水源。

20 世纪 80 年代以来，北京市水资源不足的问题日趋严重。1980 年、1981 年北京遭遇连续干旱，降雨量急剧减少，官厅、密云、十三陵、怀柔等 80 多座水库的蓄水量急剧下降。官厅、密云两大水库汛期来水总共只有 5.14 亿立方米，是 1979 年平均来水量的 25%。由于出大于入，到 1981 年底两大水库可用水量只剩 3.08 亿立方米，致使电厂停机，直接导致工业产值减少 18.3 亿元。

20 世纪 90 年代末，北京又遭遇多年连旱，1999 年 1~8 月注入密云水库的水量比 1998 年同期减少 91%。2000 年春季旱情更重，注入密云水库的水量更少。从 1999 年开始北京连续干旱 9 年，年平均降雨量仅 449 毫米，仅为多年平均降雨量的 77%，造成了第 4 次供水危机。

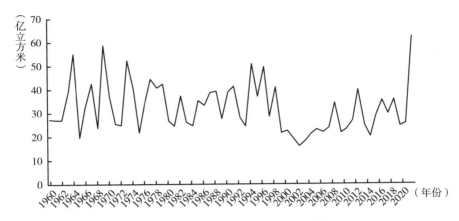

图 2　1960~2020 年北京水资源总量

北京市解决水资源不足的问题，需要依托精细化管理的理念与方法，将水资源常规管理引向深入的"精、准、细、严"精细化管理模式，以非常态的手段保证北京市的水资源供给，保证供需平衡，确保北京市供水安全和经济社会发展的用水需求。

（二）河流污染情况仍然存在

北京市河流污染具有相当长的历史渊源。清末北京河流水系由于疏于管理，河道淤积污染。众多湖泊园林在 20 世纪 20 年代后开放为公园，但因管理不善而逐渐荒废。如龙须沟，由于垃圾、渣土以及大量的雨水、污水汇集进入，民国时期的龙须沟彻底变成了一条臭水沟，新中国成立后经过彻底治理才得以恢复。20 世纪 80 年代后经济迅速发展，外来人口急剧增加，水环境新老问题交织交错，在保障城镇优先生产生活用水的前提下，河湖水资源被大量挤占，缺乏补水，导致水生态基流不足、水体黑臭现象频发、亲水空间萎缩，严重影响居民生活质量。

2013 年起，北京连续实施三个"三年治污行动"，通过加快农村地区生活污水治理、开展小微水体整治、加强面源污染治理等工作，持续改善水环境。北京市加大了河流治理的力度，河流水质明显变好，绝大部分河流的水质达到了Ⅱ级或者Ⅲ级。根据北京市生态环境局发布的《2022年3月河流水质状况》可以看出，北京部分河流的水质类别仍然在Ⅲ级以下，例如北运河水系的温榆河上段和大柳树明沟、蓟运河水系的沟河下段水质类别仅为Ⅳ级，只适用于一般工业用水及人体非直接接触的娱乐用水。①

北京市要改善河流污染情况，积极打好水环境问题治理攻坚战、歼灭战，由解决集中点源污染向消减面源污染延伸，由黑臭水体治理向小微水体整治延伸，由注重工程建设向更加注重运行管理转变，以农村污水收集处理、小微水体整治、合流制溢流污染和面源污染治理为重点，加快完成Ⅴ类水体治理，有序推动污水处理工作，从根本上构建健康优美的首都水生态环境系统。

表1 地表水水质类别功能划分

水质类别	适用范围
Ⅰ类	主要适用于源头水、国家自然保护区
Ⅱ类	主要适用于集中式生活饮用水地表水源地一级保护区等
Ⅲ类	主要适用于集中式生活饮用水地表水源地二级保护区、渔业水域及游泳区
Ⅳ类	主要适用于一般工业用水区及人体非直接接触的娱乐用水区
Ⅴ类	主要适用于农业用水区及一般景观要求水域
劣Ⅴ类	不符合上述水域水质要求，丧失使用功能

资料来源：北京市生态环境局官网。

（三）水系格局发生改变

新中国成立之初，由于城市发展需要，构成古都北京城重要风貌标志的

---

① 参见《2022年3月河流水质状况》，http：//sthjj.beijing.gov.cn/bjhrb/index/xxgk69/sthj lyzwg/1718880/1718884/1718887/325781858/index.html。

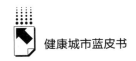

护城河有一半（20 千米）被改成暗河，1965 年 5 月西北护城河（三岔口闸至新街口桥以西）上段，移到北京第一轧钢厂北侧，改为暗河；1965 年 7 月前三门护城河崇文门以西河段改为暗河；1970 年织女河（中山公园内）改为暗河；1971 年西护城河复兴门以北河段改为暗河；1973 年、1982 年菖蒲河改为暗河；1974~1984 年，北京市修建东二环路和立交桥，东护城河改为暗河，后于 1975 年和 1985 年将其余河段改为暗河；1975~1982 年高粱桥至三岔口闸的转河，被裁弯取直改为暗河，直接与西北护城河上段暗河相连。北京护城河格局发生了极大的改变。

随着北京市基础建设的增加，大量的湖泊因施工原因被填埋，1960~1974 年北京市先后将金鱼池、太平湖、东风湖、青年湖、炮司湖、十字坡湖、东大桥湖等十余处湖泊填埋。1970 年后，原金中都城西的洗马沟即老莲花河，自孟家桥经土桥、鸭子桥至南护城河全部埋掉。此外，随着北京城市规模扩大，以及长期大范围超量开采地下水，玉泉山泉流量逐年减少。1975 年，千百年来孕育京城大地的玉泉山泉流完全枯竭断流。

近年来，随着人们对水的认识不断加深，北京市大力推进历史水系恢复工作。2017 年三里河水系得到恢复，为老城水系的恢复做出了积极有益的探索和尝试。

三 政策建议

治理水污染、保护水环境，关系人民福祉，关系国家未来，关系中华民族永续发展。让祖国的水更清、更绿、更美是一件大事。新时期，北京水资源和供水保障更加有力，多水联调，精细化管理，集约用水，从传统用水环节节水拓展到水资源"取供用排"社会循环全过程节水；常态化开展"清河行动"、"清四乱"专项行动，水环境质量持续改善；用生态办法解决生态问题，城乡河湖再现水清岸绿、河畅景美的勃勃生机；充分发挥流域防洪排涝工程体系作用，实现了大汛大洪无大灾的目标。未来，北京市要继续着眼保障河流长治久安，促进河流生态系统健康，努力实现"河畅、水清、岸绿、景美"，把北京河流打造成为人民满意的健康河、美丽河、幸福河。

（一）优化水资源管理和配置

北京市全面推进最严格的水资源管理制度，严守"水资源利用可持续、用水效率和水功能区限制纳污"三条红线目标任务，有效开展水资源消耗总量和强度双控行动；严格落实水影响评价审查制度、取水许可审批制度、水资源有偿使用制度以及节水"三同时"制度；强化用水过程管控，建立水资源刚性约束机制。①合理调配水资源。北京市在保障河道生态用水的前提下，通过合理配置区域的地表水、再生水、雨洪水和外调水，实现北京市用水与水系补水的统一、科学配置与调度。②综合提升水资源保障能力。北京市在保证用水、行洪安全的前提下，实行开源节流、水系补水，实现水资源统一、合理配置与管理，从而提升北京市的水资源保障能力。③加快实施水资源配置工程建设。北京市沟通现有河道河网，确保水资源的用水需求。④构建水资源配置与监控平台建设。北京市在全市水资源配置与监控平台上，实时掌握来水、取水、用水和水质动态，统一调度区域地表水、地下水、再生水、雨洪水和南水北调水资源，提高水资源管理信息化水平，保障全线科学补水。

（二）实施河流生态化治理

党的十八大以来，生态文明建设被纳入国家发展总体布局，我国未来河道治理的新方向即生态化建设。生态治河的核心是解决"人水争地"的问题，让河流、人类、动植物能共享空间，合理规划水生态空间，优化滨水空间的设计，增强城水关系的体验。

北京市要保障生态用水，完善河流生态指标监测体系；维持河流生态健康、打造河流生态廊道，对现有资源进行整合，实施河湖水系连通；实施内部水系循环流动工程建设，在区域内促进活水循环，逐步恢复河道水生态系统；实施河流生态修复，统筹区域发展，综合考虑水量、水质、水生态，维

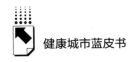

系流域良好生态；推进河道湿地净化和河道景观建设，突出水系功能性，着力打造集防洪、除涝、景观、旅游、文化展示等功能于一体的生态文化廊道；采取生态手段解决生态问题，增加和恢复水生物多样性，实现水生态环境修复和改善，优化生态服务功能。

（三）逐步开展水系连通工作

北京市要综合流域调控，提高河流防洪排涝能力。北京市以全市"上蓄、中疏、下排"的总体防洪格局为基础，基于流域自然本底条件，有效利用雨洪蓄滞，采取流域调控、分区防守、洪涝兼治、化灾为利的策略，在已有防洪格局的基础上，加强水系连通，提升河道抗洪能力，保障城市防洪安全。

北京市要加快水网连通工程建设，逐步恢复历史水系主体格局，坚持文化传承发展与水系功能结合，整体保护北京城水系格局，展示古城风貌和城水胜景，恢复历史水系；结合非首都功能疏解，逐步推进老城暗沟变明渠；通过历史水系恢复，完整勾勒出清晰的古都水系格局；建成滨水林荫骑行路和漫步道，设置观景台和跨河观景桥等，增强水系和社区的连接通道，便于到达滨水空间，提升水系周边的亲水体验；结合强化老城防洪体系的构建，从流域整体性和系统性出发，沟通水系，构建由水体、滨水空间、滨水亲水绿化廊道共同组成的蓝网系统，提升生态环境质量，提高滨水空间质量，将蓝网建设成为服务市民生活、展现历史与现代美丽的亮丽风景线；提高城市水系及两岸滨水绿道的贯通性、可达性、亲水性，打造功能复合、开合有致、活力宜居的滨水空间。

（四）落实河长制长效管理机制

北京市要加强并积极推进河长制智慧化建设力度，紧密结合先进的信息化技术手段开展河湖管理，充分利用大数据、遥感、无人机应急测绘、无人船走航等信息技术，构建"空天地"一体化动态监测和监管预警体系，稳步推进智慧化建设先进成果和经验转化；落实河长制工作要求，在沿线设置监测点位，实施月度监测并形成半年监测分析报告，及时掌握水质状况，促进水环境的保护与提升，实现沿线水环境全面监测，保持国家和市级水质考核监测断面稳定达标；优化完善新的水务管理体制和运行机制、河湖管护制度、人才培养和资源聚力等；着力推进"河长制"变"河常治"，做好"水文章"，尽显山水美。

参考文献

〔1〕李裕宏：《北京城市水系的历史变迁》，《当代北京研究》2011 年第 1 期。

〔2〕李裕宏：《京水沟沉（四）——北京城郊水系历史变迁与反思》，《北京规划建设》2007 年第 4 期。

〔3〕潘安君：《坚持以首都发展为统领 在更高起点上奋力夺取水务高质量发展新胜利——在 2022 年北京市水务系统工作会议上的报告》，《北京水务》2022 年第 1 期。

〔4〕吴雁华、傅桦：《北京城市水系的特点、旅游开发与保护》，《首都师范大学学报》（自然科学版）2004 年第 2 期。

〔5〕《生态治河，让北京更美丽》，《中国水利》2005 年第 24 期。

〔6〕周妍：《北京：给每条河流一个清澈的承诺》，《河北水利》2017 年第 5 期。

B.3
北京市怀柔区渤海镇促进
生态保护和绿色发展报告

夏胜银　朱梦瑶　李　霖　赵海燕*

摘　要： 北京市怀柔区渤海镇践行"绿水青山就是金山银山"理念，立足生态涵养区功能定位和区域特点，以生态沟域建设为抓手，守护扮靓绿水青山，搭建山区农民就业创业和城市居民休闲旅游的互动平台，谱写了北京山区乡村振兴的华美篇章。其主要做法是规划引领生态，专项保护生态，产业扮靓生态，文化殷实生态。主要成效是基础设施建设不断完善，生态环境质量持续向好，旅游产业提质升级，农民增收步伐加快，更好地服务首都市民生活。主要问题是高质量高效率发展不够，产业融合水平不够，监督管理力度不够。基于此，我们提出如下建议：树立精品意识，打造特色沟域品牌；优化农业产业链条，深化产业融合水平；加强组织协调机制，强化政策支持力度。

关键词： 生态保护　绿色发展　生态沟域　北京市渤海镇

一　渤海镇促进生态保护和绿色发展的现状

北京山区面积10200平方千米，约占北京总面积的62%。长期以来，山

---

* 夏胜银，一级调研员，研究方向为都市型现代农业、农村与区域发展；朱梦瑶，研究方向为农村与区域发展；李霖，研究方向为农村与区域发展；赵海燕（通讯作者），博士，教授，研究方向为生态经济学。

区发展是北京高质量发展的重点和后劲所在。怀柔区是首都的后花园，生态基础条件优越。2016～2020年怀柔区生态环境状况指数（EI指数）分别为73.5、75.7、77.0、77.7和78.7，连续五年位居全市第一，林木绿化率由78.85%提高到85.02%，森林覆盖率由56.3%提高到88%。[①] 渤海镇位于怀柔水库上游，四面环山，被19.2千米的明代长城环抱，中间为盆地。渤海镇实施乡村振兴战略，以生态沟域建设为载体，打造"绿水青山就是金山银山"理论引领的"双镇"（生态发展示范镇、科创引领示范镇）、"双目的地"（长城国际旅游休闲度假目的地、高端人才商务目的地），探索生态振兴的新途径、新办法，加快生态资源向资产、资本转化，促进生态保护和绿色发展。渤海镇2021年跻身第一批"全国乡村旅游重点镇"。[②]

（一）规划引领生态

区域规划与生态文明建设息息相关，科学规划是生态保护和绿色发展的根本。渤海镇作为北京山区乡镇中山多地少的典型，虽然依山傍水，但因北京生态涵养区水源保护地的种植养殖禁限，早期发展较为缓慢。2010年，《北京市人民政府关于促进沟域经济发展的意见》出台。2021年，北京市人大常务委员会颁布了《北京市生态涵养区生态保护和绿色发展条例》。渤海镇坚持"多规合一"、生态优先，探索出既修复生态，又促进农民就业的发展道路。

一是精准定位。渤海镇坚持生态立沟、特色建沟，把镇域沟域纳入市重点建设目录，并在全市范围公开征集沟域规划设计，制定了《北京怀柔区渤海镇发展总体规划》，形成一本规划、一张蓝图。同时，为贯彻落实《北京城市总体规划（2016年～2035年）》，扎实推进各层级规划落地，提升乡村规划设计水平和精细化治理能力，渤海镇主动与市区职能部门联系，通过

---

① 参见《〈"十四五"时期怀柔区生态保护行动计划〉政策解读材料》，http://www.bjhr.gov.cn/zwgk/zcjd/202109/t20210915_2493234.html。

② 《关于公示第三批全国乡村旅游重点村名单和第一批全国乡村旅游重点镇（乡）名单的公告》，http://baijiahao.baidu.com/s? id=1706991573161169848&wfr=spider&for=pc。

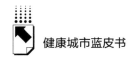

"百师进百村""名师对接村"等活动,对镇村发展进行深入调研、深度挖掘潜力,确立了以实施生态沟域建设项目为载体,聚力打造生态发展示范镇、科创引领示范镇和长城国际旅游休闲度假目的地、高端人才商务目的地,持续全面推进乡村振兴。

二是精心布局。渤海镇统筹全镇经济、生态、资源等各类要素,加快提升生态环境和生态建设质量和水平;围绕服务首都的中心任务,构建以科学城为统领的"1+3"融合发展新格局,规划发展长城国际文化村、栗花溪谷和梅花响谷三大特色沟域发展带;实施建设沟域节点、增加栗花和梅花亮点、显现长城文化特点等生态和文物修复工程,突出青山绿水、乡村民宿、生态长城等独特资源禀赋和空间优势,拓宽产业发展新思路,承接科学城、国际会都及影都外溢功能,主动服务首都科研院所,将渤海镇打造成供科学家、艺术家等国内外人才聚集的"长城脚下会客厅、栗林溪畔工作室"。①

三是精细管理。渤海镇坚持规划的法规性,成立了生态沟域联合党委,统筹推进沟域内土地集中流转、环境集中提升、高端文旅产业项目整体规划,坚持一张蓝图绘到底;成立了全市首家镇级民宿旅游协会,实现资源共享、村企共建,形成了"北京民宿看怀柔,怀柔民宿看渤海"的良好局面,绿水青山在渤海镇切实转化为金山银山。以栗花沟联合党委的成立为例,党委把各村、各产业行业各自为战转化为"沟域一盘棋",充分发挥各自优势和联合优势,形成"以绿色生态为基础、以产业发展为导向、以共同发展为目标"的良好局面,实现优势互补、互利共赢,进一步提升了栗花沟的区域核心竞争力,从而实现党的建设与经济建设和社会建设共同促进、协调发展,不断推进渤海镇的基层党建工作创新,促进全镇经济社会协调、稳定、高质量发展。

(二)专项保护生态

渤海镇深入贯彻落实习近平生态文明思想,实施生态保护项目,调动农

---

① 参见《渤海镇政府工作报告》,http://www.bjhr.gov.cn/zwgk/zfxxgkjg/zxjddh/bhz/bhzdgz/bhzfgz/202009/t20200911_ 2058118.html。

民群众"养山护山、爱水节水",压实各级工作责任,开展专项治理、推进专项建设,集中力量保护和发展生态。

一是落实"三长"联动。渤海镇建立镇级河长、林长、田长负责制,开展"三长联动,一巡三查",强化联合检查和综合执法。全镇共设镇级河长、林长、田长共6名,各村级河段长78名、片区林长100名、田长80名[①];建立渤海镇河湖巡查日记,按要求开展巡查工作;强化生态保护红线、自然保护地管理,开展"绿盾"督查,推动生物多样性保护,持续提升区域生态品质。

二是定期开展专项治理行动。渤海镇开展违建专项治理行动,对重点项目、重点领域、重点村庄开展日常巡查。2018年以来,渤海镇依法拆除侵街占道、私搭乱建等违法建筑102处共计1.4万多平方米;对栗花溪谷等三条沟域内的餐饮饭店、养殖小区、果园看护房等地上物进行拆除、腾退,复耕复绿32亩;实施渔业综合整治行动,腾退养殖户35户,拆除面积约7万平方米。[②]

三是压实环境管理责任制。渤海镇建立村规民约,对影响生态环境的"四乱"(乱堆、乱采、乱占、乱建)、"三烧"(秸秆、垃圾、园林废弃物焚烧)等农村陋习实行网格化管理,对"清脏、治乱、增绿、控污"进行目标管理,由村集体与各家各户签订责任书;强化"双评制度",村书记、村主任负责对本村各专业分队进行考评,每月按考评兑现工资,镇政府聘请第三方专业公司,采取暗访暗查的方式,每季度对行政村综合服务绩效进行评估,评估结果直接与村干部年终奖金挂钩。

四是推动生态沟域专项建设。渤海镇有序实施山区农民生态搬迁、京津风沙源治理、清洁小流域治理、景观农田和渤海廊道之夜建设、村庄公园改造、森林城镇创建等专项工程建设,实施山水林田湖河草生态空间的专项保护和拓展。例如,栗花溪谷生态沟域村边、河边、路边整治工程,完成村

---

① 摘自《怀柔区渤海镇2020年政府工作报告》。
② 摘自《怀柔区渤海镇2019年政府工作报告》。

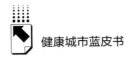
边、路边、河边"三边"沿线栽种五角枫行道树 495 株，土壤改良 22000 平方米，种植波斯菊 10625 平方米。

（三）产业扮靓生态

乡村振兴产业兴旺是重点，生态宜居是关键，生态和产业必须融合发展。渤海镇在"绿水青山就是金山银山"理念的引领下快速发展，借助区位优势、资源禀赋优势，拓宽产业发展思路，促进产业生态化发展。

一是资源整合。渤海镇利用怀柔科学城资源外溢优势，打造科创引领示范镇，为产业增效、农民增收奠定坚实基础；引进大专院校、科研院所与乡村企业合作，建立农业有机种植试验基地，推动"超级水稻"改造示范基地落户渤海镇八道河岭村；支持科技人员以科技成果入股乡村企业，成立专家顾问团，为农业发展提供智力支持，加快提高农业现代化水平，打造最具规模的有机农业产出地。

二是产业融合。渤海镇优化农业产业结构，打造集循环农业、创意农业、农事体验于一体的田园综合体；支持板栗规模化种植，将板栗种植业与食品加工业、生态休闲采摘业和板栗文化创意业等业态进行融合，形成"产+销"和服务一体化的生产链条，进一步提高"怀柔板栗"的市场影响力；挖掘"明清古栗园"文化，拓展板栗的农业价值、营养价值、观赏价值，实现传统农业、加工业和文化旅游产业融合发展。

三是新业态耦合。渤海镇通过党建引领，调动镇村、企业和农民专业合作社聚力发展新业态，做大做强镇域特色产业，扮靓绿水青山，实现产业振兴；拓展高端民宿、亲子活动、手工作坊、特色体验等新业态，开发渤海镇伴手礼，实现民宿产业链的延伸；盘活景峪村闲置农宅，借助会都、会议、会展优势，承接商社会议，打造"小而精""新而活"的创意空间，搭建学术交流、研讨互动、商业洽谈平台。

（四）文化殷实生态

文化发掘是美丽乡村建设行动的重要导向。"让居民望得见山、看得见水、记得住乡愁。"① "发展有历史记忆、地域特色、民族特点的美丽城镇。"② 渤海镇每一个村落都独具特色,承载着厚实的文化底蕴,吸引了来自全国各地、世界各国的游客前来访古、探幽、猎奇、赏景、会客。

一是保护古村院落寄托乡愁。渤海镇发挥长城专职保护员作用,从抢险和修缮入手,推进古长城、古村落、古遗迹文物保护工作;从加固和修葺入手,保留原有外观,将旧瓦窑、旧厂房、废弃秸秆气化站改建成精品酒店;从展览和创意入手,将木工工具和包括房屋、家具等的木工工艺品设计成老木匠民宿院。渤海镇探索出一条可持续、可借鉴的变废弃房屋为高效资产、变传统农业为创意产业的盘活农村闲置资源的新模式;修复了文化资源和生态资源,再现记忆,寄托乡愁。

二是引进现代元素服务游客。渤海镇将国际文化和现代元素注入沟域,按照西餐文化、西式管理、西方风情改造升级北沟村的民宿,将废弃学校、瓦窑分别改造为小(校)园西餐厅、瓦窑玻璃工作室、小庐(炉)面馆等创意休闲乐园,成为国际游客、驻京留学生周末假日的"休闲地",首都市民参观、体验的"稀奇地"。同时,渤海镇发挥相邻村落资源禀赋,打造了"吃在田仙峪、住在北沟、游在慕田峪、购在辛营村"的18平方千米旅游经济圈,打造了夜渤海、夜景观、夜生活、夜经济等旅游时尚新业态。

三是优化营商环境留住企业。渤海镇按照生态沟域发展时序与侧重,整合政策、集中力量优化营商环境,通过大项带动、大活动调动吸引国内外企业落户;开展"科学家进渤海"主题活动、卡斯谷音乐节、举办长城国际越野赛、红色基地主题教育和农民丰收节等"旅游+""+旅游"特色活动,带动企业入驻。

二　渤海镇促进生态保护和绿色发展的主要成效

渤海镇通过实施生态沟域建设,践行生态保护和绿色发展,实现基础设

---

① 《习近平关于社会主义经济建设论述摘编》,中央文献出版社,2017,第168页。
② 《习近平关于社会主义经济建设论述摘编》,中央文献出版社,2017,第161页。

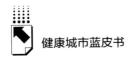

施不断完善，生态环境不断改善，旅游产业提质升级，农民增收步伐加快，服务首都市民生活，把过去人见人愁的穷山沟变成了今天人见人爱的生态谷。

（一）基础设施建设不断完善

渤海镇持续实施生态沟域五项工程建设，基础设施明显改善，不仅使渤海镇居民生活发生着由表及里的深刻变化，而且使渤海镇乡村民宿旅游、文化康养等产业快速发展。

一是农村人居环境持续改善。渤海镇完成全镇 21 个村煤改电设备安装及线路改造工作，供电情况良好；开展污水处理工作，全镇现共有 50 个污水处理站、40 个旅游厕所；村边、路边、河边绿化美化亮化；提升乡村路桥基础设施水平，完成渤海所小学东桥、大榛峪环村路、洞庄路和铁三路大修工程；对村内通信、电力、有线电视等服务运行线路进行统一规划，实现了广播、监控、有线电视等无线化，实施架空线入地工程，解决乡村架空线密布问题。

二是旅游基础设施建设持续提升。渤海镇抓住"一带一路"高峰论坛及冬奥会筹备的契机，完成对夜渤海沟域经济（栗花沟段）及栗花溪谷生态沟域的生态修复、环境整治、绿化美化等配套基础设施和公共服务设施建设，整体环境水平有效改善；对洞庄路响水湖段浮雕、牌匾、路灯等基础设施进行修复，建筑外立面粉饰，树木栽植等，道路沿线景观得到大力提升；对怀沙河核心区进行生态修复及水质保障，三渡河至渤海所、马道峪至南冶沿线的基础设施、道路硬化、土地绿化、景观节点等得到明显提升；因地制宜建设停车位、出租车专用停车位、新能源充电车位，旅游沿线环境秩序进一步优化。

（二）生态环境质量持续向好

渤海镇依托山区农村自然环境，以生态涵养促发展，促进山区生态环境质量持续向好，林地管护加强、空气质量提升、水质不断改善、土壤污染得到有效控制。

一是生态林保护加强。渤海镇大力推进困难地造林、低效林改造和封山育林工程，完成京津风沙源治理二期工程；精心实施森林健康经营项目，探索加强生态建设管理模式，成立了4个集体林场。截至2021年，渤海镇累计造林2.4万亩，其中防护林1.7万亩，经济林11866亩，林木覆盖率为88%。①

二是空气质量提升。渤海镇建设安装PM10监测基站4座，2021年PM2.5均值较2015年下降约34%，总悬浮颗粒物（TSP）浓度持续向好，空气质量明显提升。

三是水质得到改善。渤海镇完成大榛峪、六渡河、兴隆城、四渡河等小流域治理项目，累计实施河道治理73.5千米，地表水环境质量实现历史性突破，关渡河断面自实行水质断面考核以来持续达标。

四是土壤污染减少。渤海镇全面落实垃圾分类处理，镇域内生活垃圾采取村收集、镇处理，村村增设2~3名垃圾分类指导员，实现了垃圾分类集中收集；大力推广农业废弃物粉碎还林技术，为21个村配备了小型粉碎机，农业废弃物粉碎还林300余亩。

（三）旅游产业提质升级

渤海镇在完善基础设施和改善生态环境的基础上，旅游产业蓬勃发展，实现产业提质升级，主要表现在顶层设计与管理得到加强、乡村民宿转型发展以及打造旅游品牌。

一是顶层设计定方向。渤海镇编制《渤海镇旅游发展总体规划（2019—2025）》，确定区域产业发展方向；制定《渤海镇民宿行业自治公约（试行）》，举办民宿发展论坛，促进行业自律与交流创新，为渤海旅游行业可持续健康发展奠定了坚实基础。

二是民宿转型增效益。依托慕田峪长城这一国家级旅游景区和长城文化

---

① 数据来源：《北京市怀柔区渤海镇统计年鉴（2022年）》（内部资料）。

的厚重底蕴，渤海镇成立了民宿旅游协会，全镇推动传统民俗农家院由 1.0 版向精品民宿 2.0 版转型发展，引进现代经营理念，打造了老木匠、岑舍、栗山小筑等乡村民宿精品 151 家，北沟村、六渡河村被评为北京市五星级民俗旅游村。尽管受全球疫情和气候异常等因素影响，村民自主经营宅院的老木匠、岑舍等民宿户，年收入都保持在 40 万元以上。

三是特色活动创品牌。渤海镇举办长城梅花节、长城越野赛、红色文物收藏展、卡斯谷森林音乐节等具有区域特色的品牌活动，带动景区周边民宿、餐饮企业发展效果显著；完善渤海智慧旅游微信小程序，助力渤海旅游智慧化发展，构建了渤海全域旅游新途径。

（四）农民增收步伐加快

渤海镇通过生态沟域建设，促进区域生态保护和绿色发展，搭建了农民就业创业平台，培育了怀柔板栗、华北虹鳟鱼、国家级全域民宿旅游三大主导产业，从而增加农民收入。

一是延长种植业链条，促进农民增收。渤海镇作为怀柔第一镇，种植历史有 500 多年，种植面积 10 万亩，年产量 500 万千克，人均板栗收入 4000 元以上。渤海镇将板栗产业与食品加工、生态休闲采摘等业态进行对接，开展板栗深加工及配套项目建设；搭建农产品电子商务平台，利用"互联网+农业"整合线上线下销售渠道，对接各类优质资源；注重联农带农，建立多种形式的利益联结机制，让农民更多分享产业链增值收益。

二是提升养殖业质量，促进农民增收。渤海镇作为华北虹鳟鱼的最大养殖基地，坚持以绿色生态为导向，以北京顺通冷水鱼孵化基地为试点，探索生态养殖业可持续发展之路；引导和鼓励冷水鱼养殖池塘、车间和网箱进行技术升级改造，形成节水减排、循环用水的现代化生态养殖体系；把生态文化、生态养殖、生态保护与旅游、休闲、观光等有机融合，实现渤海镇冷水鱼养殖业高质量发展，从而促进农民增收。

三是壮大旅游业态体量，促进农民增收。截至 2021 年 6 月，渤海镇已建设长城国际文化村、栗花溪谷和梅花响谷三大生态发展区，带动发展星级民俗旅游村 7 个、餐饮饭店 46 家、精品酒店 5 家、精品民宿 151 家、民俗接待户 414 户，旅游业态体量逐年壮大。尽管受疫情影响，2021 年该镇仍接待游客 189 万人次，实现旅游综合收入 3.43 亿元。①

（五）更好地服务首都市民生活

渤海镇不断拓展生态服务型功能，打造的北京天然氧吧，既是山区农民就业增收的好平台，也是首都市民修身养性的好去处，达到了服务首都、服务市民的目的。

一是生态景观农业不创新断。渤海镇以景观游乐、民俗体验、生态游憩和休闲度假为主要方式，积极促进沟域经济更快发展，形成各具特色、功能互补的全方位发展格局，全面打造以人文景观和自然风光为核心特色的长城国际旅游休闲度假目的地，让首都这座特大城市功能更加健全、环境更加宜居，给深受疫情、交通和紧张工作压力困扰的首都市民提供了更多放松身心、修身养性的好去处。

二是旅游产品不断丰富。渤海镇塑造具有国际知名度的"夜渤海"旅游品牌，提升首都市民归属感、满意度、参与度；探索发展"夜景、夜演、夜宴、夜购、夜娱、夜宿"等夜间旅游产品，形成动态、静态结合的夜间长城景观、田园景观、山地景观、乡村景观，优化民宿服务质量，丰富活动形式，打造渤海廊道之夜、乡村之夜、田园之夜，增强游客获得感、幸福感。

三　渤海镇促进生态保护和绿色发展存在的主要问题

（一）高质量高效率发展不够

一是模式较单一，质量不高。现阶段，渤海镇的基础设施和生态环境不断提升，但产业经营模式较为单一，创意延伸不足，市场竞争力不强。二是文化

---

① 数据来源：《北京市怀柔区渤海镇统计年鉴》（2016~2022 年）。

内涵挖掘不足，乡村特色不够。进入新时代，城市消费者的需求趋于感受和体验乡土风情。渤海镇民宿的休闲项目仍以传统室内活动为主，农事体验类乡村特色项目设计不够，农村生活体验、乡村休闲、乡愁记忆等特色项目有待重点挖掘和开发。三是跟风跟潮，发展后劲不足。为迎合大休闲时代的需求，京郊高端民宿遍地开花。渤海镇村民也争办民宿，民宿存在同质化问题，缺乏内涵式打造。此外，受汛期和冬季冰雪期等客观因素影响，部分村民不得不将民宿出租给外来户经营，当地村民经营主体地位丧失，发展后劲不足。

（二）产业融合水平不够

一是农业基础性作用发挥不足。近些年，农业技术水平有所提升，但是农业总产值呈下降趋势。在产业融合发展过程中，渤海镇农业生产要素部分向旅游业转移，且旅游业对农业的带动效应未能得到充分释放。这种以转移农业生产要素为代价的产业融合方式需要转变。二是产业融合的深度和广度有待提升。农业方面传统的培育、种植、销售方式比重较高，业态的多样性有待开发，农产品加工业受区域政策禁限，产业链条的沿长度受挤压，互联网销售渠道有待进一步拓展。

（三）监督管理力度不够

一是旅游乱象丛生。旅游业监管不到位，影响当地景区的经营发展和游客体验以及政府形象。从一渡河到六渡河沿线河边、路边、村边的农产品摊位占道，游客私家车辆随处停放，露营帐篷、露天烧烤随处可见，亟须政府引导规范，多部联动、综合治理。二是政策边界不清。当前，社会资本参与乡村振兴的热情很高，热点主要集中在发展观光园区、旅游景点和精品民宿等板块。这些板块存在政策边界模糊，导致社会投入要么不敢进来，要么违规蛮干。三是产业发展急于求成。渤海镇乡村振兴是一项伟大的历史工程，也是一个逐步实施的系统工程，但在实际工作中，存在跨越发展阶段、超前增加建设内容、过度发展民宿经营户等现象，造成一些服务设施和接待资源闲置、浪费。

四　渤海镇促进生态保护和绿色发展的对策建议

生态沟域建设是北京市落实"绿水青山就是金山银山"的生动实践，是绿色发展、节约发展、减量发展的集中体现，在全国产生重要影响。当前，北京市已经进入高质量发展的新阶段，在减量发展的大背景下，加快城乡统筹步伐，推动山区生态保护和绿色发展，是新时期山区发展必须破解的时代课题。

（一）树立精品意识，打造特色沟域品牌

生态沟域建设是北京践行"绿水青山就是金山银山"的重要抓手，也是生态涵养区农民就业创业增收的重要途径，针对生态沟域建设存在的同质化问题，渤海镇要树立生态沟域精品意识，打造特色沟域品牌。一是明确生态沟域功能定位。渤海镇要把生态沟域打造为北京生态环境的新标准、城乡融合的新载体、山区绿色发展的新平台、美好生活的新家园，为首都生态保护和绿色发展提供有力支撑。二是建设精品沟域。渤海镇要制定实施生态沟域建设三年行动计划，集中主要力量，整合各方资金，建设精品沟域，把各个沟域打造成特色鲜明、效益突出、能承载乡愁乡韵的内涵式美丽风景线；重点打造具有示范带动效应的生态沟域，带动渤海镇旅游景区、农业园区、美丽村庄和精品民宿集聚发展。三是积极推动生态沟域品牌建设。渤海镇要深入总结国内外生态沟域建设经验，紧密结合地区实际，以生态为核心，打造渤海镇沟域公共品牌，集中打造一批特色鲜明并具有较强带动效应的沟域品牌。

（二）优化农业产业链条，深化产业融合水平

生态沟域建设中对农业产业链的优化有助于打造区域农业产业集群，深化产业融合水平，在促进产业健康发展的同时，让农民享有产业链条所产生的增值效益，促进农民增收、农业增效。一是应加大农业资源的投入力度。

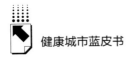

在产业融合中，农业是根基，必须保证农业的持续稳定发展，才能使渤海镇农旅融合迈向更高的水平；在此基础上要进一步加强科技投入，不断提升农业发展水平，同时带动旅游业健康发展。二是延长农业产业链条。渤海镇要拓展企业目前所拥有的农产品加工链条，实现加工一体化发展；立足渤海镇特色资源优势，深入挖掘可进行初加工和深加工的产品种类，并实现农业资源利用和产品开发的有效结合，扩大产品市场份额。三是推动产业融合发展。渤海镇要坚持城乡一体、融合发展原则，构建双向流动的城乡关系，把生态沟域建成城乡融合发展的重要载体；坚持因沟制宜、特色发展原则，注重挖掘、利用、展现当地历史资源，充分利用当地自然地理优势、优美环境优势和独特人文优势，从山区的"小气候、小地质、小流域、小物产"出发，积极引进高端要素和现代元素，促进生态沟域的特色化发展；深度调整山区农业产业结构，积极培育农业新业态，提升山区农业的景观效应，提高山区农业的生态服务价值；大力推动山区乡村民俗旅游产业转型升级，促进乡村酒店及高端旅游民宿发展；突出北京山区厚重的历史文化特色，彰显文化优势，让沟域能够体现乡愁乡韵。

（三）加强组织协调机制，强化政策支持力度

生态沟域用生态保护和绿色发展的理念整合区域多种资源要素，实现沟域资源要素的集约化配置，生态沟域建设必须通过多部门的协同配合才能取得更好的成效。一是调动多方力量，实行部门联动。生态沟域建设不是单一的生态建设、产业发展或环境整治，要通过多部门共同研究合力解决生态沟域发展中的突出难题，强化部门间政策集成、部门联动的工作机制；统筹实施重点生态沟域建设，集中力量、集中资源，形成合力。二是加大专项资金的支持力度。北京市要在市级层面单独设立生态沟域建设专项支持资金，定向支持，下达各区县，明确使用方向，由各区县进行安排，主要用于生态沟域关键环节的建设；设立生态沟域生态保护和绿色发展专项基金，鼓励农民利用自有房屋发展符合功能需要的文化旅游等适宜产业，开展自主创业活动；以生态沟域建设为平台，加大部门专项资金整合力度，总结"资金聚

焦、政策集成"的方法，以生态沟域建设为统领，统筹各部门专项资金，重点打造示范沟域。三是合理规划生态沟域建设进程。生态沟域建设具有区域性、系统性、长远性的特点，要逐步推行、有序实施。渤海镇要根据生态沟域建设的功能导向和建设重点，制定生态沟域评价指标体系，加强对生态沟域建设的督促检查，推动绿色发展、减量发展、协同发展、高效发展。

B.4
健康城市建设视域下的北京市
绿色空间健康功能优化研究*

潘皓辰 王帅清 黄子玲 郝培尧 戈晓宇**

摘　要： 2016～2019 年，中共中央、国务院印发实施《"健康中国2030"规划纲要》《健康中国行动（2019—2030 年）》，提出实施"健康中国"战略，全民健康逐渐成为国家战略目标。近年来，城市绿色空间发挥的健康功能越发引起关注。北京市健康环境的建设经验主要是加强部门间合作，推进城市生态环境改善与建设；完善绿色空间，增强市民的绿色获得感；优化管理，引入科学服务模式；利用绿色空间，积极应对公共卫生事件。存在的主要问题是，各部门协同工作模式有待进一步提升，绿色空间体系与健康体系未全面覆盖，未能对典型问题实施针对性策略。基于此，笔者建议北京市要探索跨部门多专业工作模式，基于绿色空间构建完善健康体系，探索具有典型特征的绿色空间营建模式。

关键词： 健康城市　健康环境　北京市

---

* 本文为北京市社会科学基金决策咨询项目"城市更新背景下北京市口袋公园体系功能与布局优化研究"（项目编号：21JCC094）的阶段性成果。
** 潘皓辰，北京林业大学园林学院，主要研究方向为风景园林设计与理论；王帅清，北京林业大学园林学院，主要研究方向为风景园林设计与理论；黄子玲，北京林业大学园林学院，主要研究方向为风景园林设计与理论；郝培尧，博士，北京林业大学园林学院副教授，硕士生导师，主要研究方向为风景园林设计与理论；戈晓宇（通讯作者），博士，北京林业大学园林学院副教授，硕士生导师，主要研究方向为风景园林设计与理论。

健康环境是健康城市的生态基础，北京市做好健康环境建设工作，能够最大限度地满足居民生活和生态保护的需要，对推动首都高质量发展、创造高品质生活，进而建设健康中国具有重要意义。

本章对近年来北京市自然环境建设现状及变化情况进行分析，总结经验、发现问题、提出策略、展望未来，进一步增强健康城市建设工作，落实健康中国战略，加快建设国际一流和谐宜居之都，以新发展理念开启健康北京建设新阶段。

一 北京市健康环境建设状况

2016~2019 年，中共中央、国务院印发实施《"健康中国 2030" 规划纲要》（以下简称《纲要》）、《健康中国行动（2019~2030 年）》等多项文件。《纲要》提出，要通过营造健康的绿色空间促进全民健康。为进一步贯彻落实《纲要》，北京市委、市政府在 2021 年结合《体育强国建设纲要》，发布了《"十四五" 时期健康北京建设规划》。

本章将健康环境从绿色空间和生态环境质量两个层面进行阐释。城市绿化覆盖率、绿地率、公园绿地 500 米服务半径覆盖率、人均公园绿地面积等是评价绿色空间的重要指标，细颗粒物年平均浓度值、环境空气质量优良天数占比、全市建成区区域环境噪声年平均值等是评价生态环境质量的重要指标。

2017~2021 年，北京市城市绿化覆盖率从 48.42% 提升至 49.29%，绿地率由 46.65% 提升至 46.93%，公园绿地 500 米服务半径覆盖率从 77% 提升至 87.8%，人均公园绿地面积从 16.2 平方米提升至 16.62 平方米，森林覆盖率从 43% 提升至 44.6%（见表 1）。以上指标的提升对健康环境建设各方面均有积极促进作用。根据陈佳瀛的研究，森林有明显的调温功能，森林在冬季中午可比旷地气温高 3℃~3.2℃，相对增幅为 23.3%~26.8%；森林还具有增湿的功能，在夏季昼夜可增湿 7%~11.8%。[①] 孙淑萍等以北京城区

---

① 陈佳瀛：《城市森林小气候效应的研究》，华东师范大学，博士学位论文，2006。

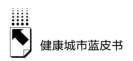

表1　2017～2021年北京市绿色空间建设和生态环境质量指标

序号	指标	2017年	2018年	2019年	2020年	2021年
1	绿化覆盖面积(公顷)	88843.78	90635.13	93443.22	97140.96	97847.27
2	城市绿化覆盖率(%)	48.42	48.44	48.46	48.96	49.29
3	绿地率(%)	46.65	46.17	46.98	46.69	46.93
4	年末园林绿地面积(公顷)	83501.34	85286.37	88704.05	92683.35	93127.17
5	年末公园绿地面积(公顷)	31019.06	32618.5	35156.94	35719.94	36397.12
6	公园绿地500米服务半径覆盖率(%)	77	80	83	86.85	87.8
7	人均绿地面积(平方米)	41	42.15	43.74	43.04	42.56
8	人均公园绿地面积(平方米)	16.2	16.3	16.4	16.59	16.62
9	森林面积(公顷)	767665.1	777603.5	791972.01	848313.92	852720.86
10	森林覆盖率(%)	43	43.5	44	44.4	44.6
11	可吸入颗粒物(PM10)年平均浓度值(微克/立方米)	84	78	68	56	55
12	细颗粒物(PM2.5)年平均浓度值(微克/立方米)	58	51	42	38	33
13	二氧化硫年平均浓度值(微克/立方米)	8	6	4	4	3
14	二氧化氮年平均浓度值(微克/立方米)	46	42	37	29	26
15	环境空气质量优良天数占比(1%)	61.9(226天)	62.2(227天)	65.8(240天)	75.6(276天)	78.9(288天)
16	重度及以上污染天数占比(1%)	6.3(23天)	4.1(15天)	1.1(4天)	2.7(10天)	2.2(8天)
17	生态环境指数	67.8	68.4	69.7	70.2	70.8
18	全市建成区区域环境噪声年平均值(分贝)	53.2	53.7	53.7	53.6	53.7
19	全市优良水体比例(%)	36	56	60	68	70.3

资料来源：北京市园林绿化局、北京市生态环境局、北京市水务局。

为基地的研究进一步提出，北京市总体绿化覆盖率增加时，大气中PM10年度平均浓度随之缓慢减少。[①] 对于直径更小的可入肺颗粒物PM2.5，余新晓研究指出，混交林对PM2.5的调控作用效果最佳。[②] 据2017~2021年的北京市生态环境状况公报显示，PM2.5年平均浓度值从58微克每立方米降至33微克每立方米，北京市环境空气质量优良天数占比从61.9%升至78.9%。2021年北京市建成区区域环境噪声年平均值为53.7分贝。经过五年的建设，北京市整体的城市绿色空间建设和生态环境质量显著改善。

二　北京市健康环境建设经验

北京市不断扩大绿色空间规模，积极创建国家森林城市，建设生物多样性之都。同时，北京市全面落实健康中国战略，积极实施"绿色北京"战略，努力践行全人群、全方位、全生命周期的全民健康理念。在疫情常态化的新形势下，北京市推进首都绿化美化工程，为市民打造健康城市环境[③]。

（一）加强部门间合作，推进城市生态环境改善与建设

北京市在医疗卫生、体育健身、生态环境等领域统筹融合，从单一的卫生健康系统向社会整体联动转变，全社会参与，共同推进健康环境建设工作持续发展。2021年北京市地表水国考断面Ⅰ~Ⅲ类占比达75.7%，较2020年度提升11.9%，首次全面消除劣Ⅴ类水质河流。[④]

---

① 孙淑萍、古润泽、张晶：《北京城区不同绿化覆盖率和绿地类型与空气中可吸入颗粒物（PM10）》，《中国园林》2004年第3期。
② 余新晓：《森林植被对PM2.5等颗粒物的调控》，《中国花卉园艺》2019年第19期。
③ 邓乃平：《贯彻新发展理念　推动园林绿化高质量发展　以优异成绩迎接党的二十大胜利召开——在2022年全市园林绿化工作会议上的讲话》，《绿化与生活》2022年第2期。
④ 参见《北京市生态环境局2021年度工作总结》，http://sthjj.beijing.gov.cn/bjhrb/index/xxgk69/zfxxgk43/fdzdgknr2/zdgz/21197413/index.html。

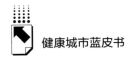

（二）完善绿色空间，增强市民的绿色获得感

1. 落实国土空间规划，留白增绿工作稳步进行

北京市围绕落实各区国土空间规划、核心区控制性详细规划，统筹城市更新和多元增绿，统筹公园建设与品质提升、统筹留白增绿与战略留白。2021年，北京市新增城市绿地400公顷，建成休闲公园26处、城市森林4处、口袋公园和小微绿地50处，公园绿地500米服务半径覆盖率达到87.8%，改造提升林荫道路20条。

2. 聚焦重点区域，生态系统进一步连通

北京市在一道绿隔的建设过程中，对于城南、回天地区这类基础设施不足、生态服务不到位的重点地区重点关注，一道城市公园环更加完善；对于南苑、温榆河、大兴机场等重点地区，以互联互通为重点，提升"三城一区"周边环境的服务保障能力；持续推进永定河综合治理与生态修复工程，提前超额完成计划任务；提升山区绿色生态屏障作用，落实生态涵养区的绿色发展要求。

同时，北京与天津、河北两地在生态环保工作方面实现多项联合工作，加快推进城市副中心园林绿化建设；建立官厅水库上游流域跨省横向生态保护补偿，持续改善潮河水质；完成潮白河国家森林公园规划概念，推进潮白河生态景观带建设；京津冀森林资源保护和野生动物疫源疫病区域联防联控机制不断完善。

3. 着眼市民需求，不断完善绿色空间服务

2021年，北京市改造10处全龄友好型公园，完善无障碍设施136处，延长市属公园开放时间并在春节期间免费开放；通过建成村头片林、村头公园美化乡村环境，推进背街小巷环境精细化整治提升；新建健康绿道100千米，启动建设森林步道5条，市民休闲健康活动空间得到进一步拓展。

（三）优化管理，引入科学服务模式

1. 推进科学绿化，绿地生态功能逐步升级

2021年5月，《国务院办公厅关于科学绿化的指导意见》（以下简称

《意见》）印发。《意见》对科学绿化进行了系统谋划。一年来，北京市不断深化机制，确保造林绿化的选址不占用耕地，以科学、生态、节俭的理念，坚持山水林田湖草沙综合系统治理，注重融合发展；坚持规划设计方案三级审查、专家全过程参与等制度，强化生物多样性保护，保留现有树木；提高乡土长寿树种种植比例，优化森林结构，异龄、复层、混交配置林达到80%以上。

2. 更新管理模式，绿地服务水平显著提升

《北京市 2019 年节水型社会建设工作方案》《北京市公园配套服务项目经营准入标准（试行）》《北京市深入打好污染防治攻坚战 2022 年行动计划》等多项文件的出台，为多部门共同推动健康环境建设，积极引入多业态融合的健康服务，稳步提升综合生态环境治理能力提供指导。北京市落实《关于加强极端天气风险防范应对工作的若干措施》，构建生态空间安全格局，编制全市层面的气候适应性专项规划，增强应对极端天气的能力。

公园、景区承载了市民对绿色空间的需求，为大家休闲游憩、康体娱乐等提供了良好环境，并能确保节假日期间承载集中的高游客量。根据首都园林绿化公众号公布的数据，在劳动节、中秋节、国庆节、端午节、春节几个主要节假日期间，2019 年、2020 年、2021 年北京市公园、景区接待游客量分别为 3431 万人次、2003 万人次、2465 万人次，累计接待游客 7899 万人次。

（四）利用绿色空间，积极应对公共卫生事件

城市绿色空间在公共卫生危机事件应对和公共卫生安全防控中都发挥着积极作用。

在政策方面，绿色空间对城市公共卫生保障的支撑作用越发受到重视。《国家卫生城市标准》明确提出了对绿色空间和生态环境质量方面的要求，《老年养护院建设标准》《综合医院建设标准》等对医院、疗养院、养老院等医疗康复场所的绿地空间建设指标也有明确规定。

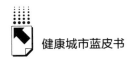

在应对公共卫生事件的过程中，绿色空间创造了更健康的外部环境和更健康的社区。绿色空间能够缓解压力、抑郁、焦虑，减轻传染病、心血管疾病和呼吸系统疾病等。

三　北京市健康环境建设存在的主要问题

自健康北京建设工作实施起，北京市就开始不断摸索适合本市实际情况的建设模式，并取得了一定的进展，不断向健康北京、美丽北京和国际一流宜居之都的建设目标靠近。同时，随着工作的不断推进，北京市也存在一定的问题与不足。

（一）各部门协同工作有待进一步提升

《"十四五"时期健康北京建设规划》（以下简称为《规划》）提出，到2025年北京市应建成更加优美宜居的健康环境，养成全面的健康生活方式，健康文化更加普及，市民健康素养达到新水平。"十四五"期间，健康北京建设工作由北京市卫生健康委员会和北京市体育局牵头，秉持"将健康融入所有政策"的理念，组织多个部门参与其中。

自《规划》实行以来，各部门进一步加强了对于建设健康绿色空间的协同合作。城市绿色空间常常由于不同技术部门的划分与行政管辖的界定产生复杂的责任划归问题，当公共健康需要时，跨部门跨专业的合作格外重要。北京市在未来健康环境建设的过程中，需要各部门更加密切的沟通与协同，需要对工作模式进行新的探索。

（二）绿色空间体系与健康体系未全面覆盖

我国《城市绿地分类标准》规定，城市绿地空间主要指城市建设用地范围内用于绿化的土地。世界卫生组织将附属绿地、屋顶绿化等小型及不可供人活动的绿色空间也纳入城市绿色空间中，能够更充分地使绿色空间发挥实际作用。

北京市着力构建宏观视域下相互连通的绿色空间体系，目前已具有一定规模并不断推进。同时，北京市城市绿色空间的规划从城市总体规划尺度的专项规划（城市绿地系统规划），直接进入对公园绿地的修建性详细规划，缺少在街道尺度的控制性详细规划，导致在社区这一市民生活的基本空间范围内缺少完善的绿色空间体系。

（三）未能制定对典型问题的针对性策略

2015 年 9 月 25 日，联合国 193 个成员国于纽约总部召开可持续发展峰会，会上正式通过了 17 个可持续发展目标，涉及社会、经济和环境三个维度的发展问题。其中，目标第三项提出的"确保健康的生活方式，促进各年龄段人群的福祉"[①] 对健康环境建设有指导性作用。健康环境建设应面向全年龄段人群，明确各阶段人群的典型健康问题，分别设置相应建设策略，深化推进全龄友好建设。

世界卫生组织于 1994 年提出："健康城市应该是一个不断开发、发展自然和社会环境，并不断扩大社会资源，使人们在享受生命和充分发挥潜能方面能够互相支持的城市。"[②] 健康城市评估共包含 10 条标准。健康环境建设需要充分考虑各区环境、经济、人口等各方面因素，对现状进行合理评估，从而提出有针对性的建设策略[③]。

四 北京市健康环境建设工作的建议与展望

目前，北京市的健康环境工作进入"十四五"的新时期，要更加深入地落实健康中国战略，全面建设健康城市，以新发展理念开启健康北

---

① World Health Organization, *Sustainable Development Goals*, Available online, https：//www. un. org/sustainabledevelopment/zh/（accessed on 30 October 2020）.

② World Health Organization, *Basic Documents*, 49th ed.；World Health Organization：Geneva, Switzerland，2020.

③ World Health Organization, *Basic Documents*, 49th ed.；World Health Organization：Geneva, Switzerland，2020.

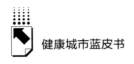
京建设新阶段。我们在发现上述不足的同时，也提出了相应的对策与建议。

（一）探索跨部门多专业工作模式

2020年6月1日起施行的《中华人民共和国基本医疗卫生与健康促进法》总则第六条明确要求建立健康影响评估制度。《"健康中国2030"规划纲要》《"十四五"时期健康北京建设规划》对此也提出了明确要求。世界卫生组织推荐的健康影响评估（Health Impact Assessment），可以通过分析规划方案、政策、项目对公众健康的影响方式及效果，在建设健康的城市绿色空间规划决策中为决策者提供有价值的参考[1]（见图1）。

1. 健康影响评估的主要内容

健康影响评估应用于城市绿色空间的建设能够促进在具体项目中实现健康功能的植入，更加充分地发挥绿色空间的健康效益；通过对多个相关部门的数据分析，将来自不同学科的信息并入同一个评估体系中，结合相关的研究和健康影响评估案例汇编建议；在健康影响评估结果作为指导的基础上，构建城市绿色空间体系。[2]

2. 健康影响评估的实施程序

健康影响评估根据开展的阶段不同，分为前瞻性评估、实时性评估和回顾性评估三类。这三类评估分别在项目营建之初、项目实施过程中和项目实施后进行，对项目的健康影响进行预估、修正、复盘与进一步规划。健康影响评估的核心步骤包括筛选实施项目、界定影响范围、评估健康、成果报告、效果监测及使用评价。

3. 健康影响评估实施的策略

（1）法律政策的支持。总结国际上的经验来看，健康影响评估的有效实

---

① Vanclay，F，Bronstein，D. A.，*Environmental and Social Impact Assessment Theory and Practice of Transboundary Environmental Impact Assessment*，Martinus Nijhoff Publishers，1995，pp. 697-706.

② 冷红、李姝媛：《城市绿色空间规划健康影响评估及其启示》，《城市与区域规划研究》2018年第4期。

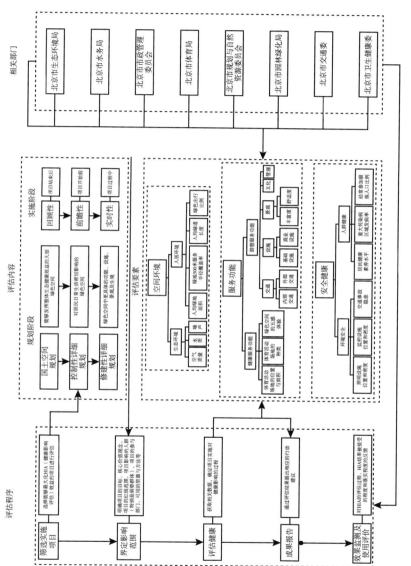

图 1　北京市绿色空间健康影响评估的建议

资料来源：作者根据资料整理。

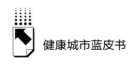

施离不开法律政策的支持和影响。目前，国内多个省市开始进行健康影响评估政策的实践。例如，上海市自 2019 年 10 月起将"上海城市健康影响评估机制和评估体系研究"作为决策咨询研究的重点专项课题，并于 2020 年 11 月公布了国内首个健康影响评估制度建设方案。北京市需要促进健康影响评估的制度化、标准化，结合城市特色和健康情况制定北京市的健康影响评估指南。

（2）专业组织的建立。健康影响评估标准化的开展需要专业的从业者参与。从业者应当具备专业的健康影响评估技术能力，有跨学科的知识积累。这就需要由专业的机构或组织对健康影响评估从业者进行培训，为其提供专业的指导与实践参考。结合我国实际情况，科研能力较强的高校、企事业单位可作为评估主体，并制定相关的技术规范或标准。

（3）部门协作的加强。健康影响评估涉及不同领域的政策、规划，这决定了多部门间的协同合作是进行健康影响评估的必要条件。目前，北京市健康环境建设工作由市卫生健康委员会领头开展，园林绿化局、生态环境局、体育局等部门均参与其中。在接下来的工作中，各部门应进一步加强沟通交流，通过健康影响评估对工作进行统筹安排，全面提升项目实施的健康效益，减少不同部门之间的冲突、工作重复与责任扯皮。

（4）试点项目的实践。北京市在建立一定的健康影响评估体系后，可以继续推进、引导健康影响评估与绿色空间规划体系融合，将健康影响评估结果落实到实践中。结合城市规划的实际工作，北京市可以从国土空间规划、控制性详细规划、修建性详细规划三个层级将具体尺度下的健康影响评估融入规划。北京市应优先在重点地区项目（如回天地区的城市更新项目）进行健康影响评估实践，通过试点项目验证评估指南的可行性、可操作性，检验健康影响评估的综合分析能力及评估结果的实践作用。

（二）基于绿色空间构建完善的健康体系

北京市针对依托绿色空间的健康体系建设待完善的问题，以《北京市城市总体规划（2016 年—2035 年）》为指导，结合北京市的山水空间、城市到自然的结构脉络以及居民健康活动的不同类型，提出在空间上构建圈层、在功能上划分类别的策略，构建与绿色空间相对应的、完善的健康活动体系。

1. 北京市绿色空间圈层结构

北京市以城市中不同类型的绿色空间为载体、以社区为核心，由近及远将承载健康体系的绿色空间分为社区生活圈、绿色康养带和山水生态网三个圈层。

（1）社区生活圈是以社区作为基本单元，以围绕社区的十五分钟生活圈为范围，主要依托社区绿色开放空间构建健康体系，包含居住绿地、社区公园、社区体育公园、口袋公园以及其他附属于各类城市建设用地中的绿地。北京市作为首批城市更新试点城市之一，积极统筹推进城市更新行动。《北京市城市更新专项规划（北京市"十四五"时期城市更新规划）》重点提出，要提高居民的生活便利性和舒适度，推进十五分钟便民生活圈建设。城市更新的推进和十五分钟生活圈的探索实践为绿色空间里的社区生活圈改善提升提供了重要契机。社区能够置入与居民日常生活联系最紧密的基本健康功能，为社区不同人群提供相应的基本健康活动空间，满足儿童游戏、休闲游憩、运动健身、康体娱乐等不同需求，构建全龄友好、健康有活力的社区生活圈圈层。2022年学院路街道一刻钟生活圈的系列实践获得首届北京城市更新最佳实践项目，成功打造了石油共生大院、逸成体育公园等项目，推动存量空间资源的更新再利用，营造集工作、生活、学习于一体的独特休闲场景，满足了居民体育健身、休闲娱乐、亲子互动、邻里交流等需求，营造了更健康的生活环境。

（2）绿色康养带是依托郊野公园、市级公园、区级公园与专业公园等组成的公园体系，以及城市绿道等线性绿色空间，形成以公园为基本载体的康养圈层。《北京城市总体规划（2016年—2035年）》中提出了"一屏、三环、五河、九楔"的市域绿色空间结构，形成多条环状绿化带与大型生态廊道。研究表明，根据重要性—绩效分析（IPA），在不同的感官感知中，城市居民更关注在城市公园中的视觉感知体验，触觉感知和听觉感知次之。其中，植物、周边人群、景观可识别性以及水体的视觉体验受到了大多数居民的重视[①]。绿色康

---

① 郑天晨、严岩、章文：《基于社交媒体数据的城市公园景感评价》，《生态学报》2022年第2期。

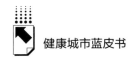

养带与社区生活圈在尺度上、功能上和景观上都有很大区别，除了具备基本的健康功能，绿色康养带依托其更广阔的绿色空间和更丰富的绿色资源，可以为居民提供更好的五感体验和更加多样的健康活动。如温榆河绿道，周边环境优美，绿意盎然，生态环境优异，途经昌平、顺义、朝阳、通州四个区，长度约为108.5千米。绿色康养带为民众提供更多户外活动空间和休闲生活方式，在绿道中散步、慢跑、骑行、郊游等使人们放松身心，舒缓紧张的生活节奏。

（3）在"一屏、三环、五河、九楔"的市域绿色空间结构中，"三环"中的环首都湿地公园环是依托最外围的自然风景区、森林公园等构建的。山水生态网圈层基本不包含与居民日常紧密联系的基础活动功能，主要依托其良好的自然生态环境和丰富多样的自然景观，为居民提供康养休闲活动的空间。例如，北京市延庆区的妫河源自松山自然保护区，途经龙庆峡、金牛山、妫川、康西草原，最后汇入官厅水库，沿岸风景秀美，生态良好，串连妫水公园、夏都公园、万亩滨河森林公园和野鸭湖等众多景区。居民沿河可进行漂流、采摘、垂钓、骑行等活动。山水生态网圈层为居民提供了亲近自然、寄情山水的休闲康养空间。

2. 依托绿色空间的健康功能类型

多项研究表明，各类健康活动可以起到提升健康状态的作用。参考相关论文，我们将健康活动分为三类，分别是运动健身、社会交往和亲近自然。[1] 绿色基础设施除了具有生态价值还有促进公众健康的价值，而这种健康价值有一部分通过休闲游憩来实现，如自然接触、社交活动等方式。[2] 自然景观环境有助于激发人们参加各类健康性的行为活动，从而给使用者带来身心状态的变化，改善其亚健康状态。[3] 各类活动的具体内容很广，本章健康体系构建重点讨论适合在绿色空间中进行的活动（见图2）。

---

① 刘苏燕、张琳、贾虎：《社区公园健康行为与景观环境的互动关系研究》，《住宅科技》2021年第8期。

② 陈筝、孟钰：《面向公众健康的城市公园景观体验及游憩行为研究》，《风景园林》2020年第9期。

③ 李英侠：《促进人群健康的城市公园空间环境设计研究》，重庆大学，硕士学位论文，2015。

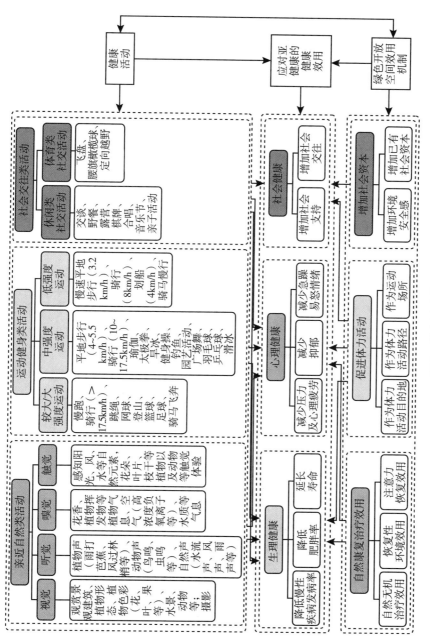

图 2　健康活动体系

资料来源：作者根据资料整理自绘。

（1）运动健身类活动。绿色空间结合运动设施和场地，能够有效促进人们的身心健康。有氧运动强度的设置方法有相对强度，如最大储备心率百分比、最大摄氧量百分比、最大心率百分比、主观用力感觉（RPE）；也有绝对强度，如代谢当量（MET），以及便于个人判断运动强度的谈话试验。[①]根据美国运动医学会"运动是良医"（医生运动处方指南）、《美国人身体活动指南》（2018）和《世卫组织关于身体活动和久坐行为的指南》（2020）等，将运动强度分为低、中、较大/大三个级别（见表2）。

表2 不同设定方式对应的运动强度等级

设定方式	主观测量		生理/相对测量		绝对测量
运动强度	谈话试验	RPE（0~10）	%HRR/%VO2R	%HRmax	METs
低	能说话也能唱歌	<3	40	<64	<3
中	能说话不能唱歌	3~4	40~60	64~76	3~6
较大/大	不能说出完整句子	≥5	>60	>76	>6

注：HRR = 储备心率；VO2R = 储备摄氧量；HRmax = 最大心率；METs = 代谢当量（1MET = 3.5ml·min·kg）。

资料来源：Jonas S.，Phillips E. M.，*ACSM's Exercise is MedicineTM*：*A Physician's Guide to Exercise Prescription*，Philadelphia，PA：Lippincott，Williams，& Wilkins，2009.

运动健身类活动有助于人体的生理健康和心理健康。运动健身类活动具有促进骨骼发育，提高心肺适能，优化影响脑成熟的神经环境，增强认知功能发展，预防代谢性疾病、骨关节疾病、心血管疾病等慢性疾病等功能。[②]每个人具体适合什么强度和类型的运动，需要根据年龄、身体状况、有无疾病、有无运动习惯等情况综合考虑。

（2）社会交往类活动。社会交往类活动分为休闲类和体育类，是以社交属性为主、其他属性为辅的活动。休闲类社会交往活动包括交谈、棋牌、聚餐、露营、有观众的书法表演和乐器演奏等，体育类社会交往活动包括飞盘、定向越野等。

---

① 王正珍：《运动处方的研究与应用进展》，《体育学研究》2021年第3期。
② 参见李卫平《健身与健康教程》，北京体育大学出版社，2001。

社会交往类活动对生理健康、心理健康和社会健康都有促进作用。研究表明，频繁的社会交往和高质量的社会关系可以使人保持积极的情绪状态，比如更高的自尊、良好的社交能力和积极的自我印象。① 公园环境在维系人们社交关系层面具有重要作用。人们通过使用这些公园空间可以联系其他人，建立反复的视觉接触和短时间的户外对话以拉近邻里关系。

（3）亲近自然类活动。亲近自然类活动是依托植被、水、空气、土壤等自然要素提供的植物挥发物、空气中的负氧离子、空间小气候等促进人们身心健康的环境因子进行的视、声、闻、味、触等五感活动，包括观花、赏叶、闻香、自然科普、摄影等。亲近自然类活动对人体生理健康和心理健康具有促进作用。自然景观环境具有较大的恢复性潜能，水体、植物、花草等自然要素能有效促进公园使用者的身体健康，观看和接触自然环境能够直接促进人的积极情绪，缓解其压力和精神疲劳。②

绿色空间具有多种生态功能，这些生态功能大多直接影响居民的日常生活健康。森林向空气中大量排放主要为萜烯类化合物的挥发性有机物。这种有机物具有生理保健、心理保健和杀菌的作用。③ 花圣卓等通过研究验证，阔叶树种单位叶面积排放异戊二烯速率较高，而针叶树种排放单萜烯速率较高。④ 森林释放的负氧离子也具有滞尘、杀菌等功效，具有生理保健功能。据邵海荣等研究统计，北京地区的阔叶林与针叶林负离子浓度为紧闭门窗的室内空气的 7~9 倍。⑤ 森林还能在一定限度上减少城市噪声污染。郑思俊等通过野外实测，量化了不同植物群落的降噪效果。研究表明，与对照背景噪声的水泥地和草坪相比，30 米的绿地群落的噪声衰减量在 7~10dB（A），

① 赵丹、余林：《社会交往对老年人认知功能的影响》，《心理科学进展》2016 年第 1 期。
② 康宁、李树华、李法红：《园林景观对人体心理影响的研究》，《中国园林》2008 年第 7 期。
③ 代瑶、郭阿君：《含萜烯类挥发物质植物在森林康养中的保健作用》，《现代园艺》2021年第 23 期。
④ 花圣卓等：《温带典型森林树种的萜烯类化合物排放及其与环境要素的相关性》，《林业科学》2016 年第 11 期。
⑤ 邵海荣、贺庆棠、阎海平、侯智、李涛：《北京地区空气负离子浓度时空变化特征的研究》，《北京林业大学学报》2005 年第 3 期。

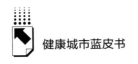

且乔灌紧密结合的复层结构降噪效果更优。

绿色空间能够发挥综合的健康效益，能促进居民在生理、心理、社会交往等多方面的健康。城市绿色空间通过为居民提供亲近自然、休闲健身和社会交往活动的场所和路径促进人们进行有益健康的活动，鼓励体力活动和生态系统服务、缓解精神压力和促进社会交往等，进而对居民的生理、心理及社会健康起到积极作用。

（三）探索具有典型特征的绿色空间营建模式

1. 针对绿色空间不足的特征，探索更新增绿的提质模式

据各区发布的 2021 年国民经济和社会发展统计公报以及第七次全国人口普查公报，东城区、西城区人口密度居前两位、区生产总值居第三、第四位。东城区、西城区绿色空间现状均表现为公园绿地 500 米服务半径覆盖率高，分别高达 93.99% 和 97.61%；而森林覆盖率较低，东城区 2020 年底的森林覆盖率仅为 6.97%。在城市更新的背景下，针对人口密度高、公园绿地 500 米服务半径覆盖率高但森林覆盖率较低的土地集约型区域，我们建议进一步推进存量空间的更新利用，建设口袋公园，促进公共空间的品质提升，尽可能保障居民日常生活的环境健康。同时，东、西城区还可依托目前公园绿地 500 米服务半径覆盖率高且区生产总值高的优势，增强公园绿地中健康活动设施的置入，提升现有绿地品质，丰富居民日常健身活动，促进居民生理健康、心理健康以及社会交往健康。

2. 针对人口结构相对均衡的特征，探索全龄友好型的健康服务模式

2021 年，海淀区和朝阳区的生产总值居前两位，人口密度居第三、第四位。据各区发布的 2021 年国民经济和社会发展统计公报显示，两区整体呈现绿色空间充足、人口结构相对均衡，但仍有人口老龄化问题的特点。针对生产总值高、人口密度高且绿色空间充足、人口结构相对均衡的行政区，我们建议落实以人为本的建设原则，形成全龄友好型健康体系，为各年龄段居民设置相适应的健康活动设施，特别要关爱儿童、老年人等弱势群体，强调活动场地的安全性、活动设施的可达性和多样性，从而促进各年龄段人群的健康。

3. 针对绿色空间存量较大的特征，探索健康功能重点优化模式

怀柔区、密云区、平谷区、延庆区和门头沟区的森林覆盖率排名前五，其中怀柔区和密云区的森林覆盖率高达 77.38% 和 70.13%，而五区人口密度和区生产总值则位于后五位。针对森林覆盖率高、人口密度低但区生产总值低的行政区，我们建议，在人口密度较高区域的公园绿地增设健康活动设施，完善健康体系构建；在人口密度较低区域，对森林进行低程度开发。例如，在人口密度高的区域适当设置森林康养步道，在保护森林生态系统完整性的同时促进居民健康。

4. 针对人口密度大、中青年人口比例高的特征，探索健康状态提升模式

北京市对有特殊城市问题的区域，应深入探索现状成因，从而提出更具针对性的策略。例如，昌平区的回天地区是典型的超大型居住区。据第七次全国人口普查公报显示，回天地区常住人口为 85.2 万，常住人口密度约为 1.35 万人/平方千米，其中人口密度最大的地区为天通苑北街道，人口密度高达 2.85 万人/平方千米。针对回天地区人口密度极大、用地紧凑的特点，北京市对此地的健康绿色空间建设应依托城市更新政策，增加区域内城市公园绿地数量、完善区域道路交通网络和加强区域绿道规划建设。[①] 整体而言，昌平区青年人口比例最高，达 74.66%；回天地区还明显表现出大型互联网企业密集、绿色空间不足的特点，因而易产生大量亚健康人群。针对上述问题，回天地区还应考虑将相应健康设施置入绿色空间中，首要关注绿色空间对人群心理健康的舒缓功能，重点营建城市更新背景下的十五分钟生活圈健康活动体系，形成基于绿色空间系统的针对亚健康人群的健康状态提升模式。

---

① 参见中国城市规划学会编《面向高质量发展的空间治理：2021 中国城市规划年会论文集》，中国建筑工业出版社，2021。

健康社会篇

Healthy Society

B.5
北京市养老服务发展思路及对策

段婷婷*

摘　要： 实施积极的人口老龄化战略对首都高质量发展具有重要的战略意
　　　　 义。北京市养老服务的发展特征：老年人口数量日渐庞大，老龄
　　　　 化程度进一步加深；老龄人口结构相对年轻，尚有人口红利；从
　　　　 供给层面来看，养老机构和床位数量持续增长，养老服务向就近
　　　　 养老转变，养老服务顶层设计进一步加强，老龄健康服务成效初
　　　　 步显现。北京市养老服务面临的主要形势是老龄化、高龄化程度
　　　　 进一步加剧，老年人需求更加多元，处于积极应对人口老龄化制
　　　　 度建设的重要机遇期，减量发展决定养老服务需要存量利用、深
　　　　 度挖潜、京津冀协同发展，为养老服务发展带来战略空间。北京
　　　　 市养老服务发展的重点问题是，养老服务供给与需求不匹配；养
　　　　 老服务市场化、产业化发展不足，尚未找到成熟的盈利模式；关
　　　　 键要素供给对养老服务发展支撑不足；老年友好的环境需要加快

---

* 段婷婷，博士，北京市经济社会发展研究院，副研究员，主要研究方向为公共服务、人口老
　 龄化等。

提升。基于此，北京市要让高龄、失能失智、独居老人安享医养照护，让活力老人乐享精彩第二人生，激发养老服务产业的发展活力。

关键词： 养老服务　医康养结合　北京市

人口是经济社会发展的基础性、长期性和战略性因素。在"十四五"时期和未来较长一段时间内，北京市人口结构将加速"老化"，人口老龄化作为基础性变量因素对经济社会发展的影响进一步加深。北京市实施积极的人口老龄化战略，在设施、环境、制度、人才等方面未雨绸缪，进一步加强改革创新，推动养老服务精准供给，对满足居民多元化、多样化的养老需求，推动首都高质量发展具有重要的战略意义。

一　北京市养老服务发展的现状

（一）北京市人口老龄化的发展特征

1. 老年人口数量日渐庞大，老龄化程度进一步加深

截至 2021 年末，北京市有常住人口 2188.6 万。其中，全市 60 周岁及以上常住人口 441.6 万，占全市常住人口的 20.2%，比全国（18.9%）高 1.3 个百分点；65 周岁及以上常住人口 311.6 万人，占全市常住人口的 14.2%，与全国平均水平持平。①

2. 老龄人口结构相对年轻，尚有人口红利

人口抚养比仍处于相对较低水平，经济社会发展仍面临较有利的人口条

①　参见国家统计局《2021 年国民经济和社会发展统计公报》《北京市 2021 年国民经济和社会发展统计公报》。

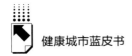
件。2020 年，北京市 60 岁及以上老年人口抚养比为 17.8%，低于全国（19.7%）1.9 个百分点，也低于上海市（22%）、重庆市（25.5%）和天津市（20%）的抚养比，在 31 个省级行政区划单位中位列第 23；总抚养比为 33.6%，离 50% 的人口红利消失的临界值还有一定距离。①

老龄人口内部年龄结构仍相对年轻，以低龄活力老年人为主。截至 2020 年末，北京市 60 岁及以上的常住老年人口中，70 岁以下的低龄老年人口占 60%②。

北京市老龄群体的整体能力素质较高，"老有所为"能力较强，受教育程度普遍较高。在 60 岁及以上老年人口中，拥有大学专科及以上文化水平的占 20.6%，③ 远远高于全国平均水平。

（二）北京市养老服务供给特征

1. 养老机构和床位数量持续增长

截至 2021 年底，北京市共有运营养老机构 571 家，养老床位 10.8 万张。养老服务供给主体多元化，全市 70% 以上的养老机构由社会资本建设或运营。④

2. 养老服务向就近养老转变

"十三五"时期，为了适应群众日益增长的就近养老需求，北京市完善"三边四级"的养老服务体系。截至 2021 年底，16 个区全部建立区级养老服务中心，已建设街乡镇养老照料中心 287 家，建成并运营的社区养老服务驿站 1112 家。

---

① 参见《2020 年中国各省市老年人口抚养比排行榜（附榜单）》，https://top. askci. com/news/20211124/1113201667097. shtml。
② 参见《北京 60 岁及以上人口近 430 万 以低龄老年人口为主》，《北京商报》2021 年 5 月 19 日。
③ 参见《北京市老龄事业发展报告（2020）》，http://wjw. beijing. gov. cn/wjwh/ztzl/lnr/lljkzc/lllnfzbg/202112/P020211206416298207738. pdf。
④ 参见《2021 年社会服务统计季报表（四季度）》，http://mzj. beijing. gov. cn/col/col 661/index. html。

3. 养老服务顶层设计进一步加强

与养老服务相关的法规、规章和政策、标准不断完善。北京市推动落实《北京市居家养老服务条例》，出台《关于开展社区养老服务驿站建设的意见》《关于加强养老服务人才队伍建设的实施意见》《关于加强老年人照顾服务完善养老体系的实施意见》等系列文件；建立完善困难老年人养老服务补贴、失能老年人护理补贴、高龄老年人津贴制度；实施卫生保健优待、交通出行优待等40多条具体优待政策，覆盖60岁及以上常住老年人。2021年，北京市老年人福利支出30.1亿元，占民政事业经费的19%。[①]

4. 老龄健康服务成效初步显现

截至2021年底，北京市已有240家医疗机构设置老年医学科，248家医疗机构设置康复医学科，95家医疗机构建立安宁疗护病区，累计建设老年友善医疗机构253家。[②] 65周岁及以上户籍老年人可以享受免费体检、痴呆风险筛查以及流感疫苗、肺炎球菌疫苗免费接种等预防免疫服务，老年人健康管理率提高到70%以上。

（三）首都养老服务发展面临的形势

1. 老龄化、高龄化程度进一步加剧

"十四五"时期，北京市老龄化、高龄化程度将进一步加剧，预计到2025年，北京市60岁及以上人口将达到530万，占比24%以上；80岁及以上高龄人口将达到80万，占老年人口的15%[③]。随着高龄人口规模和占比的不断增长，老年人失能化发生率将进一步提高，到2025年，失能失智老年人口预计将达到40万，占60岁及以上老年人口的8%；按纯老年家庭人口规模占老年人口比重的17%计算，到2025年，纯老年家庭人口规模预计将达到90.1万。

[①] 《2021年社会服务统计季报表（四季度）》，http://mzj.beijing.gov.cn/col/col661/index.html。

[②] 《北京市已开展互联网居家护理服务39项》，《北京日报》2022年5月12日。

[③] 中国人民大学国家发展与战略研究院预测数据。

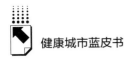
2. 老年人需求更加多元

一是庞大的老年群体及失能失智、高龄老年人、纯老年家庭人口规模的增加将带来更多的养老照护需求。二是在生存和安全需求得到满足后，老年人的健康需求、精神文化、社会交往、获得尊重和自我价值实现的需求日渐强烈。

3. 处于积极应对人口老龄化制度建设的重要机遇期

党的十八大以来，党和国家高度重视人口老龄化问题，在加快建设养老服务体系、发展养老服务产业等方面都提出了明确要求。2019年出台的《国家积极应对人口老龄化中长期规划》，进一步明确了制度框架和顶层设计，全面部署了应对人口老龄化的具体任务。

4. 减量发展决定养老服务需要存量利用、深度挖潜

《北京城市总体规划》提出了减量发展的要求，将进一步压缩建设用地规模。养老服务设施要从存量中挖掘潜力，充分盘活现有的设施资源，提高利用率和服务效能。

5. 京津冀协同发展为养老服务发展带来战略空间

随着京津冀协同发展的深入，《京津冀民政事业协同发展合作框架协议》《京津冀养老服务协同发展方案》《京津冀养老工作协同发展合作协议（2016~2020年）》等文件的落实，医保异地实时结算的推进，为北京市养老服务优化布局、提质增效提供了更大空间。

二　北京市养老服务发展趋势

从世界范围来看，在人均GDP为2.4万~3万美元的发展阶段，发达国家和地区在养老领域有一些发展经验和普遍性规律。

一是在养老形式上弱机构化，强调社区在养老服务中的重要作用。政府鼓励老年人采取"居家养老""社区养老"的方式。二是强调养老服务多元供给。政府由养老服务的直接提供者变为政策的制定者和服务的购买者，鼓励市场主体、志愿团体或非营利组织提供养老服务，形成政府、市场和社会多方并存的养老服体系。三是注重发挥市场优势，发展金融产品。例如，发展以房养老、REITs（不动产投资信托基金）等。四是发展养老科技，提高服务效率。五是实施积极的老龄化策略，鼓励老年人的社会参与，实现其自我价值。积极老龄化理念已经成为全球养老发展的理念。

三　北京市养老服务发展的重点问题

北京市养老服务在供给结构、政策环境、关键要素供给等方面存在短板，养老服务发展还有较大的扩容和提升空间。

（一）养老服务供给与需求不匹配

北京市的养老服务供给总量不足与结构矛盾并存，基层服务能力与居民就地、就近的便捷养老需求不相适应。

1. 养老服务供给与居民的期待不相适应

一是养老机构入住率低。截至 2021 年底，全市投入使用的养老机构床位数达到 10.8 万张，收养老人数 4.6 万[1]，使用率只有 43%，虽然是近年来的最好水平，但尚有 57% 的空置率。

二是社区养老服务供需不匹配。近年来，北京市建设了 1000 多家社区养老驿站，"三边四级"的就近养老服务体系正逐步完善。然而，许多老年人急需的社区养老服务驿站无法提供。随着独居老人和高龄老人的增多，群众对上门医疗、日间照料、康复护理等服务需求日益增长。目前，北京市大部分养老服务驿站专业化程度不高，可替代性较大，存在供需脱节。

三是失能失智老年人的护理体系亟待完善。失能老年人在日常生活照料、医疗护理、心理慰藉等方面有更专业化、更高的服务需求，在较长时期内，甚至终身都需要连续型照护。目前，北京市康复护理、安宁疗护等服务供给不足，针对失能失智老年人的长期护理体系尚未建立，失能失智预防和

---

[1]　数据来源：北京市民政局 2021 年第四季度社会服务统计季报。

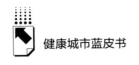

健康管理体系亟待完善，对失智症的健康知识需要进一步普及。

2.老年人支付能力与养老服务价格不匹配

受"高存款、低消费"和"子女消费为主"的传统消费观念影响，老年人对养老服务的支付意愿较低。在财富储备有效途径和多支柱养老保险尚未完全建立的情况下，养老金的支付能力不足。

（二）养老服务市场化、产业化发展不足，尚未找到成熟的盈利模式

1.养老产业政策环境还需进一步优化

政府、社会、市场的边界不清，功能定位不明确，在一些领域开放不足，市场和社会的作用未能充分发挥。民办非营利机构缺乏持续的资金投入，在抵押融资等方面受限，社会资本参与度依然不高，多方参与的供给机制不完善。

2.本市老龄产业仍处于初级阶段，可持续的盈利模式尚未形成

一般而言，养老机构入住率要达到75%才能实现盈亏平衡，小规模机构的入住率要更高才能达到盈亏平衡。受用地、建设资金等限制，城区的养老机构通常规模不大，很难形成规模效应。同时，为了体现公益性，一些养老服务机构的收费标准还受一定的限制，有的无法弥补租金和物业的支出。养老服务机构受经营规模、收费标准等多重制约，经营者无法依靠规模效应和高端收费服务来挣钱，难以达到收支平衡或只能略有盈余。

（三）关键要素供给对养老服务发展支撑不足

1.科技创新资源未能充分激活

北京市未能充分发挥科技创新的资源优势，老龄产业发展的科技支撑不足，在智慧养老、机器人养老服务等方面落后于上海、广东等地区。从智能养老专利申请数量来看，北京少于广东、江苏。全球智能养老专利数量最多的5个申请人（公司）注册地均不在北京。

2.金融资源优势未能有效发挥，养老金融产品需要创新挖掘

北京市金融资源丰富，但中小养老机构融资难，养老金融产品较少，产

品同质化情况严重。北京市拥有众多的金融机构，在京持牌的法人金融机构有 700 余家，金融资产总量占全国的 45%。虽然个别银行开发了"床位贷"等针对养老服务企业的普惠金融授信支持，但由于养老领域投入平均收益低、回报周期长，养老机构融资难、融资成本高的问题仍然存在。养老金融产品仍以银行储蓄类金融产品或传统收益型理财产品为主，新型产品较少，护理险开发度不够，且部分产品虽冠以"养老"概念，实则与养老关联度低，养老服务市场有待进一步细分和挖掘。

3. 养老服务人才队伍建设仍需发力

一是养老护理员数量不足，养老机构护理员配比较低。二是现有护理员专业性不足，年龄偏大、学历较低，目前 78% 的在岗护理员年龄为 40 ~ 59 岁，93% 为高中及以下文化水平。三是养老服务人才流失严重。据统计，北京市老年服务相关专业的毕业生，3 年之内的行业留存率大约只有 30%。

（四）老年友好的环境需要加快提升

随着全市人口老龄化的快速发展，老年人群体规模不断扩大，亟须打造老年友好宜居的环境。在硬件方面，北京市现有基础设施、住房、公共服务等设施条件与老龄社会发展不相适应，无障碍设施基础薄弱，无障碍出行环境亟须改善，居家适老化改造尚未普及。在软件方面，随着网上预约、电子支付等互联网时代的生活方式日益普及，技术进步带来的"数字鸿沟"和"科技鸿沟"日益凸显。养老金融、老年消费等领域的监管和老年人权益保障亟须加强。

四　精准对接需求，让老人安享晚年生活：北京市养老服务发展策略

"十四五"时期，北京市应针对老年人群的多元化需求，扩大有效供给、激发市场活力、提高支付能力、积极构建适老宜居环境，提高老年人的获得感和幸福感。

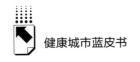
（一）让高龄、失能失智、独居老人安享医养照护

1. 增加有效供给，提高医康养服务水平

一是推动养老驿站、街道养老照料中心改造，完善失能失智老人养老服务供给；引入专业照护机构参与改造运营，与有照护失能失智老人经验的养老机构或康复医院合作，增加失能、认知症护理单元；针对认知症（失智）老人的身心特点和照护需求，在养老服务机构内改建认知症照护单元，通过居家式、人性化的空间布局重构，提供专业照护服务，让认知症老人得到更加个性化、有尊严的专业服务；开展照护服务，缓解失能失智老人家庭照护者的身心压力；通过政府购买服务的模式为失能失智老人、低收入家庭解决照护难题。二是加大对护理院、安宁疗护中心等机构的建设和投入，增加护理型床位；畅通养老机构与优质医疗卫生资源对接的渠道。三是优化资源空间布局，引导优质医疗卫生资源向远郊区养老机构辐射。

2. 激活存量资源，促进养老服务提质增效

北京市应以改造提升为重点，推动养老服务设施达标使用；对不达标的硬件设施进行改造提升；加强乡镇敬老院危旧房改造，提升乡镇敬老院的硬件水平；推动民办养老机构消防安全和农村地区养老服务机构环保改造；利用低效商业楼宇、闲置厂房等室内空间资源，分级分类用于养老等公共服务供给，明确在不改变土地和地上物规划属性基础上，开展公共服务供给的政策细则；以改革创新为重点，提升就近养老服务能力；创新居家社区养老服务运营模式，推进建设"养老驿站+街道照料中心+家庭床位"的区域养老联合体，推动养老驿站辐射居家服务。

3. 适老化改造与完善政策相结合，创建老年友好环境

北京市应推动软件和硬件建设相结合，营造老年友好的宜居环境。一是推进社区居家适老化改造：以推进社区老年宜居环境建设为重点，加快推动多层老旧住宅加装电梯工作；制定居家适老化改造消费激励政策，采取阶梯式补贴方式为老年人家庭进行居家适老化改造；在新建住宅用地项目中继续推进适老化社区建设。二是完善家庭支持体系，制定支持子女赡养照顾老年人的政策措施，对照顾老人的家庭成员提供照护培训、床边指导服务。三是加快智能技术和产品在老年人中的普及应用，推动互联网应用适老化，努力消除老年人面临的"数字鸿沟""科技鸿沟"，让老年人共享信息科技创新成果。四是加大老年人的权益保护力度，将失能、失智、独居、高龄等老人纳入重点保护范围，加大财产、消费、金融等领域的老年人权益保护和法律支持。

4. 建立多支柱养老保险体系，提高支付能力

北京市应建立多支柱的养老保险体系，发展养老理财金融服务，提高老年人的风险抵御能力和支付能力；加快建立适合首都特点的老年保障体系，进一步完善长期护理险制度；在石景山区和海淀区试点基础上，总结经验，适时在全市推广；鼓励商业保险公司开发与基本医疗保险相衔接、与健康养老相关的商业养老保险产品。

（二）让活力老人乐享精彩第二人生

北京市应充分发挥市场和社会力量的作用，丰富服务供给，满足活力老人教育、文化、社会参与等多元化的需求。

1. 发展多元供给的老年教育文化服务，推动"老有所学""老有所乐"

一是推动各类院校、社区学院、企业培训基地等教育、文化资源向老年人开放；二是实现与中央国家机关老年大学（或老年课堂）资源共享；三是充分利用市场资源，发展线上线下相结合的老年教育、培训和文化娱乐服务。

2. 鼓励社会参与，实现"老有所为"

北京市应鼓励老年人积极参与经济活动，创造"老有所为"的就业环境；成立老年人再就业指导中心，促进老年人的再就业；建立老龄人力资源信息库，加强就业信息发布；为老年人再就业提供综合评估指导，给老年人提供更多的工作岗位。

北京市应探索建立"时间银行"试点，鼓励活力老人参与志愿服务；制定完善管理制度，明确时间银行管理机构、服务对象、服务流程、服务标

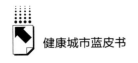
准及管理制度，制定志愿者奖惩办法、时间银行专项基金管理办法等；建立时间银行信息系统，实现智能化注册、派单、接单、服务和评价监管；试点依托社区养老驿站设立时间银行服务机构；建立时间银行经费保障机制，多元筹资设立时间银行专项资金，重点用于为空巢老人发放服务时间、意外保险、志愿者迁移补助等。

（三）激发养老服务产业发展活力

1.加大养老服务社会化、市场化改革力度

北京市要正确处理政府、市场关系，强化政府保基本、兜底线的作用，充分发挥市场在资源配置中的决定性作用；打通政策堵点，畅通社会资本参与渠道，支持各类养老服务机构平等发展；落实、细化各项养老优惠政策，探索租赁场地的养老机构享受民水民电，降低运营成本，提高服务质量。

2.加强养老科技创新和应用

一是加强智能传感、监测等关键核心技术攻关，加强应用科技开发和各类人才培养，提升科技支撑能力；发展老年辅助科技产品，加强人工智能、人机交互等新技术在老年辅助设备器具中的集成应用。二是加强养老终端设备的适老化设计与开发，构建安全便捷的智能化养老基础设施体系；推动"智慧养老院"及智能养老社区建设。三是推动线上线下养老服务资源整合，推动医养结合的信息化云平台建设，互通医疗、养老大数据，实现政府、市场、社会养老服务资源共享和服务提升。

3.强化养老服务发展的金融支持

北京市要拓展养老资金来源，鼓励更多面向老龄生活的金融创新；深化金融市场供给侧改革，扩展资产、保险、住房等养老资金渠道；鼓励社会资本进入，加快研究REITs等金融工具在养老设施建设运营中的应用。

4.充分激发人力资本活力

北京市要加强本市紧缺的养老服务和专业护理人才培养，鼓励社会力量兴办相关领域的职业培训，鼓励更多院校开设养老服务相关专业，加快培养老年医学、康复、护理、经营管理、康复辅助等人才，扩大招生规模，推进

涉老相关专业建设；建立统一的养老护理员薪酬等级体系，形成正常的增长机制，完善职业发展通道。

5. 鼓励各类市场主体增加养老服务供给

北京市要以市属国企为牵引激发养老服务市场活力，发挥市属国企融资成本低、企事业单位土地空间资源多的优势，推动"医、康、养、护"一体化发展；积极发挥北京康养集团的作用，使其成为养老服务领域的领头羊和关键力量。

北京市应促进家政服务业规范发展，为更多老人提供上门服务，推进家政服务业职业化、专业化发展，尽快出台符合本市特点的家政、居家养老、社区照料、病患陪护等产业的服务标准和行为规范；加强标准制定和监管惩处措施，完善为老服务企业的信用体系和退出机制。

北京市应大力发展"物业+养老"服务，支持物业服务企业开展老年订餐、老年家政、定期巡访等形式多样的养老服务；推动辖区养老服务一体化运营，以"物业企业、街道养老照料中心或养老机构+若干驿站"的形式，提升规模效应，推动居家养老服务。

北京市应鼓励互联网平台企业在老年人生活服务、餐饮、康养旅游等方面发挥积极作用，推动线上线下养老服务资源整合，满足老年人多元化的服务需求，挖掘老年消费潜力。

B.6
体育锻炼与健康促进状况研究

——以北京市西城区为例

柴黎昊*

摘　要： 人们参与体育的三个层级是崇尚体育、参与比赛、参与锻炼。从发动更多的体育爱好者长期进行体育锻炼，构建全民健身公共服务体系的角度来看，全民健身服务体系应该有三个维度：一是由人财物构成的公共服务机构，二是运动项目，三是竞赛和训练。体育对居民的健康极其重要，有利于提升居民的免疫力，防控慢性病、传染病等各种疾病。因此，西城区关注居民健康，培养其运动习惯，发挥体育自身趣味性强的优势，用好运动竞赛和训练两大核心手段，以乐趣吸引居民形成运动爱好，变"被迫"为"诱导"，从而养成良好的运动习惯。

关键词： 体育锻炼　运动健身　健康促进

一　健康与体育运动

慢性病导致的死亡人数占全部死亡人数的 79.4%①，吸烟、过量饮酒、

---

* 柴黎昊，北京市西城区体育局三级主任科员，西城区青少年业余体育运动学校前校长，新华网思客智库体育社会学领域专家。

① 王玥、徐勇勇、谭志军等：《我国慢性病与疾病负担的国际比较》，《中华健康管理学杂志》2014 年第 2 期。

体力活动不足、不健康的膳食习惯等行为和生活方式是主要慢性病的独立危险因素。[①]《"健康中国 2030" 规划纲要》明确提出要通过"广泛开展全民健身运动""加强体医融合和非医疗健康干预""促进重点人群体育活动"等方式提高全民身体素质。北京作为一个现代化的超大城市，人均预期寿命高达 82.4 岁，西城区人均期望寿命为 84.26 岁。北京市民整体健康水平已经处于高位盘整阶段，单纯通过提升医疗手段促进健康的空间已经非常有限。人的健康行为指数、健康生活方式受到健康领域更多的关注和研究。

2017 年，中国人死亡原因排名前 5 的全部为慢性病，分别是中风、缺血性心脏病、呼吸系统（气管、支气管、肺）癌症、慢性阻塞性肺病、肝癌。[②] 我国心脑血管病人数高达 3.3 亿人。[③] 心脑血管病的共同病理基础为"动脉粥样硬化"，它除了受遗传基因、年龄等因素的影响之外，与肥胖的关联极大，而肥胖大多源于不良的生活行为方式，而行为则因人的需求和偏好的不同而不同。

二 体育的产生与特质

"优胜劣汰，适者生存"是一切物种的自然法则，自然也是作为物种之一的人类的基本生存法则。人类在同其他物种的竞争中脱颖而出，成为万物之灵长。人与人之间的竞争使人类在体力、智力、心力等诸多方面不断进化发展。人类进行战争等生存竞争之时表现出被动和残酷的特性，使得人类的竞争能力和竞争能量不断积聚。这种能量的积聚使人类有一种自由释放的强烈冲动。因而，人类在闲暇之时，为了追求这种竞争能量的自由释放所带来

---

① 庞元捷、余灿清、郭彧等：《中国成年人行为生活方式与主要慢性病的关联——来自中国慢性病前瞻性研究的证据》，《中华流行病学杂志》2021 年第 3 期。

② Maigeng Zhou, Haidong Wang, Xinying Zeng, et al., "*Mortality, Morbidity, and Risk Factors in China and its Provinces, 1990–2017: A Systematic Analysis for the Global Burden of Disease Study 2017*", The Lancet, 2019: 394: 1145–1158.

③ 《中国心血管健康与疾病报告 2020》编写组：《〈中国心血管健康与疾病报告 2020〉要点解读》，《中国心血管杂志》2021 年第 3 期。

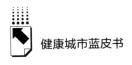

的轻松愉悦和无压迫快感，便创造出了竞争游戏——体育。因此，体育天生就具有极强的竞争和娱乐特质，体育使得人类变得更强壮、更乐观、更坚韧、更积极。

体育的功能价值涵盖了马斯洛需求层次理论提出的生理需求、安全需求、归属需求、尊重需求和自我实现需求的5个需求层级。在生理需求层面，人们参与运动、观看体育比赛释放竞争能量，调节生活压力，从而得到生理需求的满足。在安全需求层面，体育使人更加强壮，进而带来更多的安全感，基于竞技而提升人的竞争精神，有体育经历的人在就业、升迁等方面具有明显优势。在归属需求层面，人们基于志同、道合、技近而组建的体育俱乐部，比赛越多、压力越大、竞争越激烈归属感越强。在尊重需求层面，人们通过比赛赢得尊重、自尊，也因此获得成就感和信心；人们通过交流技战术、体力、智力、心力、装备等运动之道来满足对尊重的需求。在自我实现层面，人们通过战胜对手展示创造力、解决问题的能力、道德与公平和把握当下的觉悟，这些都是展示自我、实现自我价值的核心内容。

三 参与体育的三个层级

人们参与体育的三个层级是崇尚体育、参与比赛、参与锻炼。

（一）崇尚体育

崇尚体育的人群其实并不一定实际参与体育，而是通过现场或媒体接触和了解体育项目，关注比赛成绩、运动员，购买运动服装，偶尔体验一下体育的新奇，如偶尔打球、滑雪、潜水等。"看新鲜、穿新鲜、体验新鲜"是这一群体的特点。

崇尚体育者喜欢购买运动服装、鞋袜、自行车等运动装备；喜欢心血来潮或带有明显休闲旅游目的的健身、跑步、滑雪、攀岩、潜水、划龙舟等；经常观看足球、篮球等国际比赛或国内联赛，观看奥运会、世锦赛等热门赛事中中国的夺金瞬间。

崇尚体育的群体人数最多，但忠实度不高，不仅对体育运动的忠实度低，而且与体育的联系非常弱，体育爱好的持续性不强。

（二）参与比赛

比赛是承上启下的重要环节。人们参与比赛是由"观看者"转变为"演员"。人们参与比赛也分两个层次。

1. 参与到某一个比赛当中，频次虽不高，但刺激巨大，容易激发参与者对项目的热情。

2. 比输赢的日常运动。例如，球友经常约在一起打球、到健身房健身、户外跑步等。这种运动组织尤为重要，组织要做好培训、日常对抗、正式比赛、外出比赛等协调和安排。

（三）参与锻炼

运动者为了更好的比赛成绩而开始训练时，就进入了参与体育的最高层级。这时候，体育不仅是一种兴趣，更是追求自我超越的一种生活方式。参与者能够全方位享受到体育的巨大价值，并成为最忠实的运动者和传播者，甚至成为项目发展的支持者和建设者。

四 "全民健身公共服务体系"的三个维度

北京市应从三个维度发动更多的体育爱好者长期进行体育锻炼，从而构建全民健身公共服务体系。

（一）由人财物构成的公共服务机构

由人财物构建而成的公共服务机构是一切公共服务体系的基础。学生、工人、警察、教师等在业余时间脱离了"职业隶属"之后，基于爱好而组建体育爱好者俱乐部、团队，但这些团队又希望得到竞赛和训练的服务，这

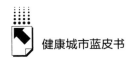

时就需要体育部门发挥作用。

以北京市西城区为例，近年来该区一直在开展全民健身团队的建设工作。这种公共服务机构虽然是非法人形式，但有很强的凝聚力，分布在群众身边，形式简单但深受广大群众特别是老年人的喜爱。同时，体育局与街道密切配合，动员社区利用公园、花园空地，由体育局培养社会体育指导员，社区负责服务和管理，组织全民健身团队统一参加由体育局和街道组织的比赛交流活动，就近吸纳有兴趣的人员参加，从而不断扩大市民健身群体。

北京市西城区武术协会则积极搭建平台，将区域内的武术培训机构联合起来，通过协会会员认证的方式给优秀服务机构背书，指导各培训机构规范服务行为、提升服务水平、搭建竞赛平台，以促进社会投资的体育服务机构不断发展、壮大。

西城区把传统体育学校的公共体育服务机构建设作为面向青少年开展体育活动的主力。西城区体育局和教委联合出台了《西城区体育传统项目学校管理办法》，发挥学校有学生、有场地、有体育教师的优势，推进学校向体育公共服务机构的角色转换，大力发展传统体育特色学校。目前，西城区共有国家级体育传统项目学校 5 所、市级体育传统项目学校 22 所、区级体育传统项目学校 40 所，占全区学校总数的 66%。西城区大幅增加体育训练和校内外竞赛活动内容，共建有国家级校园足球特色校 18 所，市级校园足球特色校 3 所；国家级校园篮球特色校 20 所，市级校园篮球特色校 1 所。

体校和社会办校外培训机构则是在校外广泛吸纳由校园竞赛发动起来的学生开展训练和比赛工作。例如，北京市西城区体校利用国家体育总局批准的国家级高水平后备人才培养基地资格组建了民办非企业法人服务机构，充分利用教练员的专业特长和训练场地，在培养高水平后备人才的同时，开展面向广大青少年的运动技能培训和竞赛活动，大大扩充了青少年参与运动项目的类型，提升了训练水平，成为青少年体育公共服务的标杆型机构。

北京市在培养全民健身公共服务机构过程中有两个方面需要重点关注。第一，人是核心。全民健身公共服务体系的构建要结合当地的具体情况，解决需要什么运动项目的专业技术人员、需要多少、人才怎么来、积极性如何调动、水平如何提高等问题。第二，努力增加体育用地。全民健身场地设施属于物的范畴。北京市要配套盘活体育设施的运营资金，才能更充分地发挥设施的作用，才能调动土地供给方的积极性。体育用地是体育工作的短板，因此，努力扩张体育用地是体育部门补短板的核心。

（二）运动项目

体育运动项目总体上分为以下六大类。

——"争"类运动：相向为"争"，包括格斗、球类运动等。

——"竞"类运动：同向为"竞"，包括测时类的田径、游泳运动，测距类的标枪、铅球，测准度的射击、射箭等。

——"演"类运动：以表演的难度、创新度和漂亮度来评分决胜负的项目，包括体操、花样滑冰等。

——"磨"类运动：包括健美、冬泳等不"比"但磨炼意志的运动项目。

——"健"类运动：主要是以单纯健身为目的的运动。

——"闲"类运动，主要指运动休闲。

以北京市西城区为例。北京市西城区属于首都功能核心区，住区居民对于体育的爱好相对较广泛。西城区体校历史悠久、社会影响力大，开设的运动项目包括田径、游泳、篮球、足球、排球、乒乓球、武术等十多个大项，在西城区形成了浓郁的体育文化氛围，为全民健身的开展打下了很好的基础。

在开展全民健身工作中，西城区紧紧围绕已有的运动爱好氛围，确定了在青少年中以篮球、足球、田径、乒乓球等运动项目为重点，在学校中进行运动项目传统校的布局。

而针对老年群体，西城区则以太极拳、台球、门球和健身操舞运动为重点，组建全民健身团队，通过在体育局单项协会和民政局双备案的方式进行统一管理，定期组织指导员进行轮训，提升健身指导水平，使得想健身的人

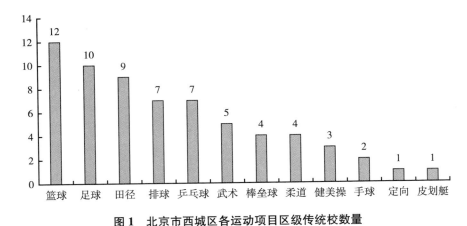

图1　北京市西城区各运动项目区级传统校数量

群很容易找到"组织"。健身人群也因为参加到组织中使得锻炼更科学、更有效和更有积极性。

面对广大职工，西城区则以深受大家喜爱的羽毛球、乒乓球、太极拳等项目为重点，区体育局与工会密切配合，开展职工业余比赛和交流活动，大大激发了职工锻炼的热情。

（三）竞赛和训练

体育功能价值的实现是通过竞赛和训练来完成的，体育的乐趣也在于竞赛和训练。需要强调的是，这个"训练"是广义的，包含群众自发去球场打球。但更高水平的公共服务体系的目标是要吸引这些"自娱自乐"的人群不断向体育部门靠拢，向真正的训练和竞赛靠拢，进而得到更深入的体育教育。

全国统一的群众体育服务体系就是通过构建大竞赛平台把各个公共体育服务机构串联起来；通过不断完善训练大纲，提升训练单元的水平；通过不断丰富训练手段提升训练效率，进而吸引更多人加入体育锻炼的行列，形成全民健身体系。

以北京市西城区为例，学校体育竞赛主要是在校际、校内两个层级开展，激发学生参与体育的热情，通过在校内组建校队、体育特色队伍等，开展校内训练工作。从全区的角度来说，面向学校的校际比赛是工作的龙头，多年来形成了"三好杯"篮球、乒乓球、棒垒球、柔道、跆拳道、体操、蹦床、冰球、游泳、健美操等传统赛事，通过赛事激发各个学校开展拥有自己传统特色运动项目的教学、训练工作，发动青少年学生在学校掌握一门运动技能、形成运动兴趣、养成运动习惯。

西城区在成年人中组织开展了区、街道、社区三级相互联动的比赛体系。例如，"和谐杯"乒乓球比赛就是先通过社区组织赛事选拔出优秀选手代表社区参加街道组织的更高级别比赛，最后是各个街道选拔出的顶尖选手参加西城区总决赛。这样就使得每个爱好者不仅拥有自己的健身组织，还能通过健身组织参加更广泛的比赛交流，并对自身水平有一个清晰的定位，产生强烈的提升愿望；同时还能以球会友，大大提升了平时锻炼的热情，不断激发参与体育锻炼的积极性。

太极拳比赛则采取分站赛的方式，由各街道甚至社区向区武术协会申办，就地开展面向本地区并向周边地区开放的比赛。太极拳比赛更贴近居民，参赛更方便，参赛成本也很低。

北京市西城区通过以上三个维度去设计、搭建全民健身公共服务体系，使进行体育锻炼的人越来越多，更好地培养了锻炼习惯。

北京市西城区发挥体育趣味性强的优势，通过构建全民健身公共服务体系不断壮大体育爱好者队伍，让更多的人养成良好的运动习惯，进而塑造更强健的身体去对抗慢性病的侵扰，对健康城市发展模式来说是一种重要的补充。

B.7
北京市网络订餐食品安全问题与对策

——基于敏捷治理的视角*

刘智勇　国　锋**

摘　要： "互联网+餐饮"是近年兴起的一种新兴业态，在给广大消费者带来快捷便利的同时，不断发生的网络餐饮食品安全事件暴露出这一行业存在的食品安全风险和新的治理课题。目前，国内对于网络订餐环节的食品安全监管无论是在理论层面还是实践层面都相当薄弱。北京市网络订餐食品安全监管存在的问题如下。一是多维度的信息不对称是导致网络订餐食品安全问题的关键。二是网络订餐行业的不稳定性及高风险性也是监管的难题。三是传统治理模式难以适应行业的发展形势。因此，北京市要加强网络订餐治理，树立敏捷治理理念，确立明确的治理目标，强化法律与制度对治理的支撑，寻求动态持续优化的治理方案，强化高科技信息技术的运用，分析其背后原因，尝试建立能适应信息技术高速发展的时代背景、回应动态复杂多样的社会需求的敏捷治理模式。

关键词： 网络订餐　食品安全　敏捷治理　北京

---

* 本文为2020北京社科基金决策咨询重点项目之"优化和完善北京食品安全风险管理机制研究"（项目编号：20JCB012）的阶段性成果。

** 刘智勇，博士，首都经济贸易大学教授，主要研究方向为公共治理、食品安全监管；国锋，首都经济贸易大学MPA硕士研究生，主要研究方向为公共治理、食品安全监管。

一　问题的提出

随着信息科技的迅猛发展，很多传统行业乘上了"互联网+"的快速列车，形成了许多新型的商业模式。其中，网络餐饮服务（本研究侧重于狭义范畴的网络订餐）就是发展迅速的行业之一。这种传统餐饮与"互联网"的结合，不仅为消费者提供了方便，还为消费者带来了更多的选择。美团公司年报显示，截至2020年底，美团活跃买家数量达5.11亿个，同比增加6000万个，商家也达到了680万户；年度交易笔数达百亿元，日均订单可达2780万个。庞大的交易数据显示了消费者对网络订餐的需求与依赖。受新型冠状肺炎疫情的影响，这一数据则更加庞大。但网络订餐消费模式自带的网络虚拟性、信息不对称性、跨地域性、隐蔽性等特点，使无良商家有了可乘之机，网络订餐食品安全事件频发，不仅损害了消费者健康、给消费者维权带来了困难，也为监管部门带来了巨大挑战。加强对网络餐饮服务行业的科学监管成为食品安全治理领域的新课题。

网络订餐食品安全是指为保障网络订餐交易全流程中食品的无毒、无害，也要符合食品本身应有的营养要求，对人体不可产生任何的急性、亚急性或慢性危害。北京市要以政府为主导，吸引社会多元主体参与，通过法律、行政等多种手段，对网络订餐食品安全进行共同监管，对生产、加工、储存、运输全链条各环节进行有效约束，使其不存在任何对人体健康造成危害的风险，这是监管部门的基本职责。针对网络订餐行业中可能产生的问题，相关部门颁布了《网络食品安全违法行为查处办法》《网络餐饮服务食品安全监督管理办法》，对网络订餐中的第三方平台、入网餐饮商家及送餐人员的义务进行规定，并明确规定了网络订餐过程中出现的违规、违法行为的认定及处理。2021年重新修订的、颁布史上最严的《食品安全法》，采用最严谨的标准、最严格的监管、最严厉的处罚，对食品安全、网络订餐食品安全进行法制化管理。诸多的法律法规为网络订餐新兴行业提供了法律与制度上的保障。2019年《中共中央、国务院关于深化改革加强食品安全工作

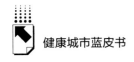
的意见》明确提出："深化监管体制机制改革，创新监管理念、监管方式，堵塞漏洞、补齐短板，推进食品安全领域国家治理体系和治理能力现代化。"① "推进'互联网+食品'监管。建立基于大数据分析的食品安全信息平台，推进大数据、云计算、物联网、人工智能、区块链等技术在食品安全监管领域的应用，实施智慧监管，逐步实现食品安全违法犯罪线索网上排查汇聚和案件网上移送、网上受理、网上监督，提升监管工作信息化水平。"② 这为网络订餐食品安全监管能够顺应时代发展提供了新的监管模式。

网络订餐减少了交易成本、提高了效率。但是，利用"互联网+"、人工智能、大数据等技术的网络交易也带来了新的风险。"互联网+"、人工智能、大数据等新一代信息技术快速更新迭代的特点，使网络订餐行业的监管范畴超越了传统监管模式的范围，导致网络订餐食品安全问题迟迟得不到有效的治理。根据网络订餐行业的特点，相关部门提出构建"互联网+食品"的监管思路，但由于选用了以往"自上而下"的治理模式，难以适应网络订餐食品安全问题的快节奏变化，导致治理缺乏灵活性，只能被动回应，造成网络订餐食品安全治理滞后且效果差。北京市寻求网络订餐食品安全治理模式创新，强调治理的适应性与灵活性，以主动回应代替被动监管的方式，对网络订餐安全问题做出更加积极的治理，推动网络订餐产业的良性发展。这成为网络订餐食品安全治理亟待解决的重要问题。

二 北京市网络餐饮行业的发展与食品安全监管

（一）北京市网络餐饮行业的发展

北京市网络餐饮行业从 2008 年开创至今已经有 14 年，在发展过程中产生了不同的食品安全问题与风险。政府作为监管主体，对网络订餐的认识在

---

① 《十九大以来重要文献选编》（中），中央文献出版社，2021，第 56 页。
② 《十九大以来重要文献选编》（中），中央文献出版社，2021，第 64 页。

行业发展中不断深入，因此监管模式也在根据市场的需求不断调整、转变，体现了不同时期监管的特点。

在发展的初始阶段即 2010 年前后，北京市网络订餐行业还处于探索阶段，网络订餐的第三方平台、商家均以最严的标准、最好的服务、最高的质量来开拓市场，很少出现复杂性的食品安全问题；北京监管部门对这一新兴行业的认识还不够充分，便将网络订餐食品安全与其他各类传统食品安全归为一类，依靠"九加一"分段式监管的模式，根据食品生产、加工、运输、存储不同环节分别由相应部门负责监管，并由国务院食品安全委员会对监管部门间的工作进行组织协调。但由于对各部门监管的职责没有明确，加上涉及的监管部门数量多、工作效率不高，不仅造成各部门的职能模糊重叠，而且造成部门间相互推诿，监管不足。

随着阿里、百度等互联网巨头的涌入，网络订餐市场备受关注，大量的网络订餐平台纷纷成立。截至 2015 年底，全国上线网络订餐网站近百家，发展势头迅猛。同时，政府对网络订餐的食品安全监管也有了进一步的认识，对其监管也进一步加强。2014 年《消费者权益保护法》明确了网购消费者权益保护方式，要求网络商家提供商品的信息内容。2015 年修订的《食品安全法》，确定了食品安全监管体制，建立了安全风险评估规制，指明了网络订餐第三方平台的安全管理责任，建立了覆盖全流程最严格的监管制度，实行监管的社会共治。2015 年《网络食品经营监督管理办法》对网络订餐商家的信息发布、商品查验、配送等方面的义务进行了细化，并划定了中央和地方分别对网络订餐商家的不同监管职责。在网络订餐行业飞速发展阶段，政府不得不关注其背后可能带来的食品安全风险。

2016 年之后，网络订餐平台暴增，乱象迭起。随着网络订餐第三方平台数量的剧增，各个网络订餐平台为了抢占市场份额，开始依靠打价格战吸引客户，并对网络订餐食品安全方面产生的问题不管不顾，只关注平台流量，造成北京市网络订餐中的食品安全问题乱象丛生。伴随媒体的集中曝光报道，一时之间网络订餐食品安全问题成为社会关注的焦点之一。2016 年央视"3·15"晚会，曝光"饿了么"平台涉嫌引导网络订餐商家上传虚假实体店经营地址和经营

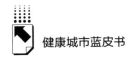
照片，默许无资质商家入驻平台；集中曝光了"饿了么"平台中商家食品生产环境脏乱不堪、从业人员缺少健康证明与从业证明以及"多店一证"等现象。之后媒体又频繁曝光网络订餐存在"无证经营""食材来源不明确""幽灵店铺""引发群体性食物中毒"等多种食品安全问题。网络订餐问题一时冲上热搜。消费者对网络订餐的食品安全也谈之色变。网络订餐行业火热发展背后，隐藏着食品卫生、行业管理以及监管责任等诸多问题，网络订餐领域也迅速成为消费者投诉的热点，连续几年成为投诉次数最高的领域之一。

针对网络订餐的乱象，2016年，监管部门出台了《网络食品安全违法行为查处办法》，对网络订餐商家的具体责任、违法违规行为进一步细化，并对应提出处罚办法，结合网络订餐行业特点，创新提出"神秘买家"和约谈制度两种新型监管手段。"神秘买家"制度指县级以上监管部门以顾客身份通过网络订餐获取抽样样品的方式对网络订餐食品进行抽样检验，不仅还原了网络订餐场景，还提升了抽检样本的随机性。约谈制度指县级以上监管部门可以针对产生的食品安全问题、存在的风险、未落实的责任对网络订餐第三方平台或网络订餐商家进行约谈，并督促其完成整改工作。北京监管部门在落实中央政策的同时，也根据各地区出现的网络订餐问题实施了一系列具体的监管手段，如推用食安封签、开展"明厨亮灶"、推行"阳光餐厅"工程以及专项检查等多种手段，使整治工作初显成效。但这一时期的治理主要依靠政府的单一力量，对暴露的问题进行集中整治、运动式整治，虽然有一定效果，但始终是"头痛医头，脚痛医脚"，旧的问题刚抑制住，新的问题就又冒出来，网络订餐食品安全监管始终缺乏整体性和可持续性。

2018年，随着国家市场监督管理总局的成立和相关机构进一步改革后，北京市进一步整合市场监管资源，加强网络餐饮治理。经过上一阶段的集中整治，北京市网络订餐食品安全方面的突出问题得到遏制。但由于网络订餐的信息不对称、专业技术程度高产生的问题十分复杂，以往政府一元监管的治理模式力不从心，难以达到有效、全面、持续的监管，网络订餐中的食品卫生问题、黑作坊、消费者维权等问题还是难以根治。针对当前的监管形势，北京市亟须探求网络订餐监管的新的治理模式。

（二）网络订餐相关法律规章

为促进网络餐饮行业的规范发展，一系列法律法规相继出台。

1. 国家法律法规

国家层面针对网络订餐食品安全问题的相关法律法规有重新修订的《中华人民共和国食品安全法》和《中华人民共和国电子商务法》。其中《中华人民共和国食品安全法》首次明确规定了网络订餐的各个参与主体的权利与义务，对网络订餐交易行为有了规范性要求；《中华人民共和国电子商务法》是电商交易领域的法律文件，其中规定了电子商务经营者以及电子商务平台经营者在交易中应遵守的基本原则和应尽的义务，促进了网络订餐行业的健康发展。

2. 部门规章

针对网络订餐食品安全问题，监管部门出台了相关规章或具体办法，进一步规范了对网络订餐的监管工作（见表1）。在网络订餐监督管理方面，《网络食品安全违法行为查处办法》对违规违法行为做了详细的说明以及制定了相应的查处标准；《网络餐饮服务食品安全监督管理办法》《网络交易监督管理办法》进一步在入网资质审核、信息公示、原料控制、加工制作、食品配送等方面提出了具体要求，并加强了网络订餐平台与政府监管部门间的信息共享以及线上线下的联动机制；《关于落实网络餐饮平台责任　切实维护外卖送餐员权益的指导意见》对外卖送餐员的服务规范管理、食品安全意识培训提出了要求。在具体的食品抽查、检测指导方面，《食品生产经营监督检查管理办法》明确了日常监督检查的要点和程序；《餐饮服务食品安全监督检查操作指南》《食品安全抽检监测餐饮食品和食用农产品分类指南》进一步规范了日常监督的操作流程以及抽样检测的科学性。在风险监测方面，《食品安全风险监测管理规定》为保障有效实施食品安全风险监测制度，要求各级卫生健康委及相关部门制订监测计划，并明确了监测计划中优先检测、应急检测的相关规定及要求。

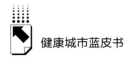

3. 北京市规章

北京市根据网络订餐市场存在的问题及特点，出台了地方性政府规章，包括《北京市网络食品经营监督管理办法（暂行）》《网络餐饮服务餐饮安全管理规范》。其中《北京市网络食品经营监督管理办法（暂行）》是依据《中华人民共和国食品安全法》结合实际情况对北京市网络食品经营者、网络食品交易第三方平台的责任与义务进行进一步细化，对北京市的网络食品安全监管权责做出明确划分；《网络餐饮服务餐饮安全管理规范》针对北京市网络订餐市场中的问题，在信息管理、食品加工、食品配送等方面提出要求，对餐饮服务提供者、配送人员、网络餐饮服务平台提出了详细的、流程化的标准要求。此外，北京市相关部门还出台了《餐饮服务单位餐饮服务场所布局设置规范》《餐饮服务单位餐饮用具使用管理规范》《餐饮服务单位从业人员健康管理规范》，对餐饮服务的标准提出了规范要求。

表 1 网络订餐相关法律规章情况

类别	名称	时间
国家法律法规	《中华人民共和国食品安全法》	2015 年 10 月 1 日起施行
	《中华人民共和国电子商务法》	2019 年 1 月 1 日起施行
部门规章	《网络食品安全违法行为查处办法》	2016 年 10 月 1 日起施行
	《网络餐饮服务食品安全监督管理办法》	2018 年 1 月 1 日起施行
	《网络交易监督管理办法》	2021 年 5 月 1 日起施行
	《关于落实网络餐饮平台责任 切实维护外卖送餐员权益的指导意见》	2021 年 7 月 26 日印发
	《食品生产经营监督检查管理办法》	2022 年 3 月 15 日起施行
	《餐饮服务食品安全监督检查操作指南》	2019 年 11 月 22 日印发
	《食品安全抽检监测餐饮食品和食用农产品分类指南》	2022 年 4 月 26 日印发
	《食品安全风险监测管理规定》	2021 年 11 月 4 日起实施
北京市规章	《北京市网络食品经营监督管理办法（暂行）》	2016 年 3 月 14 日起施行
	《网络餐饮服务餐饮安全管理规范》	2022 年 4 月 1 日起施行
	《餐饮服务单位餐饮服务场所布局设置规范》	2021 年 4 月 1 日起施行
	《餐饮服务单位餐饮用具使用管理规范》	2021 年 4 月 1 日起施行
	《餐饮服务单位从业人员健康管理规范》	2021 年 4 月 1 日起施行

资料来源：笔者自行整理。

三 北京市网络订餐行业食品安全乱象及监管新挑战

北京市网络订餐行业经过 10 余年的发展，已经成为当代餐饮发展的趋势，网络订餐消费量大，且逐步形成网络平台集聚的现象。统计数据显示，截至 2021 年底，北京市已备案的食品经营许可餐饮企业主体共有 65536 家，网络食品经营备案的企业有 133 家。近些年，网络订餐市场也发生了巨大变化，直到"大众点评"宣布与"美团"合并成立新公司，"口碑外卖"并入"饿了么"平台，"百度外卖"成为"饿了么"平台分公司更名为"饿了么星选"，网络订餐市场才趋于稳定。外卖行业大数据报告显示，全国网络订餐市场形成了"美团"与"饿了么"两家平台独大的格局（见图 1）。在北京地区，2018 年上半年"饿了么"与"美团"平台拥有的店铺数量分别为42514 家、49253 家，订单总量分别可达 1762 万单、3398 万单，人均订单

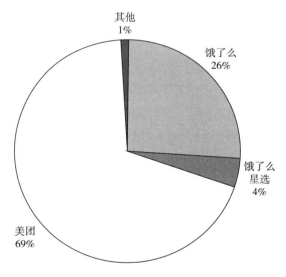

图 1 全国网络订餐市场份额情况

资料来源：《2021 年中国外卖行业发展现状分析："懒人经济"驱动外卖行业迅速发展》，https：//page. om. qq. com/page/Op8xNaIEe251c94eoQcuY7Swo。

量达 0.812 次、1.566 次。尽管政府从立法和资源配置等多方面对网络餐饮食品安全问题进行了一系列有力的监管，但网络订餐行业食品安全乱象依然存在，对行业声誉、相关部门治理能力和消费者健康都不断提出新挑战。

由于网络订餐大多不在实体店体验，所以尽管食品安全问题频发，但问题原因发现与治理较传统更为困难。近几年来，北京市相关部门严厉打击无证经营、网络订餐平台"幽灵餐厅"等违法违规行为，仅 2018 年在对"饿了么""美团""百度外卖"平台整治中就下线违规商家 2 万家。北京市市场监督管理局自 2021 年 8 月底起开展了全市餐饮业大检查专项工作。笔者通过对 2022 年 1~6 月的全市餐饮业大检查通报情况进行统计整理（见表2），发现全市餐饮业主要存在十类食品安全问题，其中未按规定建立并遵守进货查验记录制度、生产经营资质及相关证件问题、员工在生产经营中的不规范操作行为、后厨经营环境问题、食品存储问题、餐具饮具及食品容器卫生问题等比较突出（见图 2）。其中，涉及网络订餐食品安全的事项占85%（见图 3）。总体来看，目前北京市网络订餐仍存在较大的食品安全安全风险，网络订餐食品安全问题不断，且成为食品安全问题的高发领域。

表 2 2022 年 1~6 月北京市餐饮业大检查通报情况

问题类型	具体问题类型	数量
生产经营资质及相关证件问题		524
	未履行从业人员健康证明、食品经营许可证公示制度	121
	未取得食品生产经营许可从事食品经营活动	25
	安排未取得健康证明人员接触直接入口食品	174
	超许可范围的食品生产经营	80
	存在生产经营条件发生变化，未按规定申请变更生产经营许可证，不符合食品生产经营条件	124
后厨经营环境问题		321
	后厨加工、储存区环境脏乱、垃圾桶未加盖	236
	经营环境卫生不整洁	77
	生产经营场所卫生设施不齐全	8
食品存储问题		246
	未按要求储存食品	228
	未及时清理超过保质期的食品	18

续表

问题类型	具体问题类型	数量
员工在生产经营中的不规范操作行为		489
	未按规定制定实施生产、经营过程控制要求的行为	189
	从业人员未规范戴口罩、衣帽、手套及个人卫生问题	123
	加工制作工具、容器混用	90
	水池使用不规范、未专用	30
	用于加工制作的刀具、工具、设备、容器未能定位存放	48
	加工制作的工具、设备、容器无标签标识问题	5
	食品专间不规范使用、混用	4
未按规定建立并遵守进货查验记录制度		531
	未按规定建立并遵守进货查验记录制度	261
	未查验供货者资质证明	115
	未按规定建立进货查验台账或记录不完整	155
未按规定建立食品安全管理制度		161
	未按规定定期维护、清洗餐饮服务设施和设备	83
	未按规定建立食品安全管理制度	46
	存在未定期对食品安全状况进行检查评价的问题	18
	未按规定培训、考核食品安全管理人员	14
餐具饮具及食品容器卫生问题		158
	使用未经洗净、消毒或者清洗消毒不合格的餐具、饮具和盛放直接入口食品的容器	140
	消毒后的餐饮具未放入密闭的保洁设施中	18
未按照要求进行公示、记录问题		66
	未及时公示进口食品原料追溯码	4
	无消毒记录	29
	未记录当日从业人员健康状况	9
	入网餐饮服务企业未按要求进行信息公示	24
食品质量检测问题		18
	采购或者使用不符合食品安全标准的食品原料、食品添加剂、食品相关产品等	14
	食品抽检检测不合格	4

续表

问题类型	具体问题类型	数量
其他类		135
	存在强制或者变相强制消费者购买和使用其提供的或者其指定的经营者提供的商品或者服务的问题	1
	违反明码标价规定的行为、对经营者价格欺诈的不正当价格行为	2
	销售获得无公害农产品、绿色食品、有机农产品等认证的食用农产品未按规定包装、标注相应标志的行为	6
	销售的食品标签、说明书含有虚假内容	1
	未主动对消费者进行防止食品浪费的提示、提醒	8
	防疫措施落实不到位	95
	阳光餐饮设备故障	1
	擅自更改布局,不符合食品安全要求	21

资料来源: 参见《全市餐饮业大检查情况通报》,北京市市场监督管理局网, http://scjgj. beijing. gov. cn/zwxx/gs/qscydjcqktb。

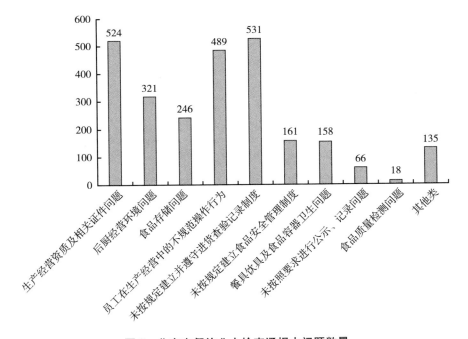

图2 北京市餐饮业大检查通报中问题数量

资料来源: 作者整理。

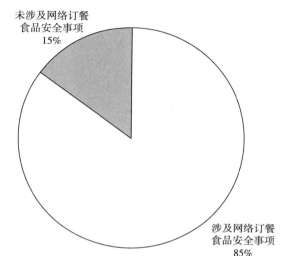

图3 全市餐饮业大检查通报中涉及网络订餐食品安全的占比情况

食品安全的问题严重损害消费者健康并侵犯消费者权益。尽管上述问题多是传统问题，随着北京网络订餐行业用户规模及市场规模不断扩大，加上网络餐饮交易的非现场性、平台化、多环节传递、个性化等特点，以及虚假宣传泛滥，食品安全问题日益凸显。2019年，北京市消费者协会根据舆情和个案分析，发现"美团"平台的商家涉嫌违规、违法经营的问题十分严重。2021年，北京市涉及食品类的投诉案件多达2043件。这给网络订餐食品安全治理提出了巨大挑战。

四　北京市网络订餐食品安全问题的原因分析

（一）多维度的信息不对称是导致网络订餐食品安全问题的关键

相较于对传统食品企业或店铺的监管，监管部门与网络订餐第三方平台、食品经营市场主体，第三方平台与食品经营主体，消费者与第三方平台、与网络餐饮商家之间存在多维度的信息不对称现象。信息不对称现象的存在，容易引发道德风险，导致道德责任淡漠，从而严重影响网络订餐交易

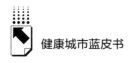
的公平性，降低网络订餐食品安全监管效率。

首先，监管部门与网络订餐第三方平台之间的信息不对称。网络订餐第三方平台需要对商家进行入网资质审查，但第三方平台为占有市场份额，对商家资质、信息的真伪、是否符合入网要求以及食品安全经营合规性进行宽泛管理，使得第三方平台有效监管不充分。其次，商家和消费者通过第三方平台完成网络订餐交易，其中的订单数量、线上经营情况、投诉情况等信息均存于第三方平台的系统中，监管部门无法获得这些信息，无法提升监管效率。受各种原因影响，监管部门与第三方平台之间缺少信息共享的途径，双方信息不对称，导致网络订餐食品安全监管效率难以提升。最后，网络餐饮商家与消费者之间的信息不对称。在网络订餐交易中，消费者通过网络订餐平台浏览网络订餐商家的菜品、商家资质、订餐评价等信息。这些信息由网络餐饮商家全面掌握，消费者只能依靠网络订餐平台上发布的信息进行了解。同时，由于网络的虚拟性，菜品、商家的经营许可证、商家信息等均由实体转换为照片或文字信息，这一过程全由网络餐饮商家操作，就可能存在网络餐饮商家对菜品照片修改、入网资质造假等情况，消费者得到的是网络餐饮商家想要被看到或修改后的信息。在整个交易过程中，网络订餐商家与消费者间存在严重的信息不对称，导致交易过程中消费者面临更多的风险，也很容易因为获得的信息不准确或无法获得信息，而遭遇食品安全方面问题。

（二）网络订餐行业的不稳定性及高风险性也是监管的难题

网络订餐领域以技术创新引领发展，而新一代信息技术自身所带的颠覆性，也使网络订餐行业发生巨大变革。网络订餐市场具有高风险、高收益的特点，是势头强劲的领域，吸引了大量的高新企业涌入，市场竞争愈演愈烈。虽然技术再研究创新的周期长、发展方向不确定，但多数的竞争者还是希望通过信息技术上的优势，抢占更多的市场份额。这促进了新一代技术的创新，也为网络订餐行业带来了高度的不确定性，导致网络订餐食品也存在不稳定性以及更高的风险性，对社会安全造成了更大的影响，同时也对传统的治理模式提出了更高的要求。

（三）传统治理模式难以适应行业的发展形势

网络订餐行业比传统餐饮业拓展了覆盖范围、增加了配送环节，再加上其自身的持续却不稳定性的变化，使得传统的治理模式难以适应网络订餐行业的治理需求。一方面，公众对社会治理的失败容忍度低，对政府的治理更要求速度与效果，所以传统治理模式更加注重短期的效益，而非持续有效的治理规划。这不仅造成网络订餐食品安全不断曝出新问题，而且强硬的治理手段也抑制了网络订餐行业的高质量发展。另一方面，传统的治理手段过于僵硬与单调，而持续变化的网络订餐行业需要更加注重灵活性、适用性的治理模式。综上来说，传统的治理模式已经难以适应网络订餐行业的发展，很难达到预期的治理效果。

（四）多主体间的壁垒问题依然存在

在传统治理模式中，监管部门有严格的制度要求，横向上将治理职责分散给各个监管部门，职责重叠部分由部门间协商处理；纵向上监管部门遵守严格的自上而下制度，且很难突破规定的职责范围。在僵化的制度下，不仅监管部门内部存在壁垒，阻碍相互间的协作治理，治理中还出现相互推诿、踢皮球的情况，造成部分治理不到位。此外，传统治理过于强调政府的作用，非政府主体更多是配合完成，缺少主动性、积极性。监管部门与网络订餐第三方平台、商家之间的监管与被监管的对立关系，使网络订餐第三方平台、商家产生应付心理，发挥不出自身的治理功能。监管部门内部以及多元主体间的壁垒，使治理缺乏多向沟通，缺乏信息共享，极大地影响了治理效率。

五　敏捷治理视角下北京市网络订餐食品安全治理的对策建议

网络订餐行业高度的易变性及高技术性越来越突出，且发展趋于个性化，这给食品安全治理带来了更多不确定性的挑战。这就需要更具灵活性、

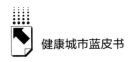
针对性的治理理念和手段的跟进。面对网络订餐行业的新形势，敏捷治理快速回应、灵活处理、持续适应的思想与理念，能够有效地应对北京市网络订餐市场的持续变化，达到持续不断的治理目的。敏捷治理作为一种创新性的治理方式，为北京市网络订餐食品安全治理提供了一个新的思路。

（一）敏捷治理理论内涵及特点

"敏捷思想"起源于 20 世纪末西方工业国家的制造行业。西方敏捷治理理论的变迁大致历经四个发展阶段：敏捷制造阶段、敏捷软件开发阶段、信息通信技术（ICT）敏捷治理阶段以及多领域应用敏捷治理阶段。近年来，"敏捷"理论被多学科领域进行研究，这些领域包括企业管理、土木建筑、教学以及公共管理。进入 21 世纪，人工智能、量子信息技术、新材料、虚拟现实等新兴技术的发展，极大地推动了敏捷治理在各学科领域的应用和发展。在公共管理领域，敏捷政府是敏捷治理的表现形式之一。敏捷政府涉及的范围十分广泛，包括政府的敏捷软件开发、敏捷收购、敏捷项目管理以及敏捷评估。[1] 敏捷治理先后被定义为一种战略机制、控制机制、手段、能力和决策过程。有学者认为，敏捷治理是一种使组织能够快速适应环境变化，将敏捷应用到感知、响应和协调整个组织之中，使组织获得高绩效、竞争力和可持续性的管理机制总和，是一种新的管理变革。[2]《世界经济论坛白皮书（2018）》指出，敏捷治理是一种以顾客为中心，具有适应性和包容性的政策制定的过程。[3] 无论"敏捷"运用在哪一领域，敏捷治理都是对公共价值的响应。敏捷治理使决策的参与主体增多，并快速迭代以满足公众需求，该治理方式更加具有包容性和"以人为中心"的特性。

敏捷治理是一种创新性理论，是一种以人为本、自适应性强、具有包容

---

① 何植民、谢宝洁：《国外敏捷治理理论的变迁与创新》，《中国社会科学报》2021 年 9 月 2 日。

② 任嵘嵘等：《敏捷治理：一个新的管理变革——研究述评与展望》，《技术经济》2021 年第 8 期。

③ 任嵘嵘等：《敏捷治理：一个新的管理变革——研究述评与展望》，《技术经济》2021 年第 8 期。

性和可持续发展的决策和治理过程。这个过程不仅可以持续不断地发现产业发展中产生的问题、社会公众的诉求，还可以快速调整管理方法及手段，以实现公共目标。敏捷治理具有快速性、灵活性、回应性的特点，通过持续不断地、灵活有效地调整政策，适应新兴产业的发展规模和发展速度，促进并指引新兴产业的健康发展。

敏捷治理的目的是适应现代科技给社会带来的变革，快速发现新技术所引起的社会风险，并高效、灵活地治理。与其他的治理理论相比，敏捷治理的研究领域有了扩展，从政府治理扩展到了社会治理，并着重于参与主体的多元化。作为一种在公共管理学中具有创新性的理论，敏捷治理既能维护社会的秩序，又能适应历史发展的需要。与传统治理方法相比，敏捷治理具有决策的快速性、治理方法和工具的灵活性、多种利益诉求的快速回应性以及治理主体的多元性与协作性等特点，更能适应快速发展的经济社会形势和工作的多类别多层次需求。

尽管敏捷治理相较于传统治理有较多的优势，但敏捷治理并不是对传统方式的否定，而是对传统方式的改进和超越，能提高治理的效率和效能，提高网络餐饮的安全性和消费者的满意度（见表3）。

表3　敏捷治理与传统治理的区别

	敏捷治理	传统治理
治理目标	快速高效、长期有效	短期规避
治理主体	多元主体	重政府、轻社会
治理效率	主动发现、持续适应	被动式治理
治理对象	精确	宽泛
治理手段	灵活、柔和	僵硬、强硬

资料来源：笔者自行整理。

（二）网络订餐治理的思路与建议

网络订餐行业的高技术性与行业复杂性，使其具有发展不稳定变化、技

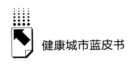

术不断创新、服务趋于个性化的特点。北京市的网络订餐食品安全治理也存在部门间的协同监管壁垒，多元治理主体参与程度不高且相互间信息不对称，治理手段缺乏约束力与灵活性的问题。因此，北京市亟须创新原有的治理理念，改变原有的治理模式，提升原有的治理手段，使治理能够应对不断变化的复杂问题，协调社会主体主动参与治理。敏捷治理具有快速性、灵活性、回应性以及以多元主体为中心等特点，因此，基于敏捷治理视角对网络订餐食品安全问题开展治理，能使治理体系主动感知与快速回应网络订餐市场中存在的问题与风险，更高效地协调社会多元主体共同治理，达到对网络订餐食品安全快速、灵活、可持续的监管，为网络订餐食品安全治理提供一个新的思路。强化敏捷治理的理念、为敏捷治理创造相应的制度环境、贯彻敏捷治理技术成为网络订餐食品安全治理新的选项。

1. 树立敏捷治理理念

网络订餐与传统餐饮行业相比具有更高的不确定性，发展迭代的速度更快，政府在治理中需要应对更强的变化和不确定性，在治理理念上需要更加敏捷的思路，强调治理的有效共治、持续适应与灵活处理，以适应不断发生和变化的治理需求。根据敏捷思路的治理理念，北京市应建立健全顶层设计治理体系，为行业发展提供良好的法律、政策基础，促进社会多元主体共治，确保网络订餐食品安全。根据网络订餐行业的持续变化的特点，治理工作并不能达到一劳永逸的效果，要容许在治理中不断根据变化调整治理手段、治理思路，以达到治理与变化持续匹配的效果。北京市赋予各主体更大的自主权。北京市对网络订餐食品安全问题的治理，仅依靠政府的顶层设计难以完成，要更重视利益相关者的诉求并发挥基层治理人员的作用，在较为宽松的政策、制度下，给予各主体对治理工具更多的选择权，使治理模式更加灵活高效。

2. 确立明确的治理目标

一是构建动态适应的治理流程，提高反应效率。敏捷治理强调在不断变化调整的背景下，进行高效的治理，对市场变化做出快速反应；根据治理问题的变化方向，持续不断地调整治理手段与治理工具。在这个过程中，监管部门由于持续不断地学习改进，对网络行业的认识更加深入，对网络订餐行业的发展趋势、问题与风险的变化方向更加了解、预测更加准确。动态适应的治理流程更加适应网络订餐行业的特点，一方面，高效快速的反应，强化了对问题初期阶段的控制，通过尽早的介入与干预，将危害或风险降至最低；另一方面，持续动态的调整，使治理更具针对性，治理效果更加提升。

二是以各主体为中心，建立具有回应性的多元共治机制，增强回应性。相比以往的多元共治机制，敏捷治理视角下建立的多元共治机制更强调回应性治理，即重视多元主体在治理中的诉求。以各主体为中心的公共价值通过平衡多元主体间的利益，促进更多的多元主体积极主动地参与治理，形成有效的多元共治格局。网络订餐第三方平台或商家希望通过共治机制创新数据公私合作模式，获得更好的市场环境，实现自身经济效益的最大化；消费者则希望通过在保护个人数据隐私的前提下，通过共治机制获得更优质的公共服务、更多的诉求反馈的途径以及快速有效的回应。因此，北京市要通过以多元主体为中心，建立回应性的多元共治机制，优先平衡多元主体间的预设价值，为多元主体在治理中增添驱动力，并明确多元主体在治理中的权责，使其发挥出最大的治理价值，形成"以政府为主导、企业协同监管、公众积极参与"的治理关系，打破监管部门内部及多元主体间的壁垒，实现信息数据的共享，形成多元主体共治的格局。

三是依靠敏捷思想，探索更加灵活的治理机制，增强灵活性。面对网络订餐行业的不稳定性，监管部门需要使用更加灵活的治理模式进行应对。面对不同的市场形势与网络餐饮乱象，不同主体发挥不同优势，自主选择适用的治理工具进行应对，能充分体现灵活性。一方面，区别于以往治理模式利用具有强制性的法律、政策规避风险，网络平台凭借信息优势监管，网络订餐行业主体之间依照约定的规则自律，消费者借助网络和自媒体的影响力曝光都使得食品安全治理更加具有灵活性。另一方面，作为直接接触网络订餐食品安全问题的基层管理部门，对治理问题的认识更加深入，也能最先感知到其变化动向。因此，赋予基层部门根据问题形势判断并选择适合的治理工

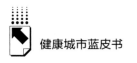

具的权利，能够满足快速响应、有效治理的需要。

3. 强化法律与制度对治理的支撑

目前，北京市网络订餐食品安全方面的法律体系还不够健全，相关政策还存在缺失。北京市应尽快完善网络订餐食品安全的法律依据及政策文件，并在原有法律法规、政策规定的基础上持续不断地查漏补缺。北京市进一步完善法律体系及政策规定可以从两方面入手，一方面是依靠法律、政策的强制性，直接加强网络订餐食品安全的监管力度。如在法律政策中进一步明确网络订餐从采购、加工、包装、运输到销售全部流程的标准要求，明确网络订餐第三方平台、商家、快递员在监管中的法律义务及监管责任，细化网络订餐食品安全中的违规违法行为并明确惩处标准等，加强对网络订餐食品安全的治理。另一方面，以激励、引导的方式间接地加强对网络订餐食品安全的治理，如通过推动网络订餐行业自律发展、建立多元主体共同治理体系、构建网络订餐智慧监管平台等方式促进网络订餐市场平稳有序发展。

4. 寻求动态持续优化的治理方案

不断学习、持续优化治理流程和方案是敏捷治理的重要原则之一。面对发展势头迅猛的网络订餐行业，以及因技术发展带来的难以预测的食品安全问题，监管部门需要在治理过程中不断深入了解行业的特性及发展方向，掌握更多的实时信息。政府通过制定治理方案应对网络订餐食品安全的问题与风险，并根据行业发展的变化快速地调整治理方案，以达到治理的目标。这个不断循环的过程，实现了敏捷治理动态持续治理的目标。在这一过程中还要注意以下两方面。一方面，政府治理中除依靠自身力量，还需与网络订餐中的相关利益者积极互动，听取社会组织、公众提出的建议，通过收集和分析多元主体多方的信息，快速认知网络订餐行业的发展变化，提高风险预测的准确性。另一方面，政府还需借助信息技术的支持，通过云计算、大数据、人工智能等科技手段，对网络订餐食品安全问题或风险做出分析及预测；依靠大数据、科学技术的支持搭建多元主体间的互动桥梁，促进多元主体间的信息共享。

5. 强化高科技信息技术的运用

敏捷治理强调治理的快速回应能力、灵活处理能力与持续适应能力。新一代信息技术的飞速发展，虽然带来了网络订餐食品安全问题与风险，但也为敏捷视角下的治理提供了帮助。监管部门有效地利用信息技术，不仅能够提升治理的效率，也为治理提供了更大的便捷性。第一，利用科学技术手段建立多元主体信息共享平台，通过平台为各个主体提供信息数据互换的途径，打破各主体间的沟通壁垒，实现多元主体间的信息共享，解决日益复杂的网络订餐食品安全问题。第二，能够利用大数据技术持续不断地对多元主体提供的信息数据进行筛选、分类、处理，通过多种模型快速分析行业中的风险，帮助治理者提高风险预测的准确率。第三，科学技术手段能够帮助监管部门高效、科学、准确地处理数据，挖掘更多有用的信息，并利用云计算等进行数据分析和信息融合，发现隐藏的规律，为制定治理方案提供快速准确的信息，缩短治理方案的制定时间，提高治理速度和效果。

六　结语

网络订餐成为人们日常不可或缺的消费方式，极大地方便了消费者，但也对食品安全监管提出了新的挑战，本章基于北京市的样本和情况进行了简单分析，在全国的网络订餐行业中有一定的共性和代表性。监管部门由于对网络订餐行业认识不足、缺乏前瞻性，依旧采用既往的治理模式，导致对网络订餐食品安全问题的治理缺少适应性与灵活性，存在治理滞后、治理手段不匹配的情况。敏捷治理理念作为一种新的治理理论与框架，具有适应性、灵活性、回应性、可持续性的治理特点，能够较为有效地降低可能产生的食品安全风险，对回应性网络订餐食品安全治理有一定的启示和参考价值，值得我们对其进行深入研究。实践问题的解决仍需相关部门不断探索、总结与不断推进。

健康服务篇

Healthy Service

B.8
医疗机构新媒体健康科普信息发布评价 工具及其对健康中国建设的作用

乔　昆　白欣苑　谷明宇　秦廷廷　李星明*

摘　要： 健康科普是提高公众健康水平最经济有效的措施之一，健康科普
信息作为健康科普的载体，在新媒体平台的发布数量巨大且存在
虚假低俗等问题。目前，国内相关法律法规建设不完善，同时缺
乏相关评价工具。本报告通过对新媒体、健康科普信息等概念的
辨析，对国内外健康信息网站评价标准和工具以及健康教育材料
评估工具进行综述，为构建我国医疗机构新媒体健康科普信息评
价和评估体系提供思路与参考。

关键词： 新媒体　健康科普信息　健康传播

* 乔昆、白欣苑、谷明宇，首都医科大学公共卫生学院，主要研究方向为健康管理理论与实
践；秦廷廷，首都医科大学公共卫生学院博士研究生，主要研究方向为健康管理理论与实
践；李星明（通讯作者），博士，首都医科大学公共卫生学院教授，主要研究方向为健康管
理理论与实践。

健康科普是提高全民健康水平最根本、最经济有效的措施之一，《健康中国行动（2019~2030年）》将健康知识普及作为提升居民健康水平的十五项重大行动之一，并提出三级医院要组建健康科普队伍，制订健康科普工作计划，建设微博、微信等新媒体健康科普平台，加强对互联网新媒体平台健康科普信息的监测、评估和通报。《健康中国行动（2019~2030年）》指出，到2022年和2030年，全国居民健康素养水平要分别不低于22%和30%[①]。2021年，我国居民健康素养水平为25.4%[②]，提前完成了2022年的阶段性目标。

目前，健康科普信息在新媒体平台上的传播还存在一些问题。有研究指出，半数以上的健康信息未经专业人士或医生审查就在互联网上传播[③]，各新媒体平台的健康科普信息数量巨大同时存在大量虚假低俗信息[④]，如果不加以规范，极易造成谣言快速传播，严重影响公众健康和社会秩序[⑤]。目前，国内关于医疗机构新媒体平台健康科普信息发布的相关法律法规尚不完善，未形成有效的健康科普信息发布监管和评价体系，缺乏新媒体健康科普信息发布评价工具。鉴于新媒体健康科普信息的内涵及其自身的健康教育性质，本报告通过综述对国内外的健康信息网站的评价工具以及健康教育材料的评价工具，为构建我国医疗机构新媒体健康科普信息发布评价指标体系提供参考。

一 相关概念、范围界定

（一）信息发布过程

信息的传播是一个复杂的过程，拉斯韦尔在《社会传播的结构与功

---

① 参见《健康中国行动（2019~2030年）》，http：//www.gov.cn/xinwen/2019-07/15/content_5409694.htm。

② 《稳步提升！2021年我国居民健康素养水平达到25.40%》，http：//www.gov.cn/xinwen/2022-06/08/content_5694585.htm。

③ 孙晶晶、张帆、李梦蕾：《国内外健康信息素养研究进展与趋势》，《医学信息学杂志》2021年第8期。

④ 张轩烨、王丽、魏威：《公立医院短视频平台运营现状及建议——以"快手"平台为例》，《医学教育管理》2021年第3期。

⑤ 车晨菲：《浅析健康科普信息传播》，《新闻研究导刊》2019年第24期。

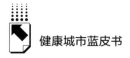
能》一文中，提出了传播过程和五个基本构成要素：谁、说了什么、对谁说、通过什么渠道、取得了什么效果。[①] 该传播理论概括了信息传播的基本过程和一般规律，为理解传播活动提供了清晰的框架。本报告提出的健康科普信息发布指的是健康科普信息的生成和传播过程，涉及的五个基本要素概括为传播主体、传播内容、信息受众、传播渠道以及传播效果。

（二）新媒体

"新媒体"的概念在不同时期具有不同的含义。在刚引入我国时，新媒体主要指新出现的传播信息的媒体或工具。随着互联网技术的发展，新媒体更多的指网络媒体以及一些新的社会化媒体应用形式。匡文波通过对新媒体的综述，将新媒体定义为借助计算机（或具有计算机本质特征的数字设备）传播信息的载体[②]。彭兰将新媒体定义为，基于数字技术、网络技术及其他现代信息技术或通信技术的，具有互动性、融合性的媒介形态和平台。[③] 在现阶段，新媒体主要包括网络媒体、手机媒体及两者融合形成的移动互联网，以及其他具有互动性的数字媒体形式。结合《健康中国行动（2019~2030年）》对医疗机构新媒体健康科普平台的建设要求，本报告对新媒体的概念界定更偏向于后者，主要是指具有互动性的媒体形式，包括微信公众号、视频号、微博、网站等。

（三）健康科普信息

2015年，国家卫计委制定的《健康科普信息生成与传播指南》（下称《指南》）将健康科普信息定义为以健康领域的科学技术知识、科学观念、科学方法、科学技能为主要内容，以公众易于理解、接受、参与的方式呈现

---

① 熊澄宇：《传播学十大经典解读》，《清华大学学报》（哲学社会科学版）2003年第5期。
② 匡文波：《到底什么是新媒体？》，《新闻与写作》2012年第7期。
③ 彭兰：《"新媒体"概念界定的三条线索》，《新闻与传播研究》2016年第3期。

和传播的信息。① 2022 年，国家卫生健康委、中央宣传部、中央网信办、科技部、工业和信息化部、广电总局等 9 部门联合出台了《关于建立健全全媒体健康科普知识发布和传播机制的指导意见》（下称《指导意见》）。《指导意见》将健康科普知识定义为以健康领域的基本理念和知识、健康的生活方式与行为、健康技能和有关政策法规为主要内容，以公众易于理解、接受、参与的方式呈现和传播的信息。②

从二者的定义可以看出，健康科普信息和健康科普知识是同一概念。《指导意见》将健康科普知识分为卫生健康相关法规和政策、科学健康观、文明健康生活方式、健康技能（包括预防疾病、早期发现、紧急救援、及时就医、合理用药、应急避险等技能）、中医药文化等内容，对信息内容的阐述更加具体，对本报告界定健康科普信息提供了参考。本报告所指的健康科普信息是指所有与预防和治疗疾病有关，主要目的是改变公众健康信念，提升公众健康素养，促使公众掌握相关技能并用于管理自我健康的信息。

（四）健康传播、健康科普和健康教育的关系

1996 年我国学者提出健康传播是以人人健康作为出发点和目的，通过各种传播媒介，对健康信息的获取、制作、交流以及分享的过程。③ 健康科普是指以科普的方式将健康领域的科学技术知识、科学方法、科学思想和科学精神传播给公众，旨在提高公众健康素养，使其学会自我健康管理的长期性活动。健康教育是帮助单独行动或集体行动的个人做出影响本人健康和他人健康的知情决策过程。由此可以看出，健康科普从属于健康教育，虽然二者都是健康传播的方式方法，但健康科普的重点是普及，宗旨是提高公众的

---

① 《国家卫生计生委办公厅关于印发〈健康科普信息生成与传播指南（试行）〉的通知》，http://www.gov.cn/xinwen/2015-08/11/content_ 2911258.htm。

② 《九部门出台指导意见：建立健全全媒体健康科普知识发布和传播机制》，https://www.cn-healthcare.com/article/20220601/content-570024.html。

③ 常松、王慧：《我国健康传播学的研究和发展趋势》，《当代传播》2021 年第 2 期。

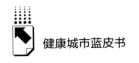
健康素养，更好地管理好自身的健康①。因此，健康科普信息是一种健康教育材料。

二 国内外相关准则和评价工具综述

（一）国内健康科普信息发布指南和共识

2015 年 8 月，国家卫生计生委发布了《健康科普信息生成与传播指南（试行）》（下称《指南》）②，为各级各类卫生机构开展健康科普工作提供了技术指导。《指南》提出，健康科普信息生成应遵循科学性和适用性原则，生成流程为评估受众需求—生成信息—对信息进行预实验—修改完善信息—信息的风险评估。健康科普信息传播应遵循适用性、可及性与经济性原则，传播内容要注明来源、作者、时间、受众等信息。此外，《指南》还提出，要对健康科普信息和传播效果进行评价，并对评价的种类和内容、评价的方法提出了要求。

2019 年，中国科普作家协会医学科普创作专委会青年学组和中国医药卫生文化协会全民健康素养促进分会联合发布了《健康科普作品科学性评价标准的初步专家共识》（下称《共识》），《共识》通过德尔菲法以及咨询国内健康科普专业人士，最终确定从作者、证据选择、证据评估、证据应用、同行评议及发布平台、利益冲突 6 方面来评估健康科普作品的科学性。

与《指南》相比，《共识》从健康科普作品创作角度，强调了健康科普作品内容的科学性，并且要以循证方法为主要依据进行评估。在新媒体时代，信息的传播渠道和传播方式也是影响信息传播效果的重要因素，《指南》强调，健康科普信息的传播形式要服从传播内容，达到预期的健康传播目标，也要在保证传播效果最大化的情况下，选择经济的传播方式。《指

---

① 黄建始：《健康管理不能没有健康科普》，《中华健康管理学杂志》2009 年第 2 期。
② 国家卫生计生委：《健康科普信息生成与传播指南（试行）》，https：//www.chinanutri.cn/fgbz/fgbzjszn/201508/t20150812_ 119431.html。

南》和《共识》作为规范类文件，缺少一定强制性，实际工作操作性不强，对我国医疗机构新媒体健康科普信息发布的规范和指导效果有限。

（二）国外健康信息网站评价标准和评价工具

笔者在 Pubmed 上使用"online health information"或"website health information"和"quality"作为检索关键词，检索近 3 年健康信息网站评估相关文献，总结这些研究使用的评价准则和评价工具，发现大部分研究都是从网站质量、信息质量和文本可读性对在线健康信息进行评价。目前，评价健康信息网站最常用的标准是 HONcode（The Health on the Net Foundation Code of Conduct）和 JAMA Benchmarks（The Journal of the American Medical Association Benchmarks），有少数研究使用了 CRAAP（Currency，Relevance，Authority，Accuracy，Purpose），最常用的健康信息评价工具是 DISCERN，其他研究还使用了 LIDA、Quality Evaluation Scoring Tool（QUEST）、The Michigan Checklist 和 Abbott's Scale。

HONcode 是互联网上用于评估医疗健康相关信息最古老、最常用的准则，受众为公众、卫生专业人员和网络发布者，旨在提高网络医疗保健信息的可靠性和可信度。HONcode 从权威性（Authority）、互补性（Complementary）、保密性（Confidentiality）、归源性（Attribution）、合理性（Justifiability）、透明度（Transparency）、资金公开（Financial Disclosure）、广告政策（Advertising）8 个方面对健康科普网站进行认证，通过认证的网站会有 HONcode 标识，认证有效期为 1 年。目前已有超过 7300 个认证网站被使用，覆盖 102 个国家。然而，HONcode 确保读者了解阅读信息的来源，但不对医学信息本身的准确性、有效性或适当性进行评价①。

JAMA 基准是国外较早用于评价健康信息网站质量的基准框架，最早由 Silberg 等人发表于 1997 年。以传统印刷出版物的基准为参考，JAMA 基准

---

① *Our Commitment to Reliable Health and Medical Information*，https：//www. hon. ch/HONcode/Patients/Visitor/visitor. html.

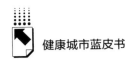

从权威性（Authorship）、归源性（Attribution）、透明度（Disclosure）和时效性（Currency）四方面判断健康信息网站的可靠性，帮助患者快速评估网站质量，通过该基准的健康信息网站可以初步认为是可靠的①。该基准也被国外学者用来评价在线健康信息的可靠性。

Sarah 在评估毒蛇咬伤院前护理的网络信息准确性的研究中发现，JAMA 基准和 HONcode 准则对网络健康信息可靠性的评估并不准确②。Fahmeeda 在评估加拿大更年期激素治疗在线健康信息质量的研究中，同时使用 JAMA 基准、HONcode 准则和 DISCERN 工具评估在线健康信息质量③，Jenny 等使用 JAMA 基准、DISCERN 和 QUEST 评价工具评估疫情流行初期网络上的新型冠状肺炎病毒预防措施和自我保健方法等信息的质量④。由此可以看出，研究者为确保评价的准确性，在对健康网站信息进行评估时，一般还会结合其他评价工具进行评价。

国外关于健康信息网站的评价工具研制较成熟，国内学者张玢等比较了 10 种国外著名的健康信息网站评价工具，并从关键机理、评价标准、运营成本和影响与效益 4 个方面进行了对比。⑤ 另外，张玢等使用综合评价方法建立了中文互联网医学资源质量评价指标体系。⑥ 唐小利等通

---

① Silberg W. M., Lundberg G. D., Musacchio R. A., "Assessing, Controlling and Assuring the Quality of Medical Information on the Internet: Caveant Lector et Viewor—Let the Reader and Viewer Beware", *The Journal of the American Medical Association*, 1997, 277 (15): pp. 1244-1245.

② Barker S., Charlton N. P., Holstege C. P., "Accuracy of Internet Recommendations for Prehospital Care of Venomous Snake Bites", *Wilderness Environment Medicine*, 2010, 21 (4): pp. 298-302.

③ Murtaza F., Shirreff L., Huang L. N., et al., "Quality and Readability of Online Health Information on Menopausal Hormone Therapy in Canada: What are Our Patients Reading?, *Menopause*, 2021.

④ Kuter B., Atesci A. A., Eden E., "Quality and Reliability of Web-based Information Regarding Restorative Treatment in Pediatric Patients, *European Oral Research*, 2021, 55 (3): pp. 104-109.

⑤ 张玢、许培扬、刘颖：《国外互联网医学信息评价工作的进展》，《医学情报工作》2003 年第 6 期。

⑥ 张玢、许培扬：《互联网医学信息资源模糊综合评判模型的构建和应用》，《医学情报工作》2005 年第 1 期。

过对国外常用的健康信息网站评价标准、工具的研究，开发研制了适合我国的健康信息网站评价的工具。①

表1 国内外健康信息网站评价工具比较

工具名称	评价内容	指标/问题数量	评价方式	特点
DISCERN	信息的可靠性、有关治疗选择信息的具体细节、信息的整体质量	16	Likert 5级评分	适用疾病治疗方案选择
LIDA	可访问性、可用性、可靠性	41	Likert 4级评分	面向网站开发者，用于自评
QUEST	作者身份、归属、利益冲突、即时性、互补性和明确观点	7	问卷	每一项指标得分具有不同加权
The Michigan Checklist	内容：权威性、即时性、信息、范围/选择、受众、价值、准确性、广告　使用：导航、速度、访问、	43	Yes/No	从网站内容和可用性两个维度评价
互联网医学信息资源评价	可信度、相关性、准确性、新颖性、易用性	18	Likert 3级评分	使用模糊的综合评价方法
中文公众健康新信息网站评价体系	权威性、合理性、归源性、及时性、可读性、补充性、保密性、网站的可访问性、互动性、透明性、功能设计、广告政策，网站的利用率和影响力	33	Yes/No；Likert 5级评分	适合中国网络特点，未通过论证或实证检验

资料来源：① Charnock D., Shepperd S., Needham G., et al., "DISCERN: An Instrument for Judging the Quality of Written Consumer Health Information on Treatment Choices", *The Journal Epidemiol Community Health*, 1999, 53（2）：pp.105-111.

② Robillard J. M., Jun J. H., Lai J. A., et al., "The QUEST for Quality Online Health Information: Validation of a Short Quantitative Tool", *BMC Medical Informatics and Decision Making*, 2018, 18（1）：p.87.

③ 张玢、许培扬：《互联网医学信息资源模糊综合评判模型的构建和应用》，《医学情报工作》2005年第1期。

④ 唐小利、杜建、李姣等：《国外健康信息网站评价工具及我国相关网站质量评价体系框架设计》，《中国健康教育》2015年第3期。

---

① 唐小利、杜建、李姣等：《国外健康信息网站评价工具及我国相关网站质量评价体系框架设计》，《中国健康教育》2015年第3期。

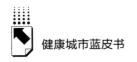
上述健康信息网站评价工具多涉及网站设计、网页链接的可访问性等指标，主要评价对象是网站。从健康信息与受众的关系来看，健康信息的受众主要是患者。网站是患者主动寻求疾病治疗信息的一种渠道，而健康科普信息在新媒体时代的传播，主要通过微信、微博等平台推送，是患者与健康人群被动接受疾病知识和预防治疗等健康信息的传播形式，受众是全人群。同时，由于新媒体的互动性特征，健康科普信息的受众也可以是信息的传播者，在针对性上不如健康信息网站，但传播速度与广度超过健康信息网站。

学者在总结评价准则和评价工具时发现，除了网站评价工具，部分研究还评价了文本可读性，评价文本可读性的工具主要有 Simple Measure of Gobbledygook（SMOG）、Flesch-Kincaid Grade Level（FKGL）、Flesch-Kincaid Read Ease（FKRE）等。国内对健康信息可读性的评价研究较少，评价工具多为国外评价工具的汉化版本[1]，不一定适用于中文文本。

除此之外，国外目前还有对健康教育文本材料的适用性、版面设计等方面的成熟评价工具。健康教育材料是指健康教育活动中使用的辅助材料[2]。健康科普信息在传播目的和传播形式上与健康教育材料相同，健康教育材料的评价工具对健康科普信息评价指标的构建有一定参考价值。

（三）国内外健康教育材料评价工具研究

梁婉萍总结了国内外健康教育文本材料评估工具，发现国外的评估工具主要从适用性、清晰简明程度、建议内容的可操作性等方面进行评估，可应用于纸媒与网络健康教育材料；国内关于文字材料的评价工具主要集中于纸质媒体，对新媒体文字材料的研究处于起步阶段，缺乏对文字材料大众适用度的评价。[2]同时，梁婉萍使用德尔菲法和层次分析法构建了新媒体健康教育材料适用性量表。[3]

---

① 汪秋伊、谢伦芳、王蕾等：《健康教育材料可读性测评工具的研究进展》，《中国健康教育》2019 年第 1 期。
② 梁婉萍：《新媒体下健康教育文字材料适用性评价量表的研制及初步应用》，南方医科大学，硕士学位论文，2019。

于梅子等将健康传播材料分为图书、手册、挂图、折页、卡通漫画类和录像片、影片、Flash 类，构建了以科学性、适宜性与艺术性为主要评价标准的健康传播材料筛选指标体系。但由于专家的职业背景和工作经历不尽相同，导致专业指标体系的专家协调性不高。①

表 2　健康教育材料评价工具比较

工具名称	评价内容	指标/问题数量	评价方式	其他
Suitability Assessment of Materials(SAM)	内容、图表、布局设计、学习激励与动机、文化适宜性	22	问卷	内部一致性信度 0.81
CDC Clear Communication Index	核心内容、行为建议、数字使用、风险告知	20	问卷	降低材料阅读难度
Patients Education Materials Assessment Tool(PEMAT)	易懂性和可操作性	26/23	两级评分	Cronbach's α 为 0.71，Cohen's kappa 系数为 0.57
平面健康教育材料评价量表	信息内容、版面设计、材料形式与质量	—	主观评分	使用弹性扣分，且信度未见报道
公众健康传播材料筛选指标体系	图书、手册、挂图、折页、卡通漫画类和录像片、影片、Flash 类	13/13	—	专家协调性不高
新媒体健康教育材料适用性量表	内容、情境、图片、布局和排版、文化适宜性、数字使用	22	Likert 5 级评分	科学性、可靠性、适用性良好

作为一种健康教育材料，健康科普信息在进行创作时，内容的科学性必须放在第一位，这也是健康信息网站评价的主要方面。此外，健康科普信息除了传统的文本材料，还有影音等非文本形式的材料。有研究指出，图像、视频、动画等形式的健康科普信息更具趣味性，有利于健康科普信息的传播。② 这

---

① 参见于梅子、纪颖、唐芹《应用德尔菲法构建公众健康传播材料筛选指标体系》，《中国健康教育》2011 年第 4 期。
② 匡文波、武晓立：《基于微信公众号的健康传播效果评价指标体系研究》，《国际新闻界》2019 年第 1 期。

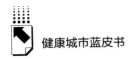

提示我们在构建新媒体健康科普信息发布评价指标时，除了要考虑不同形式的健康科普信息的共同指标，还应针对不同形式的健康科普信息设置差异指标，使指标的评价结果更加客观，更具说服力。

（四）信息传播效果评价指标体系研究

上述健康信息网站评估工具和健康教育材料评价工具都集中在传播主体、内容、渠道和受众上，对健康科普信息传播效果的评价较少。健康科普信息的传播效果从广义上来说，是居民健康水平的提升，如对健康水平的评价，对健康知识知晓率，信念、行为改变等指标，但这些指标短期内可能产生不了明显的变化，并且获取周期长、难度大，对传播效果的反馈跟不上信息的传播速度。从狭义上来说，信息的传播效果是指信息的创作者或发布者的目的和意图在传播中得到了多大的实现。本报告中的创作者或发布者主要指医疗机构，具有一定的公益性质，健康科普信息传播得越广，接收到信息的人越多，传播效果越好。

目前，我国对新媒体平台健康传播效果的评价尚没有统一的方法和评价指标体系。匡文波等通过梳理文献发现，目前关于微信公众平台信息传播效果的研究可以分为以微信公众平台为单位进行传播效果指标评价测量、以微信公众号发布的文章作为研究对象进行评价测量、构建传播效果的评价指标体系。匡文波等通过文献分析、专家访谈和多元回归方法，分析了基于微信公众号的健康传播效果的影响因素，最终构建了以粉丝规模、文章发布位置、标题表述方式、多媒体使用情况、话题选择、趣味度为主要指标的微信公众号传播效果评价指标体系。其中，文章发布位置和多媒体使用情况是显著影响传播广度和传播深度的两个因素。

清博大数据官网是中国新媒体大数据权威平台，该官网针对不同平台有不同的传播指数计算方式。[1] 传播指数在一定程度上可以代表平台用户的影

---

[1] 侯玉婷：《医学科普期刊微信公众号存在的问题与改进策略》，《中国科技期刊研究》2020年第3期。

响力。以微信为例，微信传播指数（WCI）由整体传播力、篇均传播力、头条传播力和峰值传播力4个一级指标，日均、篇均的阅读数、在看数、点赞数等12个二级指标组成，各指标在计算中有不同的权重。另外，清博大数据官网不断对指数进行优化更新，对指标和权重进行调整，对传播力的评价更加客观。（不同新媒体平台传播指数的评价内容见表3）

表3　清博大数据官网常见信息传播平台传播指数

平台	评价内容	二级指标数量
微信	整体传播力、篇均传播力、头条传播力、峰值传播力	12
抖音	发布指数、互动指数、覆盖指数	6
微博	活跃度、传播度	7
今日头条	活跃指数、传播指数、互动指数	5
哔哩哔哩（B站）	发布指数、播放指数、互动指数、覆盖指数	5
快手	发布指数、传播指数、互动指数、覆盖指数	6

注：该指数评价内容引用时间为2022年8月16日。

上述针对传播效果的评价研究多集中于某一新媒体平台，评价传播主体的传播力。而在实际的健康科普工作中，各医疗机构会选择多个平台进行发布，各平台的评价标准不同，同一条健康科普信息的传播效果会有多个结论。所以，我们在构建健康科普信息发布评价指标体系时，可以尝试针对某一条具体的健康科普信息打破平台界限，对其在所有平台上的传播效果进行评价，评价内容可以参考上述评价各平台传播力的内容，如篇均传播力、单篇互动指数等。

三　小结

综上所述，国外健康信息评价相关工具较多且较为成熟，但可能不适用于国内健康科普信息评价。国内关于健康教育材料评价和平台传播效果等的研究较多，可以为构建健康科普信息发布评价标准提供思路，未来可以将新媒体作为研究重点，针对新媒体信息传播具有互动性等特征，构建适合我国

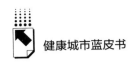
医疗机构健康科普信息发布的评价指标体系。

　　居民健康意识越强，疾病预防的关口越前移，对健康科普信息的需求就越大，健康科普信息的数量也会越多。公立医院也在探索运用官方微博、微信、抖音等平台开展形式更为多样、内容更为丰富的健康科普工作。[1] 医疗机构应承担面向患者和健康人群进行健康科普的责任，只有构建完善的健康科普信息发布评价标准，对健康科普信息发布进行约束，才能保证医疗机构的健康科普工作广泛、深入地开展，进而促进健康中国和健康北京的科普宣传科学化和规范化建设。

---

① 参考徐静休、朱慧《新媒体时代提升科普传播效果的对策与建议——以科普新媒体"科普中国"和"果壳网"为例》，《传媒》2018 年第 18 期。

B.9
2020~2021年北京市线上孕妇
学校创建及效果分析报告

游川 陶旻枫 姜莹 刘佳*

摘　要： 北京妇幼保健院在各级领导的支持下，用短短两个月的时间建立起北京市线上孕妇学校，在促进母婴安全和健康方面发挥了巨大作用。过去两年，孕妇听课达149万人次，人均听课超过5次。相关调查发现，孕产妇听课率达98%，知识知晓率逐年提升。线上孕妇学校满足了疫情下孕产妇对保健知识的需求，在筑牢母婴安全、促进母婴健康方面发挥了作用。研究显示，线上孕妇学校的优势及必要性主要表现在课程内容权威、涵盖内容系统，获知途径方便、利于孕产妇学习，线上课程传播力度大，孕产妇受益人群广；系统管理是保障线上孕妇学校工作的重要手段；孕产妇对课程内容的关注情况需重视。

关键词： 孕妇学校　健康教育　母婴健康

　　孕妇学校工作是促进母婴健康的有力手段，通过孕妇学校对孕产妇及其家属进行健康教育，可以有效传播健康知识，提高孕产妇健康素养，促进母婴健康。北京妇幼保健院在政府的领导下，致力于提升以孕产妇为核

---

* 游川，北京妇幼保健院首都医科大学附属北京妇产医院主任医师，健康教育科主任；陶旻枫，北京妇幼保健院首都医科大学附属北京妇产医院健康教育科主任医师；姜莹，北京妇幼保健院首都医科大学附属北京妇产医院健康教育科主任医师，副主任；刘佳，北京妇幼保健院首都医科大学附属北京妇产医院健康教育科社会工作师。

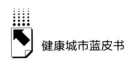
心的孕期健康教育管理工作。经过几十年的努力，北京妇幼保健院建立了较为完善的妇幼健康教育管理体系，包括制度体系、管理规范、教学体系、队伍建设、评估标准等，各助产机构均已开办孕妇学校，对孕产妇免费开放北京市孕妇学校标准化课程，线下听课率达90%。2020年初，北京妇幼保健院打破了常规孕妇学校教学工作模式，创建了北京市线上孕妇学校。现将北京市线上孕妇学校的创立及两年来的传播效果进行分析，为制定政策提供依据。

一　北京市线上孕妇学校的创立

2020年初，针对全市孕产妇的健康教育需求，亟须解决孕产妇无法到现场听课的困难，北京妇幼保健院健康教育科牵头，紧急梳理自身资源，协调北京市卫健委、北京市妇联、北京市医院管理局及歌华有线等资源，紧急编辑刚刚录制完成的北京市孕妇学校标准课件——专家课程视频，协调北京市医管局的相关保健课程，构建了课程体系；同时，在北京市卫健委网站搭建了网络版线上孕妇学校和云空间，解决了安全性和视频播放空间问题；紧急启用北京妇幼健康服务公众号，搭建移动端的线上孕妇学校。2020年2月14日北京市线上孕妇学校正式创立。

与此同时，北京市通过全市妇幼健康教育三级网络进行系统管理及推广，将北京市线上孕妇学校免费推荐给全市所有孕产妇。北京市区两级的妇幼健康教育负责人定期开展例会，每月进行数据分析、沟通，发现问题及时反馈、开展指导，将北京市线上孕妇学校管理工作作为重点内容，纳入北京市妇幼健康教育质控管理。

二　2020～2021年北京市线上孕妇学校听课情况

自北京市线上孕妇学校开课以来，孕产妇听课人数平稳增长。截至

2021年12月31日，北京市线上孕妇学校累计听课数达到1493583人次。①其中，2020年度（2020年2月14日~2020年12月31日）孕产妇总听课数为645099人次，2021年（2021.1.1~2021.12.31）孕产妇总听课数为848484人次。与2020年相比，2021年的孕产妇听课数增长31.5%。结合北京市每年的分娩数，2020年、2021年北京市孕产妇的人均听课数分别是4.1次和5.9次，2021年北京市孕产妇人均听课次数比2020年增长43.9%（见表1）。

表1　2020~2021年北京市线上孕妇学校孕产妇听课情况

年度总听课人次数（次）			人均听课次数（次/人）		
2020年	2021年	增长率	2020年	2021年	增长率
645099	848484	31.5%	4.1	5.9	43.9%

三　北京市各区的每年听课数和点击率

（一）北京市各区的年听课数排名

2020~2021年，朝阳区、丰台区、昌平区、海淀区、西城区的孕产妇听课人次数始终稳居全市前五。2021年大兴区、平谷区、房山区、延庆区的排名比2020年有所提升（见表2）。

表2　北京市各区线上孕妇学校年听课人次数排名（从高到低）

	1	2	3	4	5	6	7	8	9	10	11	12	13	14	15	16
2020年	朝阳区	丰台区	昌平区	海淀区	西城区	通州区	大兴区	平谷区	顺义区	怀柔区	房山区	东城区	门头沟区	石景山区	密云区	延庆区
2021年	朝阳区	丰台区	昌平区	海淀区	西城区	大兴区	平谷区	通州区	房山区	怀柔区	顺义区	东城区	门头沟区	延庆区	密云区	石景山区

---

① 本章数据均来自北京市卫健委网站。

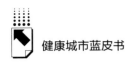

（二）北京市各区孕产妇人均听课次数

结合各区每年分娩数分析可以看出，北京市各区孕产妇的人均听课次数不断攀升。2020年，各区孕产妇人均听课数分别为平谷区13.3次、丰台区10.5次、怀柔区8.9次、昌平区6.3次，高于2020年北京市孕产妇人均听课数（4.1次）。2021年各区孕产妇人均听课数分别为平谷区21.4次、丰台区16.6次、怀柔区9.9次、昌平区7.1次，高于2021年北京市孕产妇人均听课数（5.9次）。经过系统管理，朝阳区人均听课数由2020年的3.3次提升到2021年的7.1次。北京市专家到延庆区实地查找原因，进行针对性指导后，延庆区孕产妇人均听课数由2020年的0.8次提升到2021年的3.0次，成效显著（见图1）。

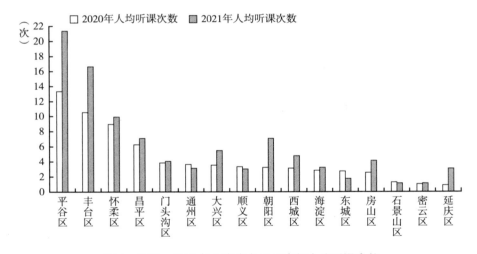

图1　2020、2021年北京市各区孕产妇人均听课次数

四　北京市2020~2021年线上课程热度排名

北京市线上孕妇学校共有课程27门，其中孕妇学校标准课程17门、疫情相关课程9门，还有一套体操视频课。

（1）2020年最受欢迎的前十门课程分别是妊娠风险管理、孕期常见不适及处理方法、轻松自然顺利分娩、产前检查重点及注意事项、孕产期营养、孕期健康生活方式、孕产期运动、疫情相关的课程、产褥期保健、孕前保健。（见图2）

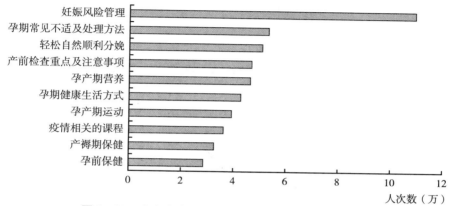

图2 2020年北京市线上孕妇学校最受欢迎的课程排名

（2）2021年最受欢迎的前十门课程分别是妊娠风险管理、孕期健康生活方式、孕产期营养、孕期常见不适及处理方法、孕产期运动、产前检查重点及注意事项、疫情相关的课程、轻松自然顺利分娩、孕前保健、孕产期心理保健。（见图3）

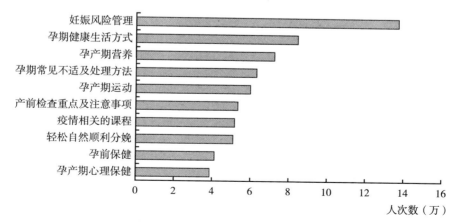

图3 2021年北京市线上孕妇学校最受欢迎的课程排名

（3）2021 年线上孕妇学校各门课程听课数增长情况。同 2020 年相比，2021 年各门课程听课增长率不同，其中超过年度平均增长率的课程有孕期糖尿病的综合管理（下）增长 123.8%、孕期糖尿病的综合管理（上）增长 119.0%、孕期健康生活方式增长 94.0%、孕产期心理保健增长 79.5%、孕产期营养增长 53.9%、孕产期运动增长 50.5%，增长率均超过 50%。

五 北京市线上孕妇学校听课率及听课效果调查

（一）北京市线上孕妇学校听课率

本次调查由第三方机构进入北京市所有助产机构进行调查，调查每个助产机构的孕晚期及产后妇女 3～20 名。2020 年 5 月调查的 2687 人中，在孕妇学校听课的占 94.57%；2021 年 10 月调查的 424 名产妇中，在孕妇学校听课的占 98.14%。

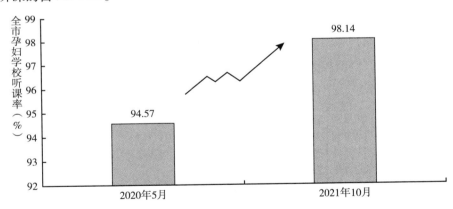

图 4　2020、2021 年北京市孕产妇听课率

（二）知识平均得分

从抽样调查结果来看，孕产妇对孕产知识的平均得分从 2020 年的 89.86 分提高到 2021 年的 91.83 分。

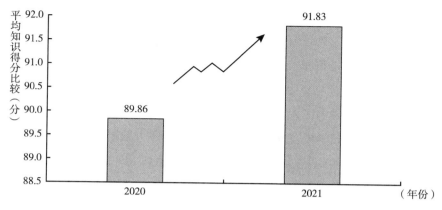

图 5　2020、2021 年孕产妇孕产知识平均得分

六　分析及建议

（一）线上孕妇学校的优势及必要性

线上孕妇学校是孕产妇接受健康教育的重要手段，创建以孕产妇为核心的线上孕妇学校平台，通过权威科普促进母婴健康，成效显著。

1.课程内容权威、涵盖内容系统

根据孕产妇需要，结合权威指南与专家共识，北京妇幼保健院精心策划，组织全市权威专家，研发北京市孕妇学校标准课件 17 个，并邀请权威专家同歌华联手拍摄视频，内容涵盖怀孕准备、孕期保健、安全分娩、产后母婴保健等老百姓关注的重点方面，结合专业领域最新研究成果比较通俗地传达给老百姓，尤其是把妊娠风险管理作为第一课，为孕产妇安全生产奠定基础；及时加入孕产妇的心理保健、防疫保健知识等课程，保障了课程内容的科学性和实用性。

2.获知途径方便，利于孕产妇学习

线上孕妇学校课程，解决了孕妇因为路程、时间等原因无法到现场听课或者听不全课程的问题，方便孕产妇及家属反复学习，延伸了孕妇学校的专

业性指导。孕产妇最关心的是妊娠风险管理、孕期健康生活方式、孕产期营养、孕期常见不适及处理方法、轻松自然顺利分娩、产前检查重点及注意事项、孕产期运动、疫情相关的课程等。线上孕妇学校课程实用性强，以最便捷的方式保证孕妇获取专业实用的孕产知识，受众广泛。

3. 线上课程传播力度大，孕产妇受益人群广

北京市线上孕妇学校自开课以来，孕产妇听课人数迅速增长。截至 2021 年 12 月 31 日，北京市线上孕妇学校累计听课数达到 1493583 人次。2021 年北京市孕产妇人均听课次数 5.9 次，听课率达 98.14%，听课效果非常好，保证了北京市孕产妇能够接受正规的孕妇学校课程教育，减少孕产恐惧。同时，北京市线上孕妇学校也援助了西藏、新疆等边远地区的孕产妇教育。

（二）系统管理是保障线上孕妇学校工作的重要手段

线上孕妇学校是孕妇学校系统管理的内容之一。两年来，定时的三级网络管理反馈、有的放矢地解决各环节的问题是保证听课率的重要手段。通过落实社区扫码关注、综合医院妇产科实地指导、层级反馈督导，2021 年北京市各区孕产妇人均听课次数增长 44.4%。其中，孕产妇人均听课次数增长较高的区为延庆区（282.3%）、朝阳区（116.9%）、平谷区（60.6%）、大兴区（58.7%）、丰台区（57.3%）、房山区（55.5%）、西城区（50.2%），增长率均超过 50%，成绩斐然。

（三）孕妇对课程内容的关注情况需重视

孕妇学校讲授的课程内容中，妊娠风险管理、孕期健康生活方式、孕产期营养、孕产期运动、孕期常见不适及处理方法等内容广受关注。保持听课数高增长率的课程是孕期糖尿病的综合管理、孕期健康生活方式、孕产期心理保健、孕产期营养、孕产期运动，增长率均超过 50%。孕期糖尿病的综合管理课程上线晚，增长率受影响。受关注高的课程主要为孕期的课程，孕晚期、分娩及产后的课程受关注度不高，学校要分析原因，提高孕产妇对孕晚期课程的关注度。

（四）存在的问题及解决办法

（1）线上孕妇学校在疫情期间发挥了明显的优势。线上孕妇学校听课数稳步提升，效果也很显著，但人均听课点击率还有提升空间，线上教育代替不了线下教育。研究发现，50%的孕妇还是喜欢线下交流，孕妇学校的线下线上教育要同步发展，为母婴安康保驾护航。

（2）加强对线上孕妇学校平台的维护和创新。线上孕妇学校在两年多的时间内发挥了巨大的作用，但该平台没有经费投入，比较简陋，平台的维护缺乏经济支撑。因此，北京市应加强资金支持，建立孕产妇和医护人员互动的平台，加强平台维护、课程创新，让这个平台发挥更大的作用。

（3）建立评估体系，促进教育推广。线上孕妇学校数据显示，石景山、顺义、密云、延庆等区一度听课情况不够理想，通过系统管理，质控督导，延庆区、怀柔区的听课率已得到明显提升，督导效果已经显现。因此，线上孕妇学校应进一步加强督导质控，建立辖区评估机制；进一步加强基层社区、助产机构的产科门诊、病房等协作，指导医护人员对孕妇学校听课督促查验常规化，为不断提升母婴健康素养奠定基础；全市交流学习，积极推广各区成功经验，促进全市孕妇学校工作不断改进提升。

（4）开展家长学校。从上述孕妇学校热点课程调查情况显示，孕妇更关注孕期保健知识，对产后及育儿相关知识关注得少。因此，对孕晚期孕妇及产后妇女开办家长学校，重点讲解孕晚期及产后母婴保健知识将更有针对性和吸引性。

B.10
北京市心理援助热线体系建设及展望

杨甫德　梁红*

摘　要： 心理热线是危机干预工作的重要组成部分，因其具有即时、匿名、便利等特点，在心理危机干预中占有主要位置。我国心理援助热线在 2008 年得到国家卫生健康委疾控局的重视，开始推动各地建设心理援助热线并规范发展，主要模式是试点先行，摸索经验，逐步推进。2020 年出现建热线的高潮。同时，如何布局心理援助热线建设、如何规范管理热线、如何推动热线规范化服务、如何做好平战结合、如何储备心理援助队伍、如何使心理援助热线长足发展等成为关键问题。以北京市心理援助热线发展为例，影响热线服务的三大要素分别是服务能力、管理能力和经费保障。北京市需要进一步搭建心理援助热线网络，建立科学统一的管理模式，加强热线服务能力，加强信息化系统及平台建设，做好宣传推广工作，并成立专家委员会。

关键词： 心理援助热线　健康人群　北京市

一　心理援助热线历史及北京市心理援助热线服务现状

（一）国内心理热线的发展

心理热线是危机干预工作的重要组成部分。国外第一条危机干预热

---

* 杨甫德，北京回龙观医院党委书记，北京心理危机研究与干预中心主任、主任医师，博士生导师，主要研究方向为各种精神障碍、精神药物治疗、心理治疗；梁红，北京回龙观医院北京心理危机研究与干预中心副主任、副主任医师、硕士生导师，主要研究方向为青少年及成人情绪障碍药物及心理治疗、心理危机干预。

线是美国国家挽救生命联盟于 1906 年创建的。心理热线因其即时性被作为危机干预的首要方式。我国心理援助热线自 2008 年起规范发展。为了促进热线建设工作，2008 年卫生部办公厅发布《关于做好心理援助热线建设工作的通知》，要求各省、市（自治区）依托精神卫生专业机构建设心理援助热线试点。2010 年，卫生部办公厅发布《进一步规范心理援助热线管理工作的通知》，公布了 26 个热线试点单位，并制定了《心理援助热线电话管理办法》和《心理援助热线电话技术指导方案》规范热线的建设。

随着社会和经济的快速发展，工业化、城市化、人口老龄化步伐加快，现代科技与文化的创新层出不穷，广大群众正逐步适应从传统生活方式向现代生活方式转变的节奏加快和竞争加剧，体验着由此带来的心理冲击和压力，因心理调适导致的心理卫生问题时有发生。心理援助热线作为一种行之有效且相对方便实用的心理咨询途径，成为为公众提供心理卫生保健的重要组成部分，在处理心理应激和预防心理疾病方面发挥着积极作用。

（二）北京市心理援助热线

1. 北京市心理援助热线成立

北京市心理援助热线在国内的热线发展中一直处于领先地位，其前身为心理危机干预热线（座机拨打 800—810—1117，手机/IP/分机用户拨打 010—82951332），设在北京回龙观医院，2002 年底开通，是当时全国唯一一条对公众免费的、公益的专业心理援助热线。该热线同时开通 8~10 条线路，每周 7 天、每天 24 小时人工接听来电。2010 年该热线正式更名为北京市心理援助热线。执着坚守 20 年，该热线具备了完善的运行体系、科学的管理制度、规范的服务要求、现代化的信息平台；培训了 300 余名心理援助热线咨询员；提供热线心理援助服务 40 多万人次，其中高危来电 10000 多人次，服务覆盖全国。这条热线被百姓称为"生命线"。

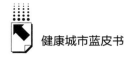

热线服务目标包括向公众提供便利、高效的心理健康教育服务；为处于心理危机状态的个体及时提供快速有效的心理支持、咨询和干预服务；迅速降低来电者的自杀风险；向来电者提供精神障碍的相关知识，帮助其寻找解决问题的途径，鼓励其寻求专业治疗等。

2003 年，该热线建立了完善的接听、录音、存储信息化平台，完善的督导监听和电话录音系统及设备，建立了适合我国心理援助的热线培训内容，标准化的自杀、抑郁评估及筛查系统，有效的高危来电和热线服务质量随访系统。

2. 来电受理情况

该热线从 2003 年的年来电量 4 万余次，发展到 2019 年来电量突破 124 万余次，并逐年暴增，到 2021 年来电量达 182 万余次，心理援助热线服务得到公众的接受和认可。但热线规模没有扩大，导致 2019～2021 年三年平均来电接听率仅为 2.2%，无自杀危机的来电咨询时间平均 30 分钟左右，有自杀风险来电平均接听 60～90 分钟。

自热线成立以来，来电诉求主要以人际关系问题、家庭关系问题、筛选精神方面问题、工作和学习方面的问题、经济问题等方面为主。不同年龄的来电者，问题侧重不同，18 岁及以下来电者排前三位的主要问题类型是家庭关系问题、恋爱或与朋友同事关系问题、精神心理疾病问题；19～39 岁来电者排前三位的主要问题类型为筛选精神方面问题、恋爱或与朋友同事关系问题、家庭关系问题；40～64 岁来电者排前三位的主要问题类型为家庭关系问题、精神心理疾病问题、筛选精神方面问题；65 岁及以上来电者的主要问题类型为精神心理疾病问题和其他事件。工作人员在接听来电中发现，使用心理援助热线作为首次心理问题求助的占 70%。

2020 年来电人员在年龄方面与以往有较大不同，以往来电者以中青年（18～34 岁）居多，2020 年青少年（小于 18 岁）的来电量迅猛增长，约占接听总数的 30%。来电者咨询的问题以与家人关系问题为主。

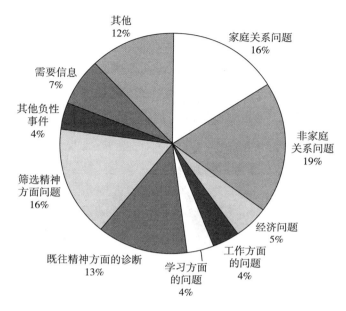

图1 来电咨询问题情况

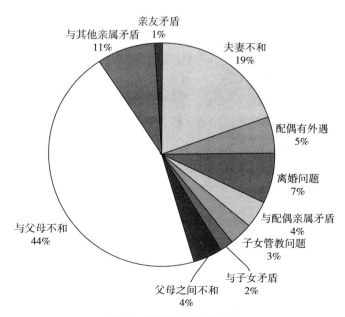

图2 家庭问题分类统计

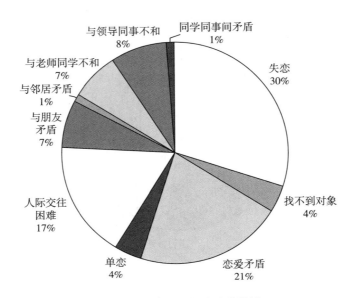

图 3　非家庭关系问题分类统计

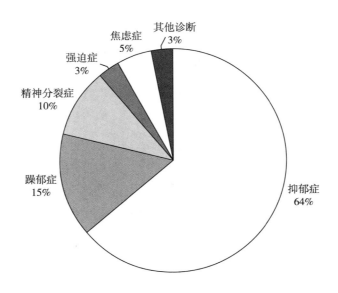

图 4　既往诊断精神心理问题来电分类统计

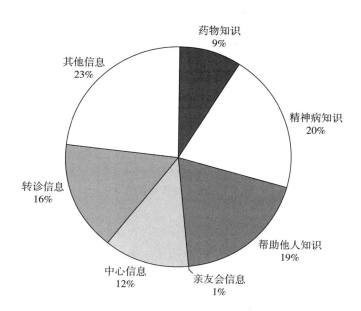

图 5 总来电信息内容分类统计

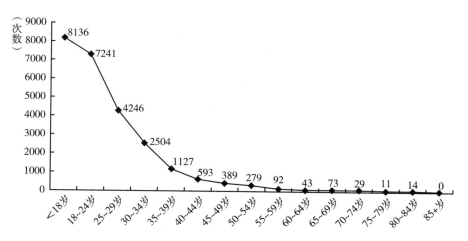

图 6 2020 年不同年龄段接电量

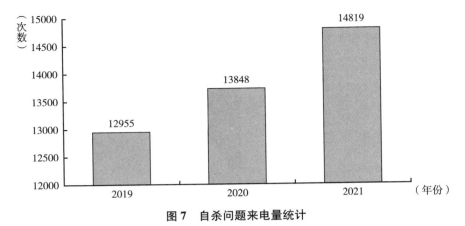

图7　自杀问题来电量统计

工作人员在接听来电中发现，2020年有自杀问题的来电量占总接听量的67%，其中有自杀即刻高危险来电者约占17%。

工作人员采取线上干预及随访措施，持续监测即刻高危险来电者的生存质量。目前热线设置干预后随访6次，分别为干预后24小时内、1周、1个月、3个月、6个月、12个月。

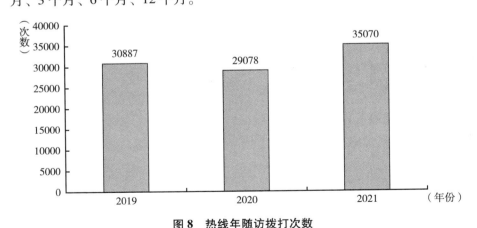

图8　热线年随访拨打次数

热线咨询员在接听开始和接听结束，需要对来电者进行两次情绪评估，以评价热线咨询效果，包括咨询开始和结束时来电者的平均希望程度变化。经统计，约70%的来电者在咨询结束后希望感会得到不同程度的增加，平均痛苦程度比来电前有所降低。

3.承担应急心理援助工作

北京市心理援助热线不仅承担平时的公众心理援助服务，在2020年疫情防控这一特殊时期，还充分发挥热线即时、便捷、不见面的特点，第一时间启动疫情专线，增加人力驰援热线接听工作，在维持常规接线工作的同时，接听新冠肺炎相关来电约2500例，提供服务1300余小时，其中北京地区来电515例。2020年3月海外疫情突发，该热线为海外留学、工作人员及家人设立海外疫情救助专线，在疫情防控心理干预中起到重要作用。2022年，应北京市卫健委及冬奥组委会要求为冬奥会提供心理服务专线服务；为中高考学生和家长开通心理服务保障专线。

北京市心理援助热线成立20年来，一直坚守规范管理和专业的服务质量，目前已成为全国热线的样板和龙头。

二　北京市心理援助热线的运营管理模式

（一）北京市心理援助热线的服务能力建设

北京市心理援助热线拥有一支专业的热线工作队伍，包括行政管理、业务管理和咨询员。行政管理负责管理制度的建设和执行、人员管理、设备设施维护、宣传等，业务管理负责人员培训、督导工作、质量控制等，咨询员负责日常热线接听及高危来电预约随访。咨询员队伍分为热线督导（培训师）、热线带班及热线咨询员。咨询员公开招聘，应聘人员需具有医学、心理学、教育学、社会学等相关专业背景，上岗前需经过3周系统专业培训，通过试用期，考试合格后持证上岗。咨询员定期接受继续教育、督导和接线质量评估。北京市心理援助热线中有心理治疗师资格的有8人，其余人员均具备心理咨询师资格。

热线工作人员以全职用工为主，兼备少量兼职人员。热线不仅承担日常接听工作，同时承担教学任务，为各院校及其他医疗机构培养心理援助人员。

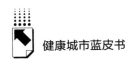
（二）心理援助热线的运行管理模式

北京市心理援助热线目前设 10 个座席，按 24 小时两班倒班制，维持 365 天 24 小时运转。

北京市心理援助热线为专业化和规范化发展，除了依照医院管理制度进行管理，还针对热线服务特点制定了相应的热线接听管理制度、岗位责任制度、应急预案及机房管理规定等，定期接受上级管理部门对热线管理和运营情况的检查。

北京市心理援助热线在建立之初，自行研发接听信息化系统，开通至今，所有接听来电的语音信息均存储在热线信息化系统中，确保了热线咨询服务规范化和系统化。存储的资料主要用于舆情监控、督导和科学管理咨询员的服务质量，为系统开展热线心理咨询领域的科研、教学和培训工作提供了大量宝贵资料。

（三）心理援助热线的服务质量管理

北京市心理援助热线严格遵守卫生部办公厅发布的《心理援助热线电话管理办法》的规定，严格执行热线相关管理制度，并接受上级单位的检查。

每组带班人员每日对接听记录进行质量检查和控制，发现问题后回听录音进行修改；负责每班高危来电随访工作（每个高危来电随访 6 次）；每月抽取录音进行接听质量评估。督导和带班人员每两个月召开一次督导质量会议。督导设为即时线上督导、线下回访接听录音一对一督导（每周一次）、线下回访接听录音团体督导（每两周一次）和朋辈督导。

为了监督热线工作，更好地为公众提供心理支持，北京市心理援助热线开放举报、投诉等民意反馈渠道，接受社会监督，建立了接诉即办流程。

（四）心理援助热线实施所需配置

2003 年北京市心理援助热线建立了热线信息化管理系统，先后经过 5

次升级,有符合电信部要求配置电话程控设备的房屋;有固定的热线电话接听场所,环境封闭、安静、空间宽敞;有专用的热线电话接听、记录、转接、监听设备;配备网络;北京市心理援助热线按项目费用配备电话线路数量,目前很难满足来电需求;接线工位不小于4平方米,同时配有独立于医院的机房、热线办公室、会议室(同时作为团体督导室、亲友活动室等);开通24小时热线服务,按《卫生部发布进一步规范心理援助热线管理工作通知》设置工作人员休息室,同时设有茶水间、更衣室、卫生间、洗浴间等。

三 影响热线服务的三大要素

(一)服务能力

2017年开始,北京市心理援助热线的来电量激增,2020~2021年每天约3000人次拨打热线电话,受投入资源所限,只能为2%~3%的来电者提供心理干预服务,每通被接听的来电平均需等待20分钟。由于等待时间长,来电者会抱怨甚至将负面情绪发泄到咨询员身上,若无法及时对危机进行干预,来电者负面情绪可能会累积,存在一定安全隐患;更有投诉热线难以拨通、等待时间过长等问题。上述问题本身也是热线目前的瓶颈,来电量逐年迅猛增长,但接听力量有限,受经费限制无法在短时间内扩大热线规模。接线员已是高强度工作,但接听率仅维持在2%左右,这不仅给热线工作人员工作及管理带来较大压力,求助者也因不能及时获得帮助而增加不满情绪。

2021年,北京市布局在各区县心理卫生机构建立热线,但由于服务方式或能力等因素,出现多数热线没有来电,公众仍拨打北京市心理援助热线。由此看来,公众更青睐于热线是否能满足心理需求的服务。北京市为各热线的服务制定统一的标准至关重要。

心理援助热线咨询员培训不到位、服务不规范,容易出现职业倦怠,不仅影响热线的咨询效果和干预成效,也会使公众对心理援助热线咨询服务的

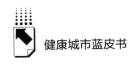
质量和效果产生怀疑，阻碍心理援助热线的规范化发展。热线接听人员服务能力的保障主要在于规范和持续的培训、督导、质量监控。

（二）管理能力

北京市只有通过提高热线的管理能力，进行资源整合、动态调整，才能保障热线的高质高效运转。热线服务是组织行为，不能仅凭个人热情开展服务。组织要加强管理，管理服务于组织。

组织行为应有制度保障，工作流程要规范，要重视工作质量评估，使工作效果更有保障。组织建立的制度应包括：①人员管理制度：咨询员招募制度、岗位责任制度、咨询员岗位细则、交接班制度、督导制度；②资料管理制度：高危案例管理制度、特殊案例登记和处理制度；③其他管理制度：热线质量评估考核制度、课题管理制度、投诉回访制度、防火及安全制度、应急预案等。

热线管理有了完善的管理制度，还需要管理人员在日常工作中强化管理意识，加强监督，定期评估，发现问题及时反馈整改，才能使热线持续发展，提供高质量服务。

（三）经费保障

热线是公共卫生服务，日常运营需要投入大量人力、物力，经费保障是热线持续发展不可或缺的条件。在热线建设初期，接听场所、提听热线的信息化系统和设备需要重点投入经费支持。在日常运营过程中，人员经费、培训及督导、宣传和系统维护等工作需要重点投入经费支持。目前，北京市心理援助热线的经费投入稳定性差，支持力度不足，严重影响热线的发展。

四　北京市心理援助热线服务工作的未来展望

热线作为公共卫生服务，更能体现心理服务资源的公平性，投入相对较少但可以对心理问题进行预防、早期发现心理问题并化解、危机干预、及时发现较严重的心理问题并提供转介信息。《全国精神卫生工作规划（2015～2020年）》提出，应给省（区、市）开通一条心理援助热线。在《关于加强心理健康服务的指导意见（2016）》中也提到相关心理援助热线的建立，将心理援助热线纳入心理危机干预和心理援助工作。北京作为首都，应大力推进心理热线的网络化建设，布好局，做好创新，推动热线高质量发展。

1. 搭建北京市心理援助热线网络

（1）建立北京市与区县、普线和专线、线上与线下、日常与应急相结合的全面的服务网络。

（2）建立北京市统一的心理援助热线号码，一方面便于在全市乃至全国范围内进广泛统一宣传，提高热线的知晓度，提高公众对心理热线专业性的认知；另一方面统一短号码（如"120""12320"），便于群众拨打，为公众及时获得心理危机干预提供基础保障。

（3）区县可以接收市级热线平台分配的热线来电，也可以从其他途径接收来电，有利于将来电者与地区的资源相连接。

（4）明确热线定位，可以将热线分为普线和专线。普线是为一般人群的常见心理问题提供一般的心理支持，也可以提供一定的心理干预；专线是为特殊人群或特殊问题提供的心理服务支持。热线也可分为未成年人（青少年）专线、军人专线（优先）、LGBT（性少数群体）专线、灾难幸存者专线、丧亲者专线、自杀未遂者专线、各语种（方言、其他国家语言）专线、危机干预专线等。

（5）线上与线下心理援助方式相结合。线上以热线为窗口，多渠道地接入，求助者可以通过电话、短信、线上视频（语音、文字）以及热线的社交平台账号、公众号、小程序等多种方式获得相应的心理援助服务。线上服务一方面可以直接在线提供帮助，另一方面可以与线下心理服务机构相连接，使咨询者能进一步获得相应的服务。线下心理服务以各地心理健康服务机构为主，即医院、学校、精神卫生中心、精神卫生保健所等。根据不同议题热线可分为丧亲支持小组、家暴支持小组、青少年支持小组等；根据服务提供者的不同，热线可以分为专业人员支持小组、同伴支持小组等。

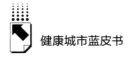

（6）心理援助服务应建立日常服务与应急响应，平战结合，通过搭建心理健康急救中心，依托心理危机专线，进行多部门的协调合作。战时心理援助包括应对灾后心理援助等，平时心理援助则以心理危机的干预为主。这需要以社区为建设工作的重点，协调医疗系统（120）、公安系统（110）、消防系统（119）、教育系统、残联、民政部门（社工）等部门统一进行。

（二）建立科学统一的管理模式

北京市应建立市级心理援助热线管理平台，统筹全市心理援助热线管理工作，以市级心理援助热线管理办为一级中心，制定管理规范、服务规范、评估机制等，统管各区热线建设和管理工作，统筹布局；以各区为区域中心，建立心理援助热线二级中心，属地化管理，明确热线专门管理部门，制定相应管理制度，落实日常管理工作，采取措施，保障热线运行。市级热线平台提供 24 小时咨询服务，各区热线根据实际情况设立热线开通时间。北京市要建立市热线管理库，与国家热线管理平台对接，并实时更新和维护。

市级热线平台作为热线管理中心，要确立各级心理援助热线建设标准，负责统一号码的管理和运营，包括热线的接入短号码服务标准；根据科学、统一的认证标准、考评机制，对管辖地区的热线进行评估、认证、定期督导。不合格的热线要整改，否则取消其特服号使用资格。北京市要建立规范化、标准化的热线咨询体系，使热线能够按照标准的管理和技术方案有效运行，及时传递与热线相关的新的信息、要求、标准、研究结果。

（三）加强热线服务能力建设

北京市要通过实际热线平台建立培训孵化中心，对热线进行标准化培训研究，为科学、有效的培训体系建设提供循证基础；制定心理援助培训体系，包括制定阶段化培训路径，以普线的培训内容为必修课，在此基础上进行专线模块的培训；安排系统化、标准化的培训内容；实施线上与线下、课程学习和实践相结合的培训模式。

北京市要建立培训师和督导师队伍，研发培训师和督导师标准化课程体系，进行系统培训和认证，提供必需的工作时数，为热线咨询师培训提供必要的师资力量；将经过培训的人员，根据培训的阶段不同给予相应的、官方的、统一的认证，发放从业资格证。北京市要对热线服务资格进行认证、审核和管理，为热线服务进行人才储备，同时也解决了从业人员的继续教育问题。

热线服务能力的提升包括人员遴选、培训、继续教育、督导等，提炼热线咨询技术，统一培训内容，编制心理援助热线接线人员规范化培训教材，开展市级培训。北京市要加强对接线员的咨询质量督导，建立疑难案例讨论机制，建立咨询员评估和考核机制，促使咨询员的咨询水平和技术不断提高，切实提供有效高质的咨询服务。

北京市要建立市级标准化培训和实习基地，对全市乃至全国各地热线机构的咨询人员开展定期标准化管理培训、标准化师资培训、标准化咨询技能课程培训、标准化操作流程培训和督导；开展继续教育，把热线人员培养成坐下来能接听电话，站起来能讲，拿起笔能写的多方位人才。

（四）加强信息化系统及平台建设

建立热线信息化系统可以保障资料管理、数据管理。热线信息化系统需要具备热线接听、录音、存储、数据统计、数据分类等基本功能。有条件的热线机构可以丰富热线模块内容，为热线咨询员提供知识支撑。

目前，北京市心理援助热线系统设计科学、功能完善，具有对不同热线系统信息进行传送的功能，具有与其他热线进行联网并调节来电的功能。

网络平台是对全市的热线数据进行收集、管理、分析、研究，公布季报、年报，推进相关的循证研究。网络平台建设应囊括：①人员培训、人员管理，这需要通过线上管理系统来运营；②智能化分流来电，建立市级信息平台，统一各热线机构数据采集方式，实现信息由区到市的实时传输，保障数据上传规范准确；③建立心理援助热线全市大数据，规范管理，对全市热线数据进行分析，及时了解当前公众心理特点及状况、特殊时期公众的心理

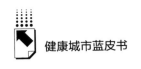

需求和问题等，为进一步实施管理及干预提供依据。

目前热线需求不断增大，即使投入再大的能力、再大的精力，也难以满足需求的增加。研发新技术在热线中的应用势在必行。目前，数字医疗在医疗领域得到长足发展，北京市可将 AI 技术应用到热线服务中，在人工接听来电之前，由机器先对来电者的自杀风险进行初步筛查识别，将来电者按自杀风险级别进行分类干预，中自杀风险来电优先被专业技能更优秀的人员接听，而低风险来电被接听的优先等级降低，由机器人或非自杀干预专家提供心理服务，可有效缓解热线接听率低的困境。

（五）做好宣传推广工作

北京市要使心理援助热线服务标准化；统一全市长短不一的热线号码，使其简单易记、便于拨打，以便开展统一公共卫生公益服务的宣传，提高热线的公信力。

宣传的形式可以通过热线主题日推广，对不熟悉网络的人群开发更多的方式，如利用报纸、广播、电视、公益广告、宣传手册等形式进行宣传，在学校、企事业单位、社区、医院等场所进行宣传，提升公众对热线的知晓率，提高热线的利用率，树立公益公共卫生服务品牌，使公众知晓热线、了解热线服务，利于有需要者特别是老年人和处于心理危机状态的个体记忆和拨打。

宣传也应包括普及心理相关知识，包括热线服务对象、服务目标、在什么情况下需要或可拨打心理援助热线，以热线为媒介宣传心理健康知识、进行心理评估、科学应对危机、专业服务机构信息等。

北京市要加强宣传培训，使相关从业人员了解应该如何面对媒体、进行宣传。

宣传应进行舆论监督和管理，即对社会上与心理健康和精神卫生相关的信息进行监督和管理，包括对错误信息的及时纠正以及对媒体宣传的管理。

热线作为一个窗口，作为为公众提供心理服务的渠道，由于其便利性、公益性、隐匿性、即时性的服务特点，使得心理服务变得方便可及。因此，只有让公众特别是弱势群体知道热线服务、使用热线服务，才能最大限度发挥热线功能。

（六）成立专家委员会

热线可以建立标准专家委员会、审查专员会、指导专委会，职责是向上层领导提出建议。标准专委会的职责包括确定和推荐热线建设必要的、最低的标准，心理援助行业相关标准，以及确定恰当的、具有循证依据的培训和评估方法，来支持所推荐的各种标准。审查专员会的职责是根据标准对各热线进行审查、评估、反馈，同时传递最新的标准和信息。

热线要长期发展，离不开相关法律法规的保驾护航。国家卫健委分别在2008年和2010年发布心理援助热线建设相关文件，2020年专家委员会再次发布《新型冠状病毒肺炎疫情防控期间心理援助热线工作指南》，2021年发布《心理援助热线技术指南（试行）》。但在国家层面缺乏心理援助热线建设及功能定位的相关政策法规。北京市应推动相关政策法规的制定，特别是将心理援助热线纳入心理援助体系建设，明确心理援助热线服务的目的、目标和作用。

《北京市国民经济和社会发展第十四个五年规划和二〇三五年远景目标纲要》指出，北京要建设"四个中心"，心理援助热线作为公共卫生服务的一个抓手，应积极布局，不断创新，为全国热线建设树立标杆。

健康文化篇
Healthy Culture

B.11
北京市西城区医养结合发展
研究报告（2021）

陈 新　赵文利*

摘　要： 近年来，北京市重视医养结合服务工作，医养结合政策体系不断完善，医养结合服务能力不断提升。西城区作为首都核心区，老年人口绝对数量和老年人口占比均位于全市前列。如何发挥区域医疗资源优势，为辖区老年人提供优质的医疗和健康服务，成为西城区卫生健康工作部门的重点任务。本报告对医疗服务资源、养老服务资源、老年人的服务需求以及各类服务人员的服务能力进行分析，发现北京市医养结合服务存在的问题是医养分离、服务分割；支付方式致使医养难以结合；激励机制缺失，服务能力相对不足；社会办医力量参与受阻。基于此，本报告提出以下建议：推动资源下沉至

---

* 陈新，北京市西城区委卫生健康工委书记、西城区卫健委主任，主治医师，主要研究方向为医药卫生体制改革、卫生应急体系和紧急医学救援建设、传染病防治监督和公共卫生监督管理等；赵文利，北京市西城区卫生健康委老年健康科科长，主要研究方向为老年社会福利、养老服务体系和养老设施建设、老年健康服务体系和政策、医养结合政策研究。

社区，嵌入医养结合服务；依托社区养老医疗综合体，提供整合性专业性医养结合服务；推动社会办医力量与社区卫生服务机构合作；搭建区域老龄健康管理系统；推动安宁疗护服务进社区；调配医疗资源，重点关注老年群体的长期健康照护需求。

关键词： 医养结合　医疗资源　健康管理　安宁疗护

一　引言

我国是世界上人口老龄化程度比较高的国家之一，老年人口数量多，老龄化速度快。习近平总书记在第十九次全国人民代表大会上提出："积极应对人口老龄化，构建养老、孝老、敬老政策体系和社会环境，推进医养结合，加快老龄事业和产业发展。"① 医疗是养老的第一刚需，以医促养，推进医疗卫生与养老服务相结合，是社会各界普遍关注的重大民生问题，是积极应对人口老龄化的长久之计，也是我国经济发展新常态下的重要经济增长点。

无论是"9073"还是"9064"养老模式，居家和社区层面的养老问题，都是医养结合工作的主体对象和重点内容。居家老人如何在社区及家中获得便捷有效的健康照护服务，是医养结合要解决的难点问题。医养结合的重点在社区，关键在于解决和保障居家养老和社区养老的健康照护问题。

二　基本情况

（一）北京市西城区常住人口及老年人口基本情况

北京市西城区第七次全国人口普查显示，2020 年全区常住人口

---

① 《十九大以来重要文献选编》（上），中央文献出版社，2019，第 34 页。

1106214 人，其中 0~14 岁人口为 157912 人，占 14.3%；15~59 岁人口
为 660981 人，占 59.7%；60 岁及以上人口为 287321 人，占 26.0%，其
中 65 岁及以上人口为 201032 人，占 18.2%（见表 1）。2010~2020 年，
西城区老年人口增长迅速，60 岁以上人口比例和 65 岁以上人口比例均
逐年增加，庞大的老年人口给老年人健康服务和医养结合工作带来巨大
挑战。

表 1　西城区 2010~2019 年常住人口变化情况

年份	常住人口总数（万）	0~14 岁（万）	15~64 岁（万）	65 岁及以上		60 岁及以上	
				人口数（万）	占比（%）	人口数（万）	占比（%）
2010	124.3	9.4	99.1	15.8	12.7	21.1	17.0
2011	124.0	10.7	95.9	17.4	14.0	23.6	19.0
2012	128.7	11.1	99.4	18.2	14.1	24.6	19.1
2013	130.3	11.3	100.6	18.4	14.1	24.8	19.0
2014	130.2	13.8	97.3	19.1	14.7	27.1	20.8
2015	129.8	13.9	95.9	20.0	15.4	29.4	22.7
2016	125.9	14.4	92.0	19.9	15.5	29.1	23.1
2017	122.0	14.0	88.7	19.3	15.8	28.7	23.5
2018	117.9	14.3	83.9	19.7	16.7	29.1	24.7
2019	115.3	15.9	78.9	20.5	17.8	29.0	25.2
2020	110.6	15.8	74.7	20.1	18.2	28.7	26.0

资料来源：北京市西城区统计年报。

（二）西城区医疗机构情况

2021 年第一季度，西城区有医疗卫生机构 702 家（不含三甲部队医
院），其中医疗机构 674 家，其他卫生机构 28 家。在医疗机构中，医院 49
家（综合医院 23 家、中医医院 9 家、中西医结合医院 5 家、专科医院 12
家）；基层医疗卫生机构 617 家（社区卫生服务中心及站 99 家，门诊部 69

家，诊所、卫生所及医务室 449 家）；专业公共医疗机构 7 家；其他医疗机构 1 家。（见图 1）

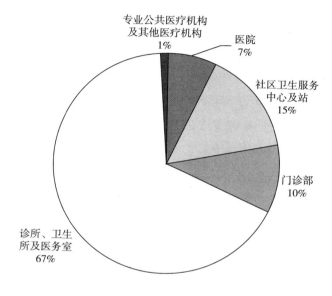

图 1　西城区医疗机构

资料来源：

（三）西城区卫生人员情况

全区卫生人员总数为 47261 人，其中卫生技术人员 39257 人，占卫生人员总数 83.06%；执业（助理）医师 13966 人，注册护士 17487 人。每千常住人口卫生技术人员数量为 34.53 人，每千常住人口执业（助理）医师数量为 12.28 人，每千（常住）人口注册护士数量为 15.38 人。

（四）西城区养老服务机构基本情况

2021 年西城区共有养老服务机构 13 个、养老照料中心 21 个、医养结合机构 10 个、养老服务驿站 56 个。

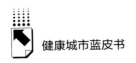

三 西城区医养结合发展现状

（一）对西城区社区老年人及老年人子女的调查结果

本次调查共回收老年人有效问卷1364份、老年人子女有效问卷779份。

1. 西城区老年人养老方式现状及原因

西城区社区老年人养老方式以居家养老及社区养老为主，影响社区老年人养老方式选择的前三位因素为身体健康状况（占77.29%）、费用（占76.88%）及心理需求（占52.75%）。这与影响老年人子女为家中老人选择养老方式的前三位因素相同（占比分别为83.35%、67.84%、63.93%）。

2. 西城区社区老年人对医养结合的认知

此次问卷调查显示，西城区老年人对医养结合养老模式的整体认知度还不高。（见图2）

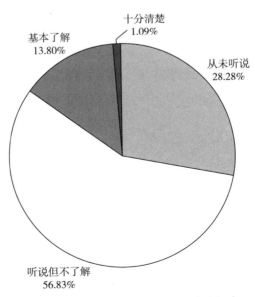

图2 西城区老年人对医养结合的认知度

3. 西城区社区老年人及其子女对医养结合的需求

社区老年人虽然对医养结合理念认知度不高，但对西城区社区卫生服务工作已开展的具体的医养结合服务项目（包括签约家庭医生、家庭医生健康指导、慢性病管理、定期发送健康信息、优先安排区属医院住院、预约转诊大医院）的需求度较高（见图3）。对医养结合的养老模式，社区老年人及其子女希望能得到全科医生、老年科医师、康复科医师及专科医生的服务。51.33%的老年人听说过老年医学科，但对安宁疗护的了解度仍然较低（全不了解的占66.08%）。

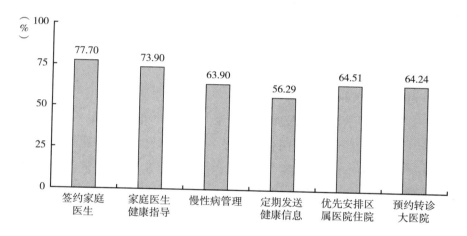

图3 西城区老年人对社区卫生服务中心已开展的医养结合服务项目的需求度

4. 社区老年人获取卫生健康知识的主要渠道

社区老年人获取卫生健康知识的渠道主要以全科医生（77.29%）、媒体（73.69%）、健康宣传资料（67.3%）为主。（见图4）

（二）对医疗工作人员的调查结果

本次对社区卫生服务中心及二三级医院医务人员的调查，共回收社区卫生服务中心医务人员有效问卷562份，二三级医院医务人员有效问卷314份。

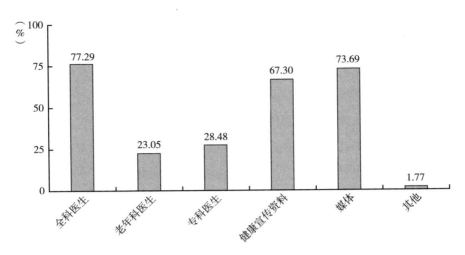

图4 社区老年人获取卫生健康知识的主要渠道

1. 对医养结合养老模式的认知

社区医疗工作人员对医养结合养老模式的认知度较高，其中正在参与的占18.51%。大部分社区卫生服务中心都已开展医养结合服务项目，包括家庭医生签约服务、健康指导、慢性病管理、预约转诊大医院等。

二三级医院的医疗工作人员对医养结合养老模式的认知度没有社区医疗工作人员高。二三级医院开展医养结合工作的主要形式有对出院患者随访及延伸服务、与养老机构合作定期去养老机构出诊等。

2. 对开展医养结合难点的认知

社区医疗工作人员认为，目前社区卫生服务中心开展医养结合服务普遍存在医务人员严重不足、公共卫生工作繁重、出诊安全保障不足、服务报酬政策支持不够、医疗责任风险划分不清、居民对社区卫生服务期望过高、基础设施不完善等难点（见图5）。66.73%的社区医疗工作人员认为在目前的工作中增加医养结合服务与获得的薪酬不匹配（薪酬偏低），并认为目前医养结合亟须在政策支持力度、医生执业法规、资金投入及医护人员薪酬待遇方面加以改进。

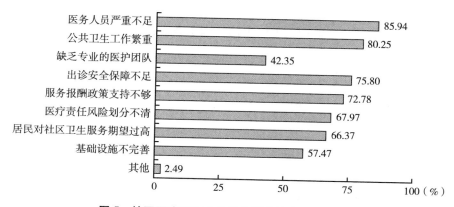

图5　社区医疗工作人员认为医养结合工作的难点

二三级医院的医疗工作人员认为目前医养结合亟须改进的问题同社区医疗工作人员类似，集中在政策支持力度、医生执业法规、资金投入及医护人员薪酬待遇方面。

3. 医疗工作人员参与医养结合服务的意愿

大多数社区医疗工作人员愿意参与的医养结合服务包括家庭医生健康指导（包括体格检查、健康评估、护理指导等）、慢性病规范管理、预约转诊服务及到养老机构进行卫生服务（见图6）等。目前，多数社区卫生服务中心已对医疗工作人员开展医养结合相关知识和技能的培训。

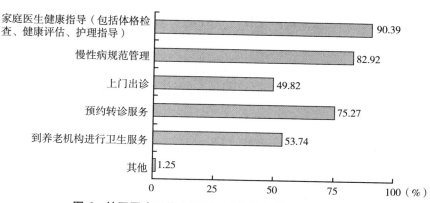

图6　社区医疗工作人员愿意参与的医养结合服务项目

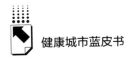
二三级医院的医疗工作人员愿意参与的医养结合服务项目包括家庭医生健康指导、慢性病规范管理、上门出诊、到养老机构进行卫生服务；对社区医疗工作人员进行专业培训，以提高社区医疗工作人员的专业知识及技能。（见图7）

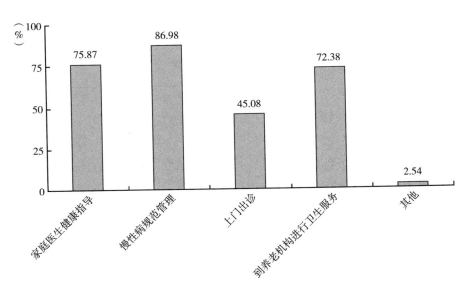

图7 二级三级医院的医疗工作人员愿意参与的医养结合服务项目

4. 对安宁疗护理念的认知

二三级医院和社区的医疗工作人员对安宁疗护理念的认知度均不高。

5. 开展安宁疗护的难点

二三级医院和社区的医疗工作人员在医疗工作中开展安宁疗护的困难排前三位的均为患者及家属知晓率低、相关理念社会普及不足、医疗法规政策不健全。（见图8、图9）

6. 开展安宁疗护的建议

社区医疗工作人员对在二三级医院及社区卫生服务中心开展安宁疗护的建议排在前三位的均为提高医务工作人员认知度、加强科普宣传、建立健全医疗政策法规（见图10和图11）。

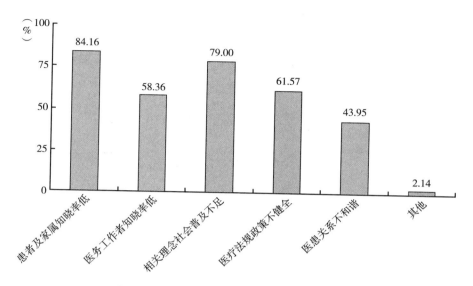

图 8　社区医疗工作人员开展安宁疗护的困难

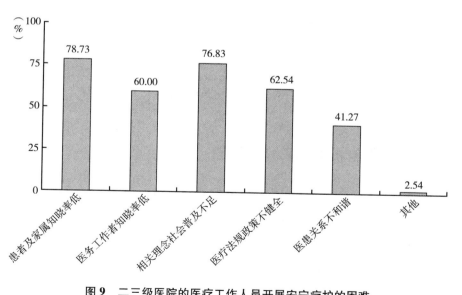

图 9　二三级医院的医疗工作人员开展安宁疗护的困难

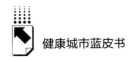
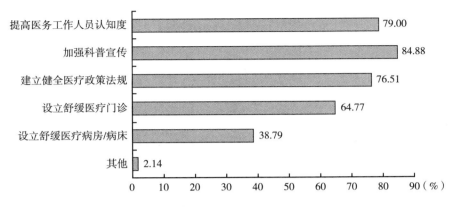

图10　社区医疗工作人员对开展安宁疗护的建议

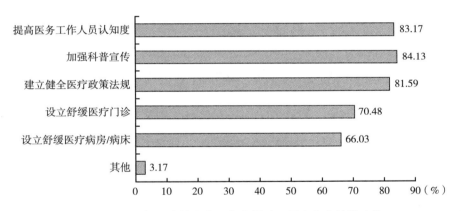

图11　二三级医院的医疗工作人员对开展安宁疗护的建议

（三）对养老机构管理人员的调查

本次对养老机构管理人员的调查共回收有效问卷51份。

1. 养老机构的医疗服务形式

被调查对象所在的养老机构现有的医疗服务有三种形式：与医疗机构签订合作协议（占70.59%）、内设医务室（占25.49%）、医疗机构托管（占3.92%）。

2. 养老机构的医养结合服务项目

被调查对象所在的养老机构为入住养老人开展的医养结合服务项目主要

包括定期健康评估、护理指导、定期巡诊等（见图12）。这些项目主要由社区卫生服务中心的医护人员实施。

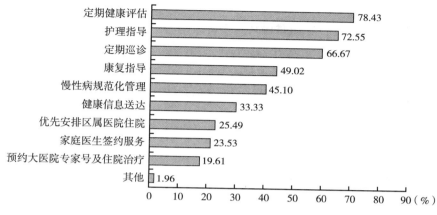

图12　养老机构开展的医养结合服务项目

3. 养老机构管理人员对开展医养结合服务项目的态度

86.27%的养老机构管理人员认为开展医养结合服务项目对养老机构经营有益，希望得到政府政策和资金的支持。

4. 养老机构需要的卫生专业人才状况

被调查对象认为，养老机构开展医养结合项目需要社区和二三级医院提供全科医生、老年科医生、康复科医生的服务占比较多（见图13）。

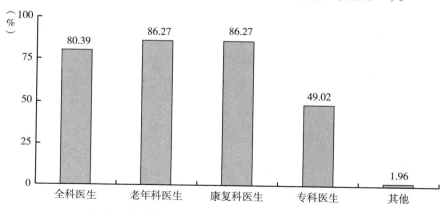

图13　养老机构开展医养结合服务需要的专业人士

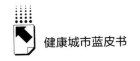

5. 对安宁疗护理念的认识

养老机构管理人员对安宁疗护理念的认知度较高，39.22%的被调查对象认为在养老机构开展安宁疗护工作非常有必要，同时84.31%的被调查对象希望在开展安宁疗护工作时得到老年科医生的帮助。

四　医养结合服务存在的问题

（一）医养分离、服务分割

在当前阶段，社区已经存在一些医疗卫生与养老相关的服务。服务的表现形式一般有两种：以社区卫生服务中心（站）为主体，为老年群体提供基本医疗卫生服务；以养老服务驿站和养老机构为主体，为老年群体提供基本的生活照料服务。然而，已有的医疗卫生与养老相关的服务供给，往往只停留在开展一些基础的服务内容，医疗卫生与养老服务互相割裂，缺乏协同与联动。从社区已有的医养结合服务的实际提供情况来看，医养分离、服务分割的现象比较普遍。

以社区卫生服务中心与养老驿站签约，或三级综合医院、社区卫生服务中心与养老机构签约服务这种模式为例。目前，这种模式只有在地理空间上将社区卫生服务中心与养老驿站或养老机构设置在一起，才能较好地实现医疗服务与养老服务的结合。这种模式能够为养老驿站带来更多人气，使居家养老服务中心提供的服务能惠及更多社区老年人。若强调将社区卫生服务中心（站）和居家养老服务中心设置在一起，距离上的接近确实能够更好地推进医疗和养老服务的结合，虽然为老年人提供服务的仍是两个窗口，是两块分割的服务，老年人依然要在"医"和"养"两个不同的窗口间来回切换才能获得所需服务，但距离上的缩短至少可以降低老年人获取健康服务的难度，更好地提高服务效率与质量。

由于医疗卫生与养老服务分属不同的行政部门主管，医疗卫生服务由国家卫生健康委员会主管，养老服务则由国家民政部主管，医疗服务和养老服务的提供和监管对应的是不同的上级主管部门。养老机构提供医疗服务需要得到医疗卫生行政主管部门的许可，医疗机构要提供养老服务需要得到民政主管部门的许可，由此致使两者服务的提供相对"分割"。当前，医养结合的难点和堵点并不是有需无供，而是供给方难以进行有效整合，未能较好实现医养结合一体化的实质要求。

（二）支付方式致使医养难以结合

笔者在调研过程中发现，区属医疗机构普遍开展中医康复，并设有康复病区和床位，由康复医师、康复治疗师、针推医师、康复护士等组成专业的康复治疗团队，本着康复在基层的服务理念，为辖区居民提供优质的中西医康复服务。有的社区卫生服务中心有安宁疗护病床，这些医疗机构中的住院病人 70% 以上是老年人，且不能自理的居多；虽然很多失能、半失能老年人从治疗意义上已经达到出院标准，但仍滞留在医院。目前，虽无确切的数据说明"压床"所占的比例，但是实地调研发现这种用住院替代长期照护的现象并不少见。

正如目前医院普遍存在"预防性住院"以及很多生命终末期老年人大量占用医疗机构床位的现象一样，很难避免老年人把病床当成养老床位。这不但浪费了医疗资源，而且容易因过度治疗产生高额的医疗费用，造成医保经费浪费等问题。西城区各类养老机构的相关管理人员反映，目前仍有大量闲置床位，入住率不高的养老机构仍然大量存在，养老资源浪费的现象不容忽视。

造成上述现象的原因，除了老年人出院后无法在家或在社区获取"医、康、养、护"连续性一体化照护服务，还有更现实的经济能力问题。在国家层面，《关于深入推进医养结合发展的若干意见》明确指出，需"厘清医疗卫生服务和养老服务的支付边界，基本医疗保险基金只能用于支付符合基本医疗保障范围的疾病诊治、医疗护理、医疗康复等医疗卫生服务费用，不得用于支付生活照护等养老服务费用"。该意见还明确指出："实行长期护理保险制度的地区，失能老年人长期护理费用由长期护理保险按规定支

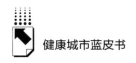

付。"目前，西城区还未推行长期护理保险，老年人入住养老院的床位费、生活照料费等需要自费，而入住医院产生的"住院""治疗"等费用却可以用医保报销，这使得更多老年人宁愿选择"住院"，以借用医保支付来解决其养老问题。

医养结合的资金来源有医疗保险、财政支付的公共卫生经费，民政部门及残联掌握的养老照料经费等，而这些不同来源的经费需要对应不同的服务。所以，不同资金只能对应支付不同的服务。这也是造成服务分割、难以实现医养一体化的主要原因。

（三）激励机制缺失，服务能力相对不足

社区卫生服务中心（站）的日常门诊医疗服务与公共卫生任务繁重，每位社区卫生服务中心（站）的全科医生每年累计签约的居民平均都在1000位以上，甚至更多。社区卫生服务中心（站）的服务对象是社区全体居民，在专门针对老年人提供相关服务时，其时间和精力都比较有限。如果再要求其参与社区医养结合服务，并为老年人提供个案管理、个性化定制服务等，是对社区基层医疗卫生服务的极大考验。

正所谓"政策迈进一小步，基层进步一大步"，除人力资源供给不足、医疗资源相对缺乏、服务技术与水平需要提高等原因，目前基层医疗卫生机构的功能定位与激励制度缺乏对基层的激励措施与政策，不能满足多方需求，基层人员的服务积极性尚未激发。在医联体内，上级医院对基层的支持仍需加强，仅仅依靠社区卫生服务中心（站）自己的力量较难实现为社区老年人提供多元、持续且有效的健康服务。

（四）社会办医力量参与受阻

国家在政策层面虽然大力支持社会力量参与医养结合服务，但在实际业务中，能够参与社区医养结合的主要还是基层医疗卫生机构，社区居家养老服务或日间照料中心的医疗服务也主要由社区卫生服务中心（站）承担。

实际上，社会办医机构和为老服务社会组织如果发挥其积极性和主观能

动性，可以推动医疗资源与养老资源的有机整合，为老年人提供多元化的医养结合服务，甚至可以提供送医上门、医养到家的医养结合一体化服务。在社区层面植入社会办医机构并鼓励其为老年人提供个性化、定制化和多元化的健康服务项目十分必要。社区卫生服务中心（站）与社区内其他社会办医疗机构（如康复医院、护理院）之间的合作也至关重要。国家政策虽然鼓励并支持社会力量参与医养结合服务，但由于各地缺乏相应的实施细则，社会力量在具体参与过程中仍然存在很多的准入障碍和壁垒。

五　对策与建议

一是推动资源下沉至社区，嵌入医养结合服务。街道可根据老年人口发展和分布密度等因素，在辖区内构建一个或按片区构建多个"15分钟服务圈"，正如现在的养老驿站，实现养老服务设施可达、服务可及。

服务场景实现"服务圈"中的老年人，在家中可获得生活照护以及助餐、助浴、助洁、助急、助行等服务的同时，也可获得基本的健康管理、营养指导和医疗护理等基本医疗服务。

二是依托社区养老医疗综合体，提供整合性、专业性医养结合服务；依托社区养老综合体和家门口的服务站点，有机整合各类面向老年人的服务资源，促进养老服务设施、项目、机构、组织、队伍、政策的高效利用。

三是推动社会办医力量与社区卫生服务机构合作。北京市应调动辖区内多方为老服务社会力量，尤其是社会办医力量，让其成为社区公立医疗卫生系统的一种有益互补力量。社会办医机构需要进一步加强与基层医疗卫生系统的协调合作，建立有效的沟通合作机制，保障以老年人为中心的综合性卫生保健服务；进一步加强全区基层医疗卫生系统与二三级医院、社会办医力量的协调合作，共同推动普遍性服务和个性化服务协同发展，满足多层次、多样化的健康养老需求，致力于搭建一个为老年人就近提供多元健康照护服务的整合性支持网络。

四是搭建区域老龄健康管理系统。社区内医疗卫生机构共同搭建区域老龄健康管理系统，以社区卫生服务中心的信息管理平台为基础，将各社区养老驿站作为医养客户端，为社区老人建立完善的老人健康档案，与社区卫生服务中心做到信息管理平台共享、老龄健康信息共联共享，促进绿色双向转诊快速、便捷。社会办医机构还能与社区卫生服务中心（站）进行人员共享，把医疗资源、康复护理资源等无障碍下沉到社区、家庭，让社会办医机构、养老驿站的医养服务人员成为社区医养结合服务的有力补充。

社会办医力量作为基层公立医疗卫生系统强有力的补充，可为社区老人提供多样化、差异化的照护服务，为老年人提供闭环式的全老年生命周期的"医、康、养、护"全方位服务，让全区大大小小的社区卫生服务中心（站）、社会办医机构以及养老驿站共同编织成一个服务网络，扩大医疗服务半径，在提升当地医疗服务水平的同时，使医疗服务系统产出最大的社会效益和经济效益。

五是推动安宁疗护服务进社区，探索建立机构、社区和居家安宁疗护相结合的工作机制，形成畅通合理的安宁疗护三级诊疗体系；完善安宁疗护服务收费项目及标准，稳步扩大安宁疗护试点；根据医疗机构的功能和定位，推动相应医疗卫生机构按照患者"充分知情、自愿选择"的原则，开设安宁疗护病区或床位，有条件的地方可建设安宁疗护中心，加快安宁疗护机构标准化、规范化建设。

积极开展社区和居家安宁疗护服务，探索建立机构、社区和居家安宁疗护相结合的工作机制，形成畅通合理的转诊制度；通过远程会诊，为社区提供居家安宁疗护技术支持，构建与社区卫生中心联合的双向转诊机制，建立合理的收费体系，搭建人才培养机制；制定安宁疗护用药指南。营利性医疗机构可自行确定安宁疗护服务内容和收费标准。非营利性医疗机构提供的安宁疗护服务，属于治疗、护理、检查检验等医疗服务的，按现有项目收费；属于关怀慰藉、生活照料等非医疗服务的，收费标准由医疗机构自主确定。

建立完善安宁疗护多学科服务模式，为疾病终末期患者提供疼痛及其他症状控制、舒适照护等服务，为患者及家属提供心理支持和人文关怀，推动安宁疗护理念得到社会广泛认可和接受，认真总结安宁疗护试点经验，稳步扩大试点。

六是调配医疗资源，重点关注老年群体的长期健康照护需求。老年健康服务体系需在总体架构内对医疗资源进行整体的布局和配置。西城区要加强辖区范围内三级医院、区属医院、二级一级医院以及基层社区卫生服务中心之间的联动，推动医疗资源下沉，实现送医上门、医养到家；重点关注老年群体的中长期健康照护需求，合理配置区内医疗资源与养老服务资源。

B.12
2021年北京市居民中医药
健康文化素养研究报告

李萍　王宏　冯硕　李博*

摘　要： 北京市在2021年开展中医药健康文化素养调查，目的是了解北
京市中医药健康文化知识普及情况及北京市居民中医药健康文
化素养水平。通过相关因素分析，我们发现城乡、性别、年龄、文
化程度、职业、家庭年收入和是否患慢性病影响中医药文化素养
水平。调查结果显示，北京市居民中医药健康文化素养水平明显
高于农村居民；女性中医药健康文化素养水平明显高于男性；
35~44岁的居民中医药健康文化素养水平最高；文化程度越高，
中医药健康素养水平越高；在职业方面，中医药素养水平排在前
三位的为医务人员、公务员和教师，排在最后的是学生和农民；
在收入方面，表现为年收入越高，居民中医药健康文化素养水平
越高，二者呈正相关关系。针对以上数据，政府应制定相应的政
策并实施专项行动，加大公众适宜的中医药技术宣传、推广和普
及，提升北京市居民使用中医药技术和养生的能力，以此提高公
众健康养生的行动率和中医药素养水平。同时，政府要面向农村
地区及青少年开展中医药文化宣传和普及，提升农村居民和青少

---

* 李萍，博士，北京市中医药研究所副所长，国家中医药管理局"细胞病理"三级实验室主任、
国家中医药管理局"疮疡生肌理论与应用"重点研究室主任和"银屑病中医临床基础北京市重
点实验室"主任，中国科协首席科普专家，研究员，主要研究方向为中医皮外科疾病临床基础
研究；王宏，北京市中医药研究所中药师，主要研究方向为中药学及中医药文化科普研究；冯
硕，博士，北京市中医药研究所助理研究员，主要研究方向为中医药循证研究；李博，北京市
中医药研究所主任医师，北京中医药循证医学中心秘书长，首都医科大学附属北京中医医院北
京市中医药研究所循证医学中心负责人，主要研究方向为中医临床以及循证医学。

年的中医药健康素养。另外，政府要加大中医药治未病的宣传力度。

关键词： 中医药　健康文化素养　北京市

一　引言

中医药是中华民族 5000 多年文明的结晶，是中华民族优秀传统文化的重要组成部分，为中华民族繁衍生息做出了巨大贡献，也对世界文明进步产生了积极影响。习近平总书记指出："中华文明包含着博大精深的植物文化。中国二千五百多年前编成的诗歌总集《诗经》记载了一百三十多种植物，中医药学为人类健康作出了重要贡献。"① 为贯彻落实 2016 年国务院印发的《中医药发展战略规划纲要（2016~2030 年）》《中共中央国务院关于促进中医药传承创新发展的意见》《健康中国行动（2019~2030 年）》《中医药文化传播行动实施方案（2021~2025 年）》等中医药发展规划要求，"十三五""十四五"期间，国家中医药管理局办公室联合国家卫生健康委宣传司在全国范围内开展中国公民中医药健康文化素养调查工作。北京市根据相关文件要求，开展了北京市中医药健康文化素养调查，通过对 2021 年北京市 8 区的 15~69 岁居民共 1937 人进行问卷调查，为北京市制定中医药健康文化相关政策提供科学依据。

二　调查对象与方法

（1）调查时间为 2021 年 8~12 月。

（2）调查对象为北京市东城区、西城区（原宣武区）、朝阳区、丰台区、

---

① 《习近平关于社会主义生态文明建设论述摘编》，中央文献出版社，2017，第 145 页。

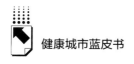

顺义区、大兴区、密云区、延庆区 8 个调查点 15~69 岁居民共 1937 人。

（3）抽样及调查方法采用分层多阶段随机抽样方法。抽样共分为四个阶段：第一阶段采用分层整群抽样法（PPS 法），在北京市八个调查点随机抽取三个街道（或乡镇）；第二阶段采用 PPS 法从抽到的街道（或乡镇）中随机抽取两个居委会（村）；第三阶段采用简单随机抽样法从抽中的居委会（村）中随机抽取 55 户家庭参与调查；第四阶段采用 KISH 表法从家庭户成员中抽取 1 名 15~69 岁居民（常住人口）参与现场调查。

现场调查采用国家中医药管理局统一编制的《中国公民中医药健康文化素养调查问卷》，每个区（监测点）填写问卷的任务量不低于 240 份。

（4）组织与实施。本次调查由北京市中医管理局、北京市 8 区卫生行政部门、街道与北京市中医药研究所联合组织实施。北京市中医管理局负责统一组织实施与协调；卫生行政部门与街道负责调查员征集以及调查资料和信息收集；北京市中医药研究所负责组织实施。

三　北京市中医药健康文化素养水平调查结果与分析

（一）2021年北京市居民中医药健康文化知识普及情况

2021 年，北京市居民中医药健康文化知识普及率为 93.0%、阅读率为 91.5%、信任率为 93.4%、行动率为 72.5%。（见图 1）

普及指的是对中医药知识的接触、认知、信任和使用；阅读指的是在日常生活、工作、学习、就医、大众媒体及其他公共场所可以阅读到中医药科普知识；信任指的是认识到中医药知识有助于改善自身健康状况；行动指的是将学到的中医药科普知识应用于日常生活当中。[1] 调查发现，北京市居民的中医药健康文化知识信任率最高、行动率最低。这说明大多数居民愿意学

---

[1]　殷晓月、靳琦、王慧等：《不同性别居民中医药科普情况及中医养生保健素养现状对比分析》，《中华中医药杂志》2017 年第 12 期。

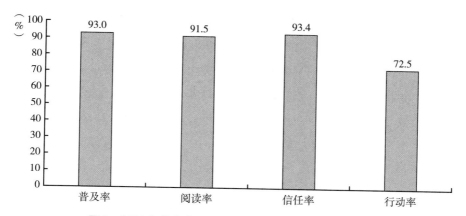

图1　2021年北京市居民中医药健康文化知识普及情况

习中医药知识并且确信其能改善自身健康状态，但是大部分人仍停留在理论学习层面，未能将所学和认知的中医药文化知识真正运用到实际健康保健中。

（二）2021年北京市居民中医药健康文化素养水平总体情况

2021年，北京市居民的中医药健康文化素养水平为26.3%，五维度素养水平中中医药基本理念素养水平为47.7%，中医药健康生活方式素养水平为49.7%，中医药公众适宜方法素养水平为9.1%，中医药文化常识素养水平为49.3%，中医药信息理解能力素养水平为65.2%。（见图2）

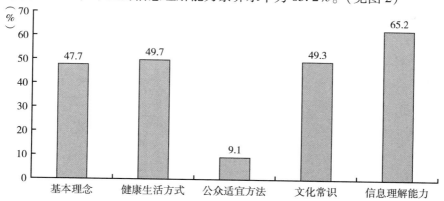

图2　2021年北京市居民中医药健康文化五维度素养水平

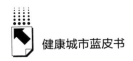

中医药信息理解能力是健康信息素养的一部分，良好的健康信息素养可以帮助人们学习和了解更多的疾病预防知识和健康生活方式，可以促进医患沟通、减少医患纠纷，对提高中医药健康文化素养水平非常重要。公众适宜方法主要包括经络穴位运用、艾灸、拔罐等养生保健技术，这些技术的实际应用需要具备一定的中医基础理论和实操经验。本次调查结果显示，北京市居民的中医药信息理解能力素养水平最高，中医药公众适宜方法素养水平最低。结果说明，北京市居民对中医药信息的获取和认知渠道丰富多样，能从多方面了解中医药健康知识，但在日常生活中实际运用中医药技术较少，中医药知识没有真正落地。

（三）中医药健康文化素养水平影响因素分析

北京市居民中医药健康文化素养水平以及相关影响因素（城乡、性别、年龄、文化程度、职业、家庭年收入），详见表1。

表1 2021年北京市居民中医药健康文化素养水平总体情况

分类	组别	素养水平（%）	95%CI	X^2	P
城乡	城市	30.7	0.28～0.33	58.3597	<0.0001
	农村	13.0	0.10～0.16		
性别	男	23.1	0.20～0.26	6.6151	0.0101
	女	28.35	0.26～0.31		
年龄（岁）	15～24	27.66	0.15～0.40	42.9219	<0.0001
	25～34	30.35	0.24～0.37		
	35～44	38.65	0.33～0.44		
	45～54	24.7	0.21～0.29		
	55～64	19.6	0.17～0.23		
	65～69	26.19	0.21～0.31		
文化程度	不识字/少识字	2.33	0～0.07	213.8675	<0.0001
	小学	4	0.01～0.07		
	初中	15.9	0.13～0.19		
	高中/职高/中专	24.89	0.21～0.29		
	大专/本科	43.34	0.39～0.47		
	硕士及以上	64.81	0.52～0.78		

分类	组别	素养水平（%）	95%CI	X^2	P
职业	公务员	42.42	0.26~0.59	168.2798	<0.0001
	教师	40.91	0.20~0.61		
	医务人员	57.76	0.41~0.73		
	其他事业单位人员	38.99	0.33~0.45		
	学生	18.18	0.02~0.34		
	农民	8.72	0.07~0.11		
	工人	26.63	0.20~0.33		
	其他企业人员	37.02	0.31~0.43		
	其他	32.74	0.29~0.37		
家庭年收入（万元）	<2	13.65	0.10~0.17	139.2227	<0.0001
	2~5不包括5	17.8	0.14~0.21		
	5~8不包括8	23.68	0.19~0.28		
	≥8	41.95	0.38~0.46		

资料来源：课题组自行统计整理。

1. 城乡

北京市城市居民的中医药健康文化素养水平（30.7%）高于农村居民（13.0%），差异有统计学意义（$p<0.01$）。结果显示农村居民的中医药健康文化素养远远低于城市居民。这可能与农村地区信息渠道闭塞，文化程度相对较低，同时经济不发达等有关。

2. 性别

女性中医药健康文化素养水平（28.35%）略高于男性（23.1%），差异有明显统计学意义（$p<0.05$）。这可能与女性主要负责家庭生活的维护，更加关注自身和家人的饮食起居和身体健康情况，而中医药就是来源于日常生活，所以女性在日常生活中有更多机会接触中医药知识，能认识到可以用中医药改善自身健康状况，对中医药的理解度和信任度比男性高，这与殷晓

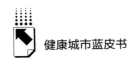
月等人的研究结果一致。①

3. 年龄

不同年龄的居民中医药健康文化素养水平也不同，差异有统计学意义（p<0.01）。35～44 岁居民的中医药健康文化素养水平最高（38.65%），其次是 25～34 岁居民（30.35%），55～64 岁居民的中医药健康文化素养水平（19.6%）最低，65～69 岁居民的中医药健康文化素养水平又有所升高（26.19%）。这是因为 35～44 岁的居民正处于涉猎信息最广泛的阶段，获取中医药知识的渠道多样。同时随着养生群体逐渐年轻化，居民在提升事业的同时更加注重生活方式的健康，将中医药养生知识运用于实际生活中，比如会主动寻求喝花茶、泡脚、足疗等日常保健方式。65～69 岁居民的中医药健康文化素养水平有所升高，可能与退休人员有更多的时间和机会接触和学习中医药知识有关。

4. 文化程度

不同文化程度的居民中医药健康文化素养水平不同，文化程度越高的居民中医药健康素养水平越高，组间差异具有统计学意义（p<0.01）。大专及以上人群的中医药文化素养水平远远高于其他学历组别，这说明学历是影响中医药文化素养水平的关键因素。究其原因，高学历人群有更多渠道和方式获取中医药知识，并对知识有很强的理解运用和转化能力；低学历人群获取信息的渠道往往单一，加之为了提高生活水平而往往忽略自己的身体健康，对中医药知识的关注较少。

5. 职业

不同职业居民的中医药健康文化素养水平不同，差异具有统计学意义（p<0.01）。中医药健康文化素养水平排名前三的职业分别为医务人员（57.76%）、公务员（42.42%）、教师（40.91%）；学生（18.18%）和农民（8.72%）的中医药健康文化素养水平最低。这是因为医务人员、公务

---

① 参见殷晓月、靳琦、王慧等《不同性别居民中医药科普情况及中医养生保健素养现状对比分析》，《中华中医药杂志》2017 年第 12 期。

员和教师都属于高学历、收入较高的人群，有更多渠道和方式获取中医药知识；学生主要为年轻人，身体状态良好，专注于学习，对养生的需求较少；农民学习和接受中医药知识渠道有限，影响了中医药文化的传播。

6. 家庭年收入

家庭年收入不同的居民中医药健康文化素养水平也不同，年收入越高的居民中医药健康文化素养水平越高，组间差异具有统计学意义（$p<0.01$）。这是因为高收入家庭居民一般学历也高，对中医药知识的摄取和理解更强，往往更加注重自身健康，从而主动了解中医药文化知识；低收入家庭居民大多迫于生计，无暇关注自身和家人身体健康问题，对中医药知识的学习和掌握均有很大程度的限制，且获取信息渠道单一，容易陷入恶性循环。

三　北京市中医药健康文化五维度素养情况与分析

2021年北京市中医药健康文化五维度素养水平以及影响因素（城乡、性别、年龄、文化程度、职业、家庭年收入和是否患慢性病）情况，详见表2。

（一）城乡

城市居民的中医药基本理念、中医药公众适宜方法、中医药健康生活方式和中医药文化常识均高于农村居民，差异均有统计学意义（$p<0.01$）。城市居民中医药信息理解能力素养（65.19%）略高于农村居民（65.08%），两者差异没有统计学意义（$p>0.05$）。

（二）性别

女性在中医药基本理念方面的素养（50.3%）高于男性（43.74%），差异有统计学意义（$p<0.01$）；另外女性的中医药健康生活方式素养（53.24%）也高于男性（44.52%），差异也有统计学意义（$p<0.01$）。不同性别在其他3个维度的差别没有统计学意义。统计结果说明，女性在日常生活中更加关注中医药知识，并能将这些知识运用于实际生活中改善自身体质。

表 2　2021 年北京市居民中医药健康文化五维度素养情况

	特征	中医药基本理念	中医药公众适宜方法	中医药健康生活方式	中医药文化常识	中医药信息理解能力
城乡	城市	51.93%	10.98%	53.38%	54.28%	65.19%
	农村	34.92%	3.31%	38.84%	34.3%	65.08%
	X^2	42.1059	25.9391	30.6808	57.9607	0.002
	P	<0.0001	<0.0001	<0.0001	<0.0001	0.9647
性别	男	43.74%	8.65%	44.52%	48.52%	64.26%
	女	50.3%	9.33%	53.24%	49.78%	65.77%
	X^2	8.0078	0.2677	14.1329	0.2985	0.4696
	P	0.0047	0.6049	0.0002	0.5849	0.4932
年龄（岁）	15~24	46.81%	4.26%	42.55%	65.96%	76.6%
	25~34	56.22%	10.45%	61.19%	67.16%	74.13%
	35~44	61.96%	11.35%	57.36%	64.11%	73.01%
	45~54	44.89%	9.74%	44.66%	50.83%	64.37%
	55~64	39.04%	7.47%	44.32%	37.48%	59.72%
	65~69	48.98%	8.84%	53.74%	41.5%	61.56%
	X^2	53.3202	6.0998	32.8777	102.9852	28.8444
	P	<0.0001	0.2966	<0.0001	<0.0001	<0.0001
文化程度	不识字/少识字	30.23%	0	27.91	4.65	44.19
	小学	24.67%	2.67%	20.67%	16.67%	44.67%
	初中	34.1%	5.4%	38.12%	36.42%	57.87%
	高中/职高/中专	47.68%	7.59%	54.43%	51.48%	66.03%
	大专/本科	66.96%	15.45%	66.07%	70.87%	77.98%
	硕士及以上	87.04%	24.07%	75.93%	85.19%	85.19%
	X^2	202.4102	66.2034	173.0037	274.738	101.6839
	P	<0.0001	<0.0001	<0.0001	<0.0001	<0.0001
职业	公务员	66.67%	9.09	63.64	72.73	72.73
	教师	77.27%	18.18%	72.73%	81.82%	77.27%
	医务人员	72.97%	18.92%	70.27%	81.08%	83.78%
	其他事业单位人员	65.6%	8.72%	69.27%	61.47%	72.94%
	学生	36.36%	9.09%	50%	68.18%	81.82%
	农民	27.79%	3.07%	31.5%	25.53%	53.31%
	工人	43.48%	9.78%	46.2%	50%	64.13%
	其他企业人员	64.26%	14.04%	56.6%	67.23%	70.64%
	其他	53.56%	12.46%	57.47%	57.47%	70.46%
	X^2	184.3302	48.651	147.8289	232.8372	64.8377
	P	<0.0001	<0.0001	<0.0001	<0.0001	<0.0001

续表

特征		中医药 基本理念	中医药公众 适宜方法	中医药健康 生活方式	中医药 文化常识	中医药信息 理解能力
家庭年收入 （万元）	<2	33.41	4.47	35.29	30.82	49.88
	2~5 不包含 5	37.4	5.2	41.8	41.2	60.2
	5~8 不包含 8	48.25	8.48	50	50.88	67.54
	≥8	64.21	15.19	64.81	66.32	77.44
	X^2	128.7545	50.3657	108.5233	148.5445	94.1769
	P	<0.0001	<0.0001	<0.0001	<0.0001	<0.0001
是否患 慢性病	否	50.58	10.1	52.92	53.92	67.61
	是	42.92	7.36	44.55	41.69	61.17
	X^2	10.73	4.1579	12.7581	27.2535	8.3182
	P	0.0011	0.0414	0.0004	<0.0001	0.0039

资料来源：笔者根据调查结果整理。

（三）年龄

不同年龄人群的四个维度（中医药基本理念、中医药健康生活方式、中医药文化常识、中医药信息理解能力）的中医药健康文化素养水平不同，差异具有统计学意义（$p<0.01$）。各个年龄阶段的人群在中医药公众适宜方法素养方面基本无区别（$p>0.05$）。35~44 岁人群的中医药基本理念素养水平最高（61.96%），这个年龄阶段的人群的中医药文化常识素养水平也较高（64.11%）；25~34 岁人群的中医药健康生活方式素养水平最高（61.19%）；15~24 岁人群的中医药信息理解能力素养水平最高（76.6%），25~34 岁人群的中医药信息理解能力素养水平为 74.13%，35~44 岁人群的中医药信息理解能力素养水平为 73.01%，中医药信息理解能力素养水平随着年龄增长而下降。55~64 岁人群的五维度的中医药文化素养水平均最低，而 65~69 岁人群的五维度的中医药素养水平有所升高。15~24 岁的年轻人正处于校园教育阶段，对知识的阅读和理解能力均保留在较高水平，他们的中医药信息理解能力素养水平，也反映了中医药知识在校园的普及越来越广

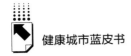
泛；中医药信息理解能力素养水平随着年龄增长而下降，可能是因为老年人随年龄增长对知识的接受能力和理解能力逐渐下降。

（四）文化程度

统计结果显示，文化水平越高中医药文化素养水平越高，组间差异具有统计学意义（$p<0.01$）。

（五）职业

统计结果显示，不同职业组间五个维度的中医药素养水平不同，组间差异具有统计学意义（$p<0.01$）。在中医药基本理念素养水平方面，教师的素养水平最高（77.27%），医务人员（72.97%）和公务员（66.67%）紧跟其后；在中医药公众适宜方法、中医药健康生活方式和中医药信息理解能力方面，教师和医务人员的素养水平最高；在五个维度中，农民的中医药素养水平均为最低。

（六）家庭年收入

统计结果显示，家庭年收入越高的人群中医药素养水平越高，两者呈正向相关关系，不同收入组间的差异具有统计学意义（$p<0.01$）。

（七）是否患慢性病

未患过慢性病的人群五个维度的中医药素养水平均高于患过慢性病的，组间差异具有统计学意义（$p<0.01$）。调查显示，患慢性病的患者中医药基本理念素养水平偏低，且在日常生活中未能掌握相关的中医药适宜技术，导致中医药未能发挥治未病的作用。

四　讨论

根据2021年北京市居民中医药健康文化素养水平调查结果分析，建议北京市从以下几方面提升居民的中医药健康文化素养。

（一）提升中医药适宜方法素养水平

本次调查结果显示，北京市居民的中医药公众适宜方法素养水平最低，这说明人们掌握实际的中医药适宜技术能力较差。调查问卷中关于中医药公众适宜方法素养的问题主要是养生保健方法和中医药保健穴位等专业程度较高的问题。居民的答案准确性普遍偏低。

为了提高北京市居民的中医药适宜方法素养水平，笔者建议开展中医药公众适宜技术的开发，并以视频、音频和图文等形式，将中医药养生技术普及到居民的日常生活中；同时开展线下体验活动，在社区和卫生所定期开展中医药养生技术培训，比如拔罐、艾灸、八段锦、五禽戏等养生保健项目的现场教学培训，增强居民的体验感和实践能力。

（二）关注重点人群的中医药健康文化素养

1. 农村居民

城乡居民中医药健康文化素养水平高低不同，这是因为城市地区的经济、教育、医疗资源相对发达，相关配套设施齐全，另外城市居民的健康意识也比农村居民高。随着北京市的发展，农村居民人口逐步下降，但是人口比重仍比较大，农村也是北京市重点建设地区，提升农村居民的中医药健康文化素养水平对提升北京市居民整体的中医药健康文化素养水平起到非常重要的作用。城市居民愿意主动付出更多的时间和投入更多的金钱去学习中医药文化知识，而农村居民则需要政府更多的支持，因此，北京市政府应加强农村基础设施建设，如可以在农村建设更多的中医药养生服务机构，通过浅显易懂的方式提高农村居民的中医药认知水平。

2. 老年群体

随着社会的发展进步，新媒体种类越来越繁多。老年群体因为年龄问题，对相关信息无法甄别，对各种新媒体工具接受慢，对中医药知识接受能力薄弱、接受过程缓慢，接触知识的渠道也狭窄，这成为老年群体中医药健康文化素养水平偏低的主要原因。老年人因为身体机能的衰退更容易罹患各

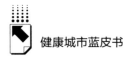

种慢性疾病，而提高老年人的中医药健康文化素养水平，能帮助老年人改善自身健康状况。研究表明，65~69岁的居民中医药文化健康素养水平有所升高，这是因为退休人员有更多的时间和机会接触和学习中医药知识。只要给予老年人足够的学习和接触机会，他们一样可以掌握中医药知识且运用于自身保健。对此，北京市应积极出台相关政策，比如可以在老年大学开展中医药相关课程，进一步提升老年人的中医药健康文化素养水平；充分发挥家庭氛围的作用，即家庭中其他成员向老年人分享中医药知识和一些简单实用的方法，鼓励老年人主动了解中医药知识。

3. 低文化水平人群

本次调查发现，低文化水平人群的中医药健康素养水平偏低。因此，北京市在制定提高居民中医药健康素养水平的相关政策时，应该考虑不同人群文化水平的高低，对症下药。政府可以制定针对性强的有效干预措施去引导居民了解中医药知识；针对低文化水平人群，可以设计一些通俗易懂的宣传片、音视频和图文手册等，尽量采用图文并茂和浅显易懂的方式进行宣传和普及；相关措施可以多向实践方面倾斜，真正将中医药知识运用到老百姓的生活中，提高他们对中医药文化知识的信任度和依赖度。

4. 低收入家庭人群

低收入家庭人群的中医药健康素养水平偏低。这是因为这部分居民忙于生计，没有时间和精力去了解中医药文化知识。这部分人群因为对自身健康状况关注不够，更加容易罹患疾病，加重自身和社会的经济负担。因此，政府应将这部分人群作为提高中医药健康素养水平的重点人群。政府免费发放宣传材料、组织公益性帮扶，让他们在中医技术方面获得一技之长，直接或间接提升其中医药健康素养水平。

5. 患慢性病的人群

调查结果显示，未患过慢性病的居民中医药素养水平高于患过慢性病的。这是因为慢性病患者罹患疾病，身心受累，精力不足，导致中医药知识未能发挥治未病的作用。慢性病患者日常需要定期于慢性病门诊就诊，政府可以在基层诊所和社区门诊的慢性病门诊开展中医药知识科普讲座，主动引导慢性病患者信任中医药和学习中医药知识。例如，政府可以在慢性病门诊宣传栏针对具体疾病张贴容易理解的中医药理论知识和实操的中医药适宜技术以供慢性病患者学习。

总体来说，老年人、低文化水平人群、体力劳动者、罹患慢性病的人群应该成为今后中医药健康文化知识普及的重点人群，国家和政府应该有针对性地开展中医药文化知识科普和宣传工作，采取有效措施，积极引导居民参与中医药文化知识学习；同时，国家和政府应优化科普推广内容及形式，推广简便易学的适宜技术和方法，让弱势人群获得实际收益。另外国家和政府应创新科普内容推广思路及方式，固化科普内容推广时间及人群，增强科普推广力度及频度，以家庭、社区、学校为单位，实现中医药健康文化知识传播普及常态化，让居民更容易获得中医药知识；通过多种方式，推动中医药健康文化知识的知信行合一，让中医药真正走入百姓，让更多人受益。

五　对策建议

（1）加大中医药健康文化科普的政策引导，针对目前存在的短板，设立专项经费，开展行动，在全社会形成中医药健康文化宣传普及的良好环境。

（2）针对青少年开展持续的中医药文化进校园工程，促进中医药教育进入课程体系、课后活动和社会实践活动，将中医药知识融入教学体系，提升国民的中医药健康素养水平。

（3）促进中医药适宜技术的推广普及，利用抖音、微信公众号等多种媒体方式，线上线下结合，推广中医药的适宜技术，如刮痧、艾灸、贴耳豆、八段锦、五禽戏、药食同源等防病治病的方法，提升北京市居民应用中医药知识的能力。

（4）设立中医药治未病的宣传专项行动，在学校、机关、企业和社区进行宣传推广，从基层建立治未病思想的观念和行动，树立治疗疾病和与预防疾病同等重要的理念，提升北京市居民预防疾病的意识，提升居民的中医药文化素养水平。

健康产业篇

Healthy Industry

B.13

北京医药健康产业发展报告
（2020~2021）

汤文仙*

摘　要： 医药健康产业是关系国计民生、经济发展和国家安全的战略性产业，是健康中国建设的重要基础。从全球来看，处方药销售保持上升趋势，生物技术药的市场份额将继续扩大，肿瘤药品成为市场最有价值的研发项目，孤儿药成为新热点；从国内来看，医药健康产业发展前景广阔，创新药上市品种呈增多趋势，数字化时代驱动研发模式发生变革。北京市医药健康产业规模持续扩大，产业前沿优势突出，产业引擎作用显现，产业创新模式引领，产业集聚特色明显，产业环境开放共享；存在的主要问题是，研发投入有待进一步提高，产业化能力有待继续攀升，高端制造业有待不断壮大，数字化转型有待持续加快，国际化竞争能力有待增

* 汤文仙，博士，高级经济师，北京城市学院副教授，首都城市环境建设研究基地研究员，主要研究方向为城市治理、产业规划、公共政策。

强。因此，北京市应该聚焦前沿领域，促进产业技术能级跃升；关注区域合作，促进京津冀协同发展；着眼国际标杆，强化企业竞争新优势；创新生态建设，提升产业发展加速度。

关键词： 医药健康产业　生物医药　北京

　　医药健康产业是引领新一代科技革命和产业变革的前沿领域，是推动北京高质量发展的重要引擎，也是北京重点发展的高精尖产业之一。因此，医药健康产业把握产业创新发展机遇，营造良好创新环境，力争成为在生命科学和医药健康领域的科技高地，是北京"十四五"时期科技创新和经济发展的重要任务。作为全国科技创新中心的北京，如何更好地发挥医药健康产业技术创新的引擎作用，成为北京高质量发展的一个重大问题。

一　全球医药产业现状与发展趋势

（一）全球医药产业现状

　　全球人口总量增长、社会老龄化程度提高、人们保健和预防意识增强、全球城市化进程加快以及各国医疗保障体制的不断完善等诸多因素推动了全球医药行业快速发展。大量资本投入生物医药技术，科技创新成为拉动产业规模持续稳定增长的重要引擎。Evaluate Pharma（英国医疗健康领域的调研咨询机构）数据表明，2021 年全球医药市场规模达 1.03 万亿美元，复合增长率为 3.56%；医疗器械市场规模逾 4970 亿美元，复合增长率为 3.38%。（见图 1）

（二）全球医药产业发展趋势

1. 全球处方药销售额保持上升趋势

2021~2026 年，全球处方药销售额将继续保持上升趋势。2026 年处方

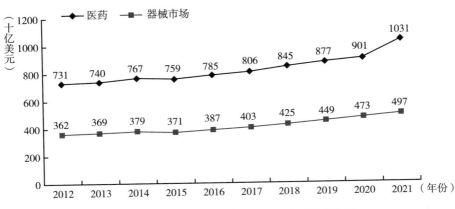

图1　2012~2021年全球医药和医疗器械销售额

数据来源：Evaluate Pharma数据（2021年）。

药销售额预计将达到1.04万亿美元，预期年化增长率为6.4%。孤儿药（治疗罕见病的药物）作为关注焦点，销售额在2026年将达到2680亿美元。（见图2）

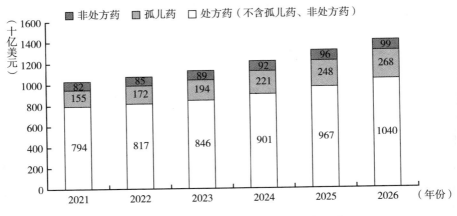

图2　2021~2026年全球医药市场销售预测

数据来源：Evaluate Pharma数据（2021年）。

2.生物技术药的市场份额将继续扩大

据Evaluate Pharma预测，2026年生物技术药将占处方药和非处方药总销售额的 37%，高于 2020 年的 30%。2026 年，预计最畅销的前 100 种药品中，生物技术药将占 51 种，销售额将占 TOP100 畅销药总销售额的 57%，最畅销的前 10 种药物中，大部分将是生物制剂，总销售额将达 1270 亿美元。[①]

3. 肿瘤药品成为市场最有价值研发项目

Evaluate Pharma 采用净现值法对全球在研新药的市场潜力进行了评估。按治疗领域划分，全球在研新药 TOP20 中抗肿瘤药（6 个）和消化系统及代谢病用药（5 个）占 55%，其余为血液和造血系统用药、自身免疫性疾病用药、抗纤维化用药、神经系统用药、抗炎药和抗风湿药。

4. 孤儿药成为新热点

孤儿药即为治疗罕见病的药物。FDA（美国食品和药品管理局的简称）认定的罕见病标准是美国患病人数低于 20 万的疾病或状况。虽然这类疾病患病的人少，但往往面临治疗上的困难：一是诊断不容易，缺乏经验的医生容易误诊；二是治疗药物少，且价格昂贵。为了推动孤儿药的发展，大多数国家制定了相关法律，在制度上给予保障，从而使孤儿药研发逐渐成为新热点。美国 2018 年批准的 57 种新药中，孤儿药达到了 33 种。[②]

二 中国医药健康产业现状与发展趋势

（一）我国医药健康产业现状

我国医药健康产业发展水平和国民经济的发展速度息息相关。随着国民经济的快速持续增长，我国人民的生活水平也得到提升，我国医药健康产业也不断快速发展。2021 年，我国共有 8337 个医药制造企业，营业收入为 2.93 万亿元，同比增长 17.83%，而 2020 年同比增长 4%。随着营业收入的增加以及盈利能力的不断提升，2021 年中国医药制造业利润总额增长显著，

[①] 参见 Evaluate Pharma《2021 年全球生物医药行业评估暨 2026 年展望》，2021。
[②] 任红梅、张奇龙、张俊祥、张宏翔：《从医药产业发展的规律和趋势看我国医药产业的发展》，《高科技与产业化》2021 年第 8 期。

达 6271.4 亿元，同比增长 78.84%。医疗需求一方面来自人口增加带来的基本医疗需求，另一方面来自医疗升级需求带来的人均消费的提高。在政策支持和人口增长、老龄化进程加快、医保体系不断健全、居民支付能力增强等因素的影响下，我国医药健康产业整体发展态势良好。

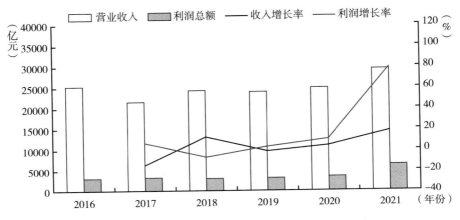

图 3   2016~2021 年中国医药制造业营业收入及增速

数据来源：历年中国统计年鉴。

目前，我国化学药品市场占比最大，其次是生物医药。生物医药在医药产业中的比重持续上升。2019 年，我国药品市场规模为 2.14 万亿元，占医药产业的 81.8%（其中化学药品占 47.4%，生物医药占 9.5%，中药占 24.9%）；医疗器械市场规模为 4768.5 亿元，占医药产业的 18.2%。

（二）我国医药健康产业发展趋势

1.医药健康产业发展前景广阔

中国的人口老龄化趋势明显，60 岁以上的老年人数量从 2010 年的 1.78 亿快速增长到 2020 年的 2.6 亿，占总人口比例从 2010 年的 13.3% 增长至 2020 年的 18.7%；65 岁以上老人数量则从 2010 年的 1.19 亿增长至 2020 年的 1.91 亿。未来，随着国家产业政策的支持和市场需求的释放，我国医药健康产业将具有广阔的发展空间，整体将保持良好的发展态势。

2. 创新药上市品种呈增多趋势

我国多次出台政策，着重提高生物医药的创新能力和产业化水平；出台鼓励药品医疗器械创新研发政策，推动国内研发创新技术与国际接轨。2017年以来，国内获批的创新药数量呈增长趋势，2021年国内共有89款创新药获批，其中生物创新药31款、化药创新药46款、中药创新药12款，创新药获批上市数量为近5年来最高。在日益完善的审评审批体系和逐渐丰富的加速审评审批路径下，我国创新药的平均上市审评时间呈缩短趋势，2021年获批创新药平均审评时间约为412天。[1]

3. 数字化时代驱动研发模式发生变革

在技术研发层面，生物医药结合大数据、云计算、人工智能等信息技术，从传统的实验科学方式，进入具有精准数据支撑的科学方式，以数据驱动的研发形式成为我国生物医药产业实现弯道超车的唯一路径。在研发模式层面，基础研究将更加受到重视，跨学科合作开放意识将不断增强，产业分工将更加精细，由第三方研发机构参与的开放式研发模式将成为主流。近年来，我国药品审评审批加速、仿制药一致性评价、MAH制度等系列重大医药政策，推动国内药品研发投入提升及研发生产相分离，推进了医药外包服务的高速成长。[2]

三 北京市医药健康产业发展现状

（一）总体情况

1. 产业规模持续增长

2019年，北京市生物医药产业全部企业营业收入达2073.2亿元，同比增长11.01%。其中，生物医药工业全部企业营业收入为1667.6亿元，同比

---

[1] 《中国医药研发创新专题（2021）：在探索中坚持前行》，《国金证券》2022年5月20日。

[2] 黄扬、孙嘉、张磊：《生物医药产业发展现状与趋势探析》，《现代金融》2021年第7期。

增长 10.5%；生物医药服务收入为 405.6 亿元，同比增长 11.0%。生物医药产业发展质量和水平较高，产业规模呈稳步扩大态势。2020 年生物医药产业规模已突破 2200 亿元。随着国家和北京市对科技服务业创新发展的项目布局和资金支持，加上公共卫生应急体系的不断完善、资源流动通道的更加顺畅，北京市医药健康产业迎来重要的发展机遇。

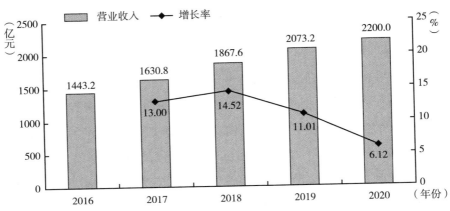

图 4 2016~2020 年北京市医药健康产业全部营业收入及增速

数据来源：笔者通过公开报道整理。

2. 产业前沿优势突出

北京市有全国最强大的基础生命科学力量，拥有全国最丰富的基础科研资源（见表 1）。在临床研究方面，北京市的医疗资源和临床水平居全国首位。北京市拥有三级医疗机构 72 家，承担了一半以上国家级重点临床科研项目，拥有占全国 50% 的国家临床医学研究中心，拥有全国最多的临床药理基地，为新药研发提供了高水平的临床试验条件。北京要在原始创新和前沿基础研究领域加大基础创新与源头创新。

3. 产业引擎作用显现

作为北京市构建高精尖经济结构的重点产业，医药健康日益成为推动北京产业创新发展的"双引擎"之一。北京市经过持续多年的耕耘，以重大临床应用需求为牵引，以企业为创新主体，依托高校和科研机构的技术支撑，

表1　北京市部分基础科研资源平台

序号	名称	建设/依托单位	类型	所属细分产业领域
1	天然药物及仿生药物国家重点实验室	北京大学医学部	国家重点实验室	化药
2	脑认知科学国家重点实验室	中科院生物物理所	国家重点实验室	基础医学（化药、生物药、中药、医疗器械）
3	生物大分子国家重点实验室	中科院生物物理所	国家重点实验室	生物药
4	国家新药开发工程技术研究中心	医科院药物所	国家工程技术研究中心	生物药
5	抗肿瘤蛋白质药物国家工程实验室	清华大学	国家工程研究中心	生物药
6	生物芯片北京国家工程研究中心	清华大学	国家工程研究中心	生物药
7	中药复方新药开发国家工程中心	中国中医科学院	国家工程研究中心	中药
8	视觉损伤与修复教育部重点实验室	北京大学医学部	教育部重点实验室	基础医学（化药、生物药、中药、医疗器械）
9	分子心血管学教育部重点实验室	北京大学医学部	教育部重点实验室	基础医学（化药、生物药、中药、医疗器械）
10	肿瘤医院恶性肿瘤发病机制及转化研究教育部重点实验室	北京大学肿瘤医院	教育部重点实验室	基础医学（化药、生物药、中药、医疗器械）
11	放射性药物教育部重点实验室	北京师范大学	教育部重点实验室	化药、生物药
12	医学免疫学重点实验室	北京大学基础医学院	国家卫健委重点实验室	基础医学（化药、生物药、中药、医疗器械）
13	精神卫生学重点实验室	北京大学医学部	国家卫健委重点实验室	基础医学（化药、生物药、中药、医疗器械）
14	神经科学重点实验室	北京大学医学部	国家卫健委重点实验室	基础医学（化药、生物药、中药、医疗器械）
15	心血管分子生物学与调节肽重点实验室	北京大学医学部	国家卫健委重点实验室	基础医学（化药、生物药、中药、医疗器械）
16	肾脏疾病重点实验室	北京大学医学部	国家卫健委重点实验室	基础医学（化药、生物药、中药、医疗器械）
17	生育健康重点实验室	北京大学医学部	国家卫健委重点实验室	基础医学（化药、生物药、中药、医疗器械）
18	人类疾病比较医学重点实验室	医科院动物所	国家卫健委重点实验室	基础医学（化药、生物药、中药、医疗器械）
19	口腔医学计算机应用工程技术研究中心	北京大学医学部	国家卫健委工程技术研究中心	医疗器械

资料来源：作者根据公开信息自行整理。

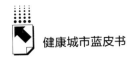

实现核心技术突破，形成服务重大新药创制等国家重大专项技术链，促进具有自主知识产权的创新成果进入临床和产业化发展。北京创新药成果不断呈现，近三年来获批上市的创新药有 7 个，获批上市的 AI 三类医疗器械产品有 7 个，约占全国的 50%，均居国内领先地位。新冠病毒灭活疫苗和治疗病毒性丙型肝炎、过敏性鼻炎、糖尿病、淋巴瘤、地中海贫血的新药，先后获批或正在临床申请。目前，北京市拥有亿元品种的已上市药品医疗器械产品近 100 个，其中 10 亿元以上品种有 20 个，20 亿元以上品种有 9 个。

2018 年至今，北京市新增 27 家医药上市企业，上市企业累计达 61 家。北京市医药健康产业在细分领域产生了一批竞争力强的企业，如以乐普（北京）医疗器械股份有限公司为典型的医疗器械企业、以舒泰神（北京）生物制药股份有限公司为典型的生物药企业、以康龙化成（北京）新药技术股份有限公司为典型的研发服务企业、以同仁堂（集团）有限责任公司为典型的中药企业。

4. 产业创新模式引领

北京市利用新一代信息技术优势并汇聚全球创新资源，以大数据驱动的研发新范式和新型研发机构的组织模式促进了北京生物医药的创新发展。新型研发机构通过引进全球创新人才和创新资源，采取全新的体制机制，在扩大用人自主权、科研经费使用、科研评价、开放合作等方面进行突破，激发人才创新活力。如北京生命科学研究所积极探索原始创新到产业化的新模式，由海外优秀人才领衔建立了 24 个独立实验室和 13 个科研辅助中心，在生命科学前沿领域有多项重大发现及突破，乙型肝炎及丁型肝炎病毒抗体药物等多个国际国内领先、市场前景较好的项目进入临床试验阶段。

5. 产业集聚特色明显

总体来看，北京市医药健康产业已形成"一南一北、各具特色"的空间布局，北部加强对前沿创新项目的转化服务和专业孵化器建设，南部积极承接北部及全球科技创新成果落地。同时，北京市医药健康产业依托中关村一区十六园产业载体，在其他园区形成一定集聚。如延庆园集聚包括世龙经略、同方药业、斯贝福、美正生物等一批生物医药类企业，上下游产业链逐步完善；密云园的生物医药企业包括手术止血类、抗肿瘤类、缓控释药、医学影像对比剂、中药类以及医疗器械等。

表2　北京市医药领域的新型研发机构

序号	新型研发机构名称	建设/依托单位	所属细分产业领域
1	北京脑科学与类脑研究中心	北京市政府、中科院、军事科学院、北京大学、清华大学、北京师范大学、中国医学科学院、中国中医科学院	基础医学（化药、生物药、中药、医疗器械）
2	北京生命科学研究所	科技部、发展改革委员会、教育部、卫生健康委、中科院、国家自然科学基金会、北京市政府、中国医学科学院	基础医学（化药、生物药、中药、医疗器械）
3	北京干细胞与再生医学研究院	中科院、北京市政府	生物药
4	全球健康药物研发中心	北京市政府、盖茨基金会、清华大学	化药、生物药
5	北京生物结构前沿研究中心	北京市政府、清华大学	化药、生物药

资料来源：作者根据公开资料整理。

6. 产业环境开放共享

北京市作为国内生物医药创新最为活跃的地区之一，非常重视技术平台的构建，以促进产业技术升级和解决产业发展面临的重大技术问题为主要方向，努力营造创新环境，实现创新药物的产业化与关键共性技术的工程化。如在北京经济技术开发区建立的生物医药技术公共服务平台，为企业提供早期研发验证、中试产品放大、生产、营销等服务平台，通过完整链条加速企业成长。海淀区的百放英库全球原创新药研发平台，作为面向全球的新一代原创新药发现平台联合多家药物研发平台，聚集了一批新药研发领域顶尖的科学家，搭建起科研成果向新药转化的桥梁，对优质新药项目进行孵化，助推原研药物发展，打造生物医药原始创新生态。中关村生命科学园建设的共享实验室平台，为生物科技和生物医药企业提供研发设备共享和专业技术服务。

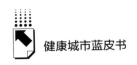

同时，北京市汇聚了以 CRO（医药研发外包）服务为特色的支撑医药创新的众多第三方服务企业和相关平台。针对北京医药研发服务企业特点，北京市推动成立了国内首个专注于生物技术创新服务的联盟——中国生物技术创新服务联盟（简称 ABO 联盟）。北京市通过首都科技条件平台、ABO联盟汇聚和培育了 60 余家包括生物药、中药及医疗器械等行业的知名企业和医药研发创新孵化平台，形成了以疫苗、模式动物、蛋白抗体、生物信息测序、化学合成与制剂、临床前及临床药物评价等多个关键技术服务体系，与国际 AAALAC（民间非营利组织）、FDA GLP 等标准直接对接。此外，北京市还聚集了包括两院院士等在内的高端人才及其团队和众多创新服务人才，形成了科技成果、仪器设备和科技服务人才队伍共享开放的格局。

（二）重点领域

1. 生物药：逐步提高创新水平

经过多年的培育发展，北京生物医药在上游原始创新理论研究、中游工程转化技术、下游产业化的全链条创新上逐步提高。北京市在疫苗、诊断试剂、抗体药物等生物技术领域达到国际先进水平，甲肝、乙肝、戊肝、乙脑、高血糖、麻风腮、宫颈癌疫苗等生物制品在国内占主导地位，处于临床试验阶段的在研疫苗有水痘疫苗和新型水痘疫苗以及九价宫颈癌疫苗等。

2. 中药：二次开发经典名方

中药产业是北京的传统优势产业。北京市依托中国中医科学院、北京中医医院、西苑医院、北京中医药大学、首都医科大学等优势高校和科研院所，进行了一系列中药创新药物研究。目前，北京中药剂型多数是传统剂型，现代剂型所占比例较少。中药工程技术的滞后，使中药药效成分的提取、纯化难以实现工业化，严重影响了中药行业的发展和中药现代化。同仁堂作为老字号企业，近年来围绕创新产品开发、名优品种培育、生产和质量攻关、药材溯源体系建设、共性技术储备、炮制技术的传承发展开展研究，根据经典名方目录，开展了同仁牛黄清心丸、安宫牛黄丸、同仁乌鸡白凤丸、五子衍宗丸等名方的二次研发工作。

北京市现已建有中药药效、毒性、ADME 筛选与评价关键技术平台，中药复方创新产品的设计和成果转化平台，中药提取物相关技术标准制定平台等。目前，北京中药创新药物研究的关键技术包括研发现代中药制剂如分散片、缓控释制剂、靶向制剂、冻干粉和脂肪乳剂所需的关键技术，提高中成药的制剂水平；超微粉碎技术、超临界二氧化碳萃取技术、中药成分纯化与精制技术、在线检测技术、制剂成型技术以及加强中成药剂型研发的技术。

3. 医疗器械：推出创新型产品

随着国内其他省市医疗器械行业的快速发展，北京市医疗器械行业在全国的地位有一定的下滑，但其实力仍位居全国前列，在部分医疗器械上占有国内垄断地位，如国产 CT、X 射线机、人工智能心电诊断与监护、家用智能医疗等。截至 2019 年，北京市医疗器械通过创新审批的产品数量为 77 个，占全国的 20.7%，居全国第一。[①] 近年来，北京市已培育拥有核心技术和自主知识产权的、高成长性的科技研发型医疗器械企业，如天智航、卡尤迪生物等。这批新成长起来的创新型企业在骨科机器人、新型诊断技术等领域已接近或达到国际领先水平。北京市将进一步推动京区医疗器械行业资源的汇聚并向社会开放。

目前，北京市已建有脊柱微创技术平台、运动伤病康复技术平台、高端植介入器械优化设计平台等；迫切需要开发自主知识产权医疗器械产品，引进再创新应用软件、关键零部件和通用零部件技术，着重研究与开发新型给药系统技术与装备。北京市主要科技需求包括人工器官与生物医用材料（人工心脏瓣膜、表面处理技术、构架制备技术等）研发的关键技术；医学信息数据库技术，如血细胞影像数据库；CAD 医用软件及医学影像后处理软件的研发技术；平板探测器、宽带超声探头、高性能 MRI 永磁体、X 光球管、高频高压发生器、专用芯片、电极、传感器等研发所需技术。

---

① 《北京市医疗器械产业发展现状》，https://www.sohu.com/a/421855283_ 120629259。

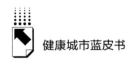

四 北京市医药产业发展存在的问题

目前，北京市科技资源公共服务多集中于新增科技资源开放量，科技资源的利用效率有待提高。现有的科技资源开放程度和支持力度已无法满足研发技术、临床服务、企业生产和专业孵化对科技资源公共服务不断攀升的需求。

（一）研发投入有待进一步提高

2020 年，北京市医药制造业规模以上工业企业的平均研发强度为 4.41%，尽管高于全国行业（3.13%）的研发强度，但低于北京市整体 6.44% 的强度水平，这与驱动北京未来产业发展的"发动机"地位不相称；与国际巨头的研发投入相比，差距更加明显。2020 年，全球 TOP10 制药企业的研发投入，有 4 家超过 20%。北京市的上市医药龙头企业万泰生物研发投入占比 13.35%，而同仁堂则只有 2.01%，这反映出制药企业的研发投入规模偏小，加大了将北京打造成为具有全球影响力的医药产业高地的实现难度。（见图 5、图 6）

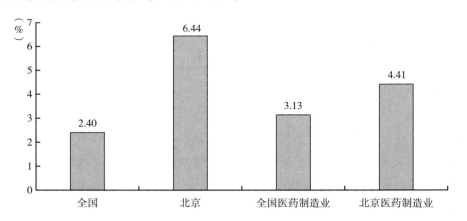

图 5 北京医药制造业研发投入强度的相关比较

资料来源：《北京统计年鉴（2020）》。

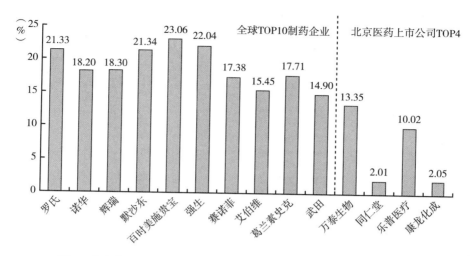

图6　北京典型医药上市企业研发投入与全球 TOP10 制药企业比较

资料来源：2020 年美国《制药经理人》。

（二）产业化能力有待提升

北京生物技术在过去的发展中取得了长足进步，紧跟国际前沿的生命科学基础研究领域取得进展，但有些还只停留在实验室或中试阶段，不能及时有效地转化到临床应用。目前，北京生物技术面临的一个主要问题是新的生物技术药品产业化基础薄弱，只强调理论和技术的先进性，对产业的支撑力度不够，如开展哺乳动物细胞培养、基因工程、蛋白质工程等技术的产业化研究还不足，加快实现具有自主知识产权的生物工程药物产业化的能力还不够，存在基础研究成果与产业化难以转化的实际问题。

（三）高端制造业有待不断壮大

北京生物医药制造业除了大型跨国公司，本土企业以小中型为主。2020年北京市医药制造业规模以上工业企业有 241 家，总营业收入 1344.21 亿元，平均每家的营业收入仅有 5.58 亿元，制药企业规模整体偏小。目前，中国有 4 家药企进入全球制药企业 50 强排行榜，北京没有 1 家上榜。从北京医药生物行业上市企业市值排行前 4 的企业与进入全球 TOP50 的 4 家企业比较来看，北京营业收入第一的同仁堂也只有 128.26 亿元，与进入全球制药企业 50 强的 4 家国内企业相比，相差在 100 亿~200 亿元的水平，北京的高端医药制造业有待进一步做大。推动医药制造业的高端化是北京科技创新中心战略定位的内在要求，医药制造企业要从优质创新型企业向中型大型企业转变。

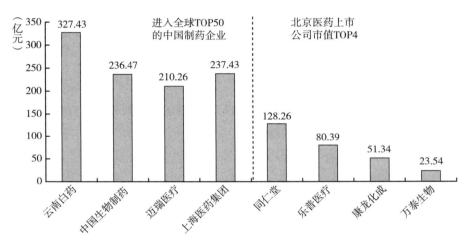

图 7 北京典型医药上市企业规模与进入全球 TOP50 的国内制药企业比较

资料来源：2020 年美国《制药经理人》。

（四）数字化转型有待持续加快

一些医药制造企业受资金和人才的制约，加上短期内投入大却不见产出，或产出难以量化，导致企业领导对数字化转型的认识不清晰，缺乏清晰的战略部署及组织保障规划。从企业基层人员来看，其知识与能力同新一代信息技术往往不相匹配，相关能力有待提升。

（五）国际化竞争能力有待增强

目前我国生物医药产业的源头创新能力存在明显短板，多采取"Fast

follow"（快速追踪新药模式）和"Me-better"（创新药）的研发策略，关键原辅料、耗材与关键元器件和仪器设备的国产化程度不高①，医疗器械软硬件的核心技术都掌握在国外厂商的手中，造成国内企业技术采购成本高或者被限制使用。我国企业面临日益严重的知识产权壁垒，北京市缺乏能够利用交叉学科进行研发生产、临床管理和企业运营的复合型人才，这将给北京带来国际化竞争力减弱的后果。

五 建议

（一）聚焦前沿领域，促进产业技术能级跃升

生命科学是新一轮科技革命和产业变革的新引擎，是当代最前沿的科技之一。北京在基础研究和产业方面优势明显，理应为医药健康产业技术能级发展做出更大贡献。一是站在服务国家战略需求的高度，把握技术发展新趋势，聚焦生命科学的前沿领域，在脑科学与类脑研究、基因编辑、新型细胞治疗等领域超前谋划布局，集中力量支持基于新机理、新靶点的全球首创产品开发，力争使北京成为生命科学的策源地。二是重点关注生物医药领域的关键核心技术和"卡脖子"难题，比如国产化率比较低的科学仪器和生物试剂，减少对国外技术的依赖。北京要针对这些产业链、供应链的风险，精准发力，加大研发投入，切实解决制约医药产业发展的"卡脖子"问题，成为保障我国医药健康产业链、供应链稳定可控的科技高地。

（二）推动开放共享，加速产学研医协同创新

结合《北京市"十四五"时期高精尖产业发展规划》和《北京市加快医药健康协同创新行动计划（2021~2023年）》的要求，北京市要加强产

---

① 代晓霞：《我国向生物医药强国迈进的五大创新发力点》，http://bgimg.ce.cn/cysc/yy/hydt/202205/27/t20220527_37625008.shtml。

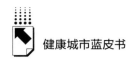

学研医的紧密协作，推进建设一批研究型病房和具有国际水平的研究型医院，提升临床研究和转化应用能力，促进临床资源溢出；帮助企业对接高校科研院所和医疗机构，共同建设创新平台，建立符合医药健康研发特点的投入、收益和风险分担机制；引导有资质的医疗机构、创新能力强的研发机构、具备先进生产条件的企业建立联合体；探索创新数据共建共享模式，强化数据赋能，推动基础研究和临床应用深度融合；强化建设互联网+医疗领域，融合发展人工智能与生命健康，推动搭建医药健康数据、生物样本等开放共享平台，推动人工智能医药产品的开发和应用。

（三）关注区域合作，促进京津冀协同发展

目前区域间的产业融合正在不断地加快速度，长三角 G60 科创走廊生物医药产业联盟和粤港澳大湾区生物医药产业创新联盟先后成立，极大提升了资源整合和创新效率，加速创新成果的转化进程。京津冀地区下一步要借鉴其他区域合作的经验做法，发挥政府引导作用，探索区域内药物筛选、药效评估、临床研究、中试放大、注册认证等全方位、一体化的制度创新；加快建设生物医药产业的京津冀协同共赢局面，在京企业适时在津、冀地区布局和建设原料药、加工制造等相关基础设施，形成京津冀供应链产业集群，提升产业链协同水平。北京地区要进一步整合空间资源，提高空间利用效率，在医药制造用地不足的情况下，从土地集约高效利用的角度引导布局，深化生物医药产业在北京城市区域内的协同分工和区块功能。

（四）着眼国际标杆，强化企业竞争新优势

发达市场的药物研发不断进展、监管审批要求不断变化，对企业创新药研发能力、临床试验设计能力、国内外临床试验推进能力以及与监管的沟通能力都提出了全方位的更高的要求。国际领先的生物医药企业数字化转型成效显著，辉瑞公司通过部署领先的数字化技术，建立了一个完全互联的生产体系；同时充分发挥数据的作用，帮助提高研发决策的前瞻性。北京市要鼓励本地的生物医药企业对标国际领先企业，创新优化研发平台，建立研发全

流程、全周期的数据应用体系，深入推动生物药品、医疗器械研发过程的数字化，加速临床试验进程，提高企业研发创新和技术迭代效率，培育更多生命科学领域的"独角兽""隐形冠军"企业；着手实施数字医疗产品在应用场景内先行先试、中药领域智能化改造，打造医药智能化生产车间，使北京企业率先在临床设计与生产管理方面达到国际先进水平。

（五）创新生态建设，提升产业发展加速度

北京市要紧抓"两区"建设机遇，用好"两区"建设政策红利，突破审批政策，对注册在北京自贸区的药企的新药在北京医疗机构"随批随进"；[①] 加快创新新药临床试验，优化审评审批流程，加速提升新药研发成果转化落地的加速度；同时，要不断完善和强化研发服务链，持续驱动科技资源公共服务的供给。生物医药产业领域链条环节较多，对相关支撑性关键技术服务平台的依赖程度较高。随着化学药、生物药、中药和医疗器械等细分领域的资源共享需求增加，将产生科技资源公共服务的更高要求，带来下一阶段医药创新的重大挑战。为此，北京市要不断加强生物医药产业领域的服务能力建设，在充分调研企业需求的基础上，挖掘有效的科技资源使用需求；围绕抗体药物研发、细胞免疫治疗、质谱临床技术等主题搭建供需对接平台；依托"百家实验室进千家企业"工作体系和专业孵化力量，加强第三方临检、药品注册平台、生物信息云计算等平台建设，有效实现各创新主体与各类型资源服务平台的对接，营造世界一流的创新发展环境。

---

① 中国致公党北京市委员会：《加快推进北京生物医药产业创新发展》，《北京观察》2022 年第 1 期。

B.14
北京养老事业养老产业高质量
协同发展路径研究[*]

朱妮娜　宋　文　高易众[**]

摘　要： "十三五"期间，北京市老年人口与失能老龄人口在户籍总人口中的比重进一步加大，老龄人口男女比重失衡、各地区老龄化程度不一、老年抚养系数逐渐提高，城乡养老保障金差距大。从养老事业来看，顶层设计更加完善，基本形成"多层次就近养老服务"布局，社会养老保障稳步提升；从养老产业来看，养老服务市场规模总体扩张，产业融合程度逐步加深，行业领头羊发挥示范效应；从养老事业与养老产业的协同发展来看，北京市切实减轻了养老企业的税费负担，逐步提高了对养老机构的扶持力度，重点打造国有养老"旗舰"企业。存在的问题：统筹协调力度不够，行政部门横向沟通有待加强；市区内外供需不平衡，就近养老、周边养老资源有待整合；养老产业关联度不高，产业纵向延伸有待推进。基于此，笔者建议北京市要分步骤制定发展规划，分区域优化养老配给，分领域搭建产业体系，分场景推动科技赋能；针对当前事业产业发展现状，精准研判未来发展趋势，重点解决市区郊区养老资源平衡配置问题，补充普惠性养老服务供给问题，提升社区居家运营能力并丰富老年人

---

* 本文为北京市社会科学基金决策咨询项目"北京推动养老事业和养老产业协同发展研究"（项目编号：21JCC126）的阶段性成果。

** 朱妮娜，经济学博士，北京工业大学经济与管理学院、北京现代制造业发展研究基地副教授，硕士研究生导师，主要研究方向为养老产业创新与智慧养老；宋文，北京工业大学经济与管理学院；高易众，北京工业大学、北京-都柏林国际学院。

的精神文化生活等，延续事业产业协同发展轨迹。

关键词： 养老事业　养老产业　北京

2022 年我国正式迎来人口老龄化新周期，北京是全国范围内第二个进入人口老龄化的城市，且老龄化水平一直位居前列。据北京市老龄办预计，人口老龄化水平到"十四五"末将达到 24%，从轻度老龄化进入中度老龄化。预计到 2030 年，北京市 75 岁以上老人将突破 80 万，政府需要支付的养老金将高达 6700 亿元。[①] 由此看来，北京市民的家庭养老负担日渐加重，北京市政府养老保障压力逐步加大。国家统计局发布的《2018 年北京市养老现状与需求调查报告》指出，北京市养老产业目前无法满足新时代老年消费者的多元化需求，养老服务供需矛盾逐步凸显。[②] 因此，北京市迫切需要对"养老事业"进行"产业化改造"，逐步形成"以事业推动产业，以产业带动事业"的良好互动局面。

一　北京市人口老龄化发展进程及特征

"十三五"期间，北京市老年人口与失能老龄人口在户籍总人口中的比重进一步加大，老龄男女比重失衡、各地区老龄化程度不一、老年抚养系数逐渐提高，城乡养老保障金差距大。

（一）北京（户籍）老龄人口稳步增长

据北京市老龄办发布的数据显示，2016~2020 年，北京市 60 岁及以上户籍人口从 329.2 万上升到 378.6 万，增长了 49.4 万，人口比重从 24.1%

---

① 参见北京市老龄工作委员会办公室、北京市老龄协会、北京师范大学中国公益研究院：《北京市老龄事业发展报告（2018）》，社会科学文献出版社，2019。

② 国家统计局北京调查总队：《2018 年北京市养老现状与需求调查报告》，2018。

上升到27.0%；65岁及以上户籍人口从219.3万上升到264.5万，增长了45.2万，人口比重从16.1%上升到18.9%。北京市户籍老龄人口总量及其占比稳步增加。（见图1）

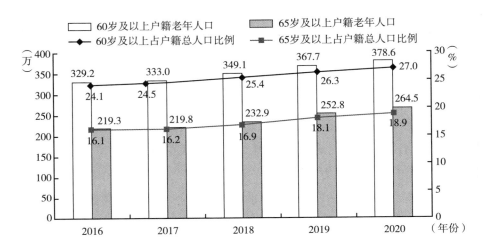

图1　2016～2020年北京户籍60岁以上老人（人口）变化情况

资料来源：北京市老龄工作委员会办公室、北京市老龄协会、北京师范大学中国公益研究院：《北京市老龄事业发展报告（2020）》，社会科学文献出版社，2021。

（二）女性老年人口总量高于男性

截至2020年底，北京市60岁以上户籍人口中男性占47.4%，女性占52.6%。其中，80岁以上的高龄人口（80～89岁）中男女比重分别是44.3%与55.7%，90岁及以上人口的男女比重分别是43.7%与56.3%，女性老年人口总量明显高于男性。

（三）中心城区老龄化程度相对较高

在全市16个城区中，60岁以上户籍人口总数排前三位的是朝阳区、海淀区和西城区，分别为64万、55.2万和43.7万；80岁以上户籍人口总数排在前三位的仍然是朝阳区、海淀区和西城区，分别为12.1万、12.1万和7.8万。

（四）老年抚养系数①逐步上升

截至 2020 年底，按 15~59 岁劳动年龄人口抚养 60 岁及以上人口计算，北京市老年抚养系数为 46.1%，这意味着每 2.2 名劳动力要抚养 1 名老年人；按 15~64 岁劳动年龄户籍人口抚养 65 岁及以上户籍人口计算，老年抚养系数为 28.3%，该系数比 2019 年增长了 1.5%。（见表 1）

表 1 2016~2020 年北京市（户籍）人口抚养系数

单位：%

抚养系数	2016 年	2017 年	2018 年	2019 年	2020 年
少儿抚养系数(0~14 岁)	19.1	20.8	22.5	23.7	24.6
老年抚养系数(60 岁及以上)	38.1	39.7	42.2	44.3	46.1
总抚养系数(0~14 岁,60 岁及以上)	57.2	60.5	64.7	68.0	70.7
少儿抚养系数(0~14 岁)	16.9	18.4	19.8	20.8	21.6
老年抚养系数(65 岁及以上)	22.5	23.2	24.8	26.8	28.3
总抚养系数(0~14 岁,65 岁及以上)	39.4	41.6	44.6	47.6	49.9

资料来源：北京市老龄工作委员会办公室、北京市老龄协会、北京师范大学中国公益研究院：《北京市老龄事业发展报告（2020）》，社会科学文献出版社，2021。

二 北京市养老事业养老产业协同发展现状

（一）北京市养老事业发展现状

1. 顶层设计更加完善

笔者对北京市"十三五"期间出台的养老（服务）相关政策进行梳理分析后发现，2016~2020 年北京市累计出台相关政策 100 余项，仅 2020 年

---

① 抚养系数指被抚养人口（数量）占劳动人口比重。少儿抚养系数为少年儿童人口数除以劳动年龄人口数,老年抚养系数为老年人口数除以劳动年龄人口数,总抚养系数为少儿抚养系数加老年抚养系数。

出台的老龄政策文件就多达 20 项，其中既有引导北京养老服务全面发展的综合性政策，也有针对重点问题的专项文件。例如，北京市发布的推动社区养老服务驿站建设、加快发展老年教育等专项文件。

2.基本形成"多层次就近养老服务"格局

"十三五"期间，北京市正式提出打造"三边四级"就近养老服务体系，旨在构建以政府为主导，综合市级指导、区级统筹、街乡落实、社区参与的"四级居家养老网络"，实现老年人在周边、身边和床边享受就近居家养老的"三边服务"。在此期间，北京市与各区（县）均建设两级养老服务指导中心，作为运行枢纽统一优化配置各地养老资源。街道与乡镇建立就近养老的专业化服务平台，集中社会力量建设养老照料中心。

截至 2020 年 3 月，北京市现有各类在册养老机构 560 家，适龄老人照护床位 10.9 万张，社区养老照护机构 898 家。笔者通过对 830 家养老机构的所在属地进行统计发现，数量排名前三的分别是朝阳区、海淀区以及昌平区（具体数据见表 2）。同时，在北京注册的养老驿站共 1014 家，其中朝阳区、海淀区以及昌平区驿站数量最多，分别为 158 家、99 家和 93 家。

表 2　北京市各城区养老机构/养老驿站数量（2020 年）

地区	机构数量	机构所占比例(%)	驿站数量
朝阳区	114	13.73	158
海淀区	90	10.84	99
昌平区	78	9.40	93
房山区	77	9.28	82
丰台区	72	8.67	80
大兴区	55	6.63	75
西城区.	48	5.78	71
平谷区	47	5.66	57
密云区	44	5.30	49
通州区	41	4.94	49
怀柔区	33	3.98	47
延庆区	30	3.61	46
东城区	28	3.37	44

地区	机构数量	机构所占比例(%)	驿站数量
顺义区	28	3.37	37
石景山区	27	3.25	21
门头沟区	18	2.17	6
总计	830	100.00	1014

资料来源：作者通过北京市民政局网站发布的数据整理。

3. 社会养老保障稳步提升

北京市养老社会保障水平在"十三五"期间稳步提升，多层次养老保险制度进一步完善，城乡居民基础养老金由每月人均 510 元增加到 830 元，养老金标准逐年提高，相比"十二五"末，企业退休人员基本养老金待遇在"十三五"期间增长了 30%。[①]

值得一提的是，北京市居家养老失能护理互助保险在海淀区政策性试点成功以及长期护理保险在石景山区政策性试点成功后，"失能互助险"与"长护险"在 2020 年 10 月已正式在北京全区推广，其中个人参保补贴比例由试点期间的 20% 提高到 30%，进一步提高了居民的投保积极性。针对特困老年人群体，北京市政府于 2020 年发布了《北京市困境家庭服务对象入住养老机构补助实施办法》，重点关注低收入老人家庭以及特殊家庭老人入住养老机构的困难，并给予相应补贴（各类补贴信息见表3）。

表3 北京市困境家庭服务对象入住养老机构补助标准

序号	政策对象	补贴标准
1	城乡特困家庭中的老年人或重度残疾人	在给予城乡特困人员救助供养经费基础上，按照每人每月 2000 元予以补助
2	低保家庭中的失能、失智老年人或高龄老年人、重度残疾人	每人每月 3600 元

---

① 参见北京老龄工作委员会办公室、北京市老龄协会、北京师范大学中国公益研究院编《北京市老龄事业发展报告（2020）》，社会科学文献出版社，2021。

续表

序号	政策对象	补贴标准
3	低收入家庭中的失能、失智老年人或高龄老年人、重度残疾人	每人每月 2800 元
4	计划生育特殊家庭中的失能、失智老年人或年满 70 周岁的老年人（含其重残的独生子女）	每人每月 2800 元
5	未享受城乡特困供养、低保、低收入待遇家庭中的重度残疾人（以下简称其他重度残疾人）	每人每月 1200 元

资料来源：北京市老龄工作委员会办公室、北京市老龄协会、北京师范大学中国公益研究院编《北京市老龄事业发展报告（2020）》，社会科学文献出版社，2021。

（二）北京市养老产业发展现状

"十三五"期间，北京市政府进一步放宽养老市场准入条件，简化养老企业注册环节，重点培养高质量专业化养老服务机构，通过资金支持和政策推动，全市涌现出一批有较高知名度的专业化养老服务（商品）企业。

1. 养老服务市场规模总体扩张

养老服务的需求扩张进一步推动了养老服务市场规模扩大，截至 2020 年底，北京市养老服务行业市场规模达到 1000 亿元（见图 2），全市登记注

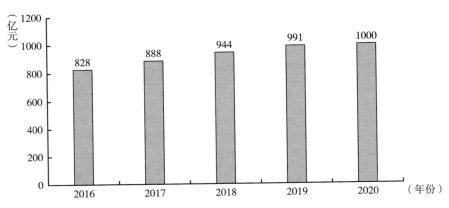

图 2　2016～2020 年北京市养老服务行业市场规模

资料来源：观研天下：《2021 年中国养老服务市场调研报告》，2021。

册的养老服务企业有 1000 多家，养老服务社会组织有 900 多家。北京养老服务市场已初步呈现规模化、连锁化、品牌化发展趋势。

2. 产业融合程度逐步加深

近年来，北京养老市场逐渐呈现多样化、复合化、高端化等特征，基于消费者需求转变，市场供给逐步衍生出多维度的养老服务模式以及多功能的复合养老商品。在此背景下，养老产业之间的融合发展进一步加深，一方面养老服务（商品）市场陆续出现"行业新秀"，产品定位、项目特色、医养配套等都开启了构建养老产业链新趋势；另一方面金融资本加速布局康养战略，重点投资了一批养老照护、养老科技以及养老金融服务企业，推动养老产业向多元化产业融合发展。由此，本报告梳理出"十三五"期间北京市养老产业融合发展新模式及典型企业代表（见表4）。

3. 行业领头羊发挥示范效应

本报告以北京养老服务机构（企业）的市场供需现状为例展开分析，通过对持有养老登记证并拥有适龄老人入住的 200 家正规养老机构进行调研发现，尽管目前机构入住率整体较低，但仍有 20 家养老机构出现"供不应求"现象，占调研机构总体的 10%，这 10% 的养老机构已在养老服务行业扎根立足，并有继续扩张市场的意愿。

表4 "十三五"期间北京市养老产业融合发展模式及典型企业

产业/企业（类型）	产业融合模式及典型企业
医疗、医药类型	融合模式：以医疗服务、医药品为核心内容进行联合输出，与医院、科技类企业共同构建"医康养"联合运营模式。例如，北京同仁堂粹和养老服务有限公司，发挥同仁堂在中医药领域的百年积淀，以社区健康中心、城区康养生活馆和近郊健康疗养为业务载体，打造具有中医药特色的养老服务体系
金融（资本）类型	融合模式：围绕康养投资布局，聚焦金融资本赋能养老服务，在数字化养老智慧应用、保险+养老服务、智慧康养项目投资等方面融合发展。例如，北京光大汇晨养老服务有限公司，业务范围从 4 个省市扩展到 10 个省市，目前拥有养老机构 37 家，床位约 14000 张，并同步定制了"光云怡养"系统，将云服务平台、物联网智护平台进行整合

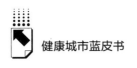
产业/企业（类型）	产业融合模式及典型企业
房产、地产类型	融合模式：房地产企业多数以打造康养生态住宅项目为主，部分地产集团成立康养公司，从事养老企业收购并购资源整合，进行医联体打造以及高端养老机构运营等。例如，保利健康产业投资有限公司于2012年打造首家"医养结合"机构项目——保利和熹会，并在全国核心城市同时布局。再如，乐城老年事业投资有限公司，重点打造中高端养老机构恭和苑和共有产权的集中式居家养老社区恭和家园
互联网、科技类型	融合模式：围绕智慧养老服务打造智能养老综合信息系统、制定居家养老场景解决方案，助力养老数字化转型、线上医疗体验以及打造智慧养老示范园区等。例如，京东健康老年医学中心通过整合线下医生资源，利用互联网平台为中老年人提供在线问诊、健康咨询等服务，同时推出京东家医服务的"家医守护星"智能音箱以及带有体征检测的智能穿戴设备等
其他类	融合模式：健康生活服务、校企合作打造产学研基地等。例如北京怡养科技有限公司依托北京市科学技术研究院以科研与实践一体化的生活实验室开展智慧健康养老技术研发与成果转化，目前在智慧养老、失能照护技术等方面有一批科研成果落地应用，并在北京市西城区积极推动家庭养老照护床位项目的实施

资料来源：笔者调研梳理汇总得出。

结合"北京市养老状况分析系列丛书"发布的北京市养老机构运营情况来看（见表5），抽样调查的427个养老机构中有盈余的机构仅占4%，基本持平的机构占32.8%。由此可见，尽管受到投资成本大、回报周期长等因素的影响，现阶段仍有近40%的养老服务机构可以维持正常运营。

表5 北京市在册养老服务机构运营情况

指标	法人登记类型	盈余	基本持平	稍有亏损	严重亏损	合计
机构数（个）	事业单位	6	66	58	39	169
	民办非企业	11	69	70	85	235
	企业	0	3	9	5	17
	其他	0	2	2	2	6
	合计	17	140	139	131	427
比例（%）	事业单位	3.6	39.1	34.3	23	100.0
	民办非企业	4.7	29.4	29.8	36.1	100.0
	企业	0.0	17.6	52.9	29.5	100.0
	其他	0.0	33.3	33.3	33.4	100.0

资料来源："北京市养老状况分析系列丛书"，华龄出版社，2019。

（三）北京养老事业养老产业协同发展现状

1.切实减轻养老企业税费负担

"十三五"期间，在京注册的养老服务机构在享受国家规定税费优惠政策的同时，还得到北京市政府对企业所得税、增值税、房产税等多方面的税收优惠，并在经营期间享受水电气暖居民使用价格优惠。与此同时，各区相关部门为落实税费及价格优惠政策，在政府官方网站、微信公众号等多渠道进行税收减免政策宣传，确保政策落地。通过调查发现，北京养老（服务）机构在"十三五"期间，享受最多的是企业营业税减免，61.5%的被调研机构表示享受到此类优惠；其次是享受企业所得税减免，占被调研机构的37.8%（详见表6）。

表6　在京养老服务机构"十三五"期间享受的各类优惠

享受优惠政策类型	享受政策机构数(个)	调研机构数(个)	享受政策机构比例(%)
减免营业税	123	200	61.5
减免企业所得税	70	185	37.8
水电气暖费用优惠	84	200	42.0
减免房产税	20	160	12.5
其他政策	3	195	1.5

资料来源：课题组调研整理。

2.逐步提高对养老机构的扶持力度

调研数据显示，北京的养老（服务）机构获得政府财政补贴的比例高达82.5%（见表7），其中，事业单位获得补贴的比例为79.5%，民办非企业获得补贴的比例为87.3%，企业获得补贴的比例为55.6%。民办非企业获得政府补贴的机构总数最多，其次是事业单位，获得补贴最少的是企业。

从政府发放的补贴内容来看，主要有机构运营补贴、建设补贴、人员补贴以及房租补贴几大类。获得政府运营补贴的机构数占总机构数的66.7%，获得建设补贴的机构占总机构数的19.8%，获得人员补贴的机构占总机构数的12%，获得房租补贴的机构仅占总机构数的1.6%，获得其他补贴机构的占总机构数的6.3%。由此看来，政府现阶段发放的补贴相对集中在运营补贴类。（见表8）

表7 不同类型的养老机构获得政府财政补贴的情况

法人登记类型	获得补贴机构数（个）	抽样调查机构数（个）	比例（%）
事业单位	62	78	79.5
民办非企业	96	110	87.3
企业	5	9	55.6
其他	2	3	66.7
合计	165	200	82.5

资料来源：课题组调研整理。

表8 养老机构获得政府补贴的具体内容

补贴内容	获得补贴机构数（个）	总机构数（个）	获得补贴比例（%）
运营补贴	128	192	66.7
建设补贴	38	192	19.8
人员补贴	23	192	12.0
房租补贴	3	190	1.6
其他补贴	12	189	6.3

资料来源：课题组调研整理。

3.重点打造国有养老"旗舰"企业

国有企业凭借雄厚的资产实力和强有力的政策支持，有责任有义务通过经营经验率先实现养老企业集团化、规模化发展。在"十四五"开局之时，北京市国资委为贯彻落实党中央、国务院和市委市政府关于推进党政机关和国有企事业单位培训疗养机构改革及培育健康养老现代服务业的决策部署，于2021年10月正式成立了北京健康养老集团有限公司（以下简称"北康养"集团）。"北康养"集团是北京市国资委管理的国有独资企业北京能源集团有限责任公司的全资子公司，也是北京市委市政府"十四五"期间重点建设的养老专业化平台。

"北康养"集团作为全市党政机关和国有企事业单位培训疗养机构资产转型的养老服务市属旗舰企业，在成立之初就已牢牢把握国家相关政策和国有资本养老布局的调整方向，一方面积极做好培训疗养机构改革以及与之相关的国有资产接收与盘活；另一方面大力发展普惠养老服务，重点培育现代化健康养老服务，以推动养老事业养老产业的高质量协同发展。

三 养老事业养老产业协同发展面临的困境与挑战

"十三五"期间，北京养老事业取得全面进步，养老产业正蓄力发展。北京市通过引导市场机制发挥资源配置的决定性作用，养老服务能力得到整体提升，养老服务配给也在一定程度上解决了日益增长的多元化需求。然而，养老事业产业二者双轮驱动，共同提升养老服务质量仍面临以下困境与挑战。

（一）统筹协调力度不够，行政部门横向沟通有待加强

养老事业与养老产业的高质量协同发展，离不开政府的统筹安排与各方协调，养老服务相关部门沟通顺畅方能高效、快速解决问题。政府干预过多，又会造成养老政策过量帮扶，养老产业（企业）失去造血能力，最终难以建立有序的市场竞争机制，导致企业质量良莠不齐，劣币驱逐良币。只有统筹全局的政令协同机制，才是稳步推动事业产业高质量协同发展的核心基础。

（二）市区内外供需不平衡，就近养老周边养老资源有待整合

北京市城区老年人口稠密，郊区自然资源丰富。现阶段养老服务设施建设基本集中在城区，对郊区的自然环境与资源利用不够充分，养老产业规模受所在地区扶持和老龄人口总量的限制，难以规模化发展。养老事业与养老产业的高质量协同发展，除了要解决老年人的当下需求，更要着眼老年人的未来需求。因此，北京市要充分挖掘并整合全市资源，针对城郊区县不同特点培育新兴市场，激发多元化的潜在市场需求。

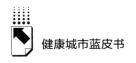

（三）养老产业关联度不高，产业纵向延伸有待推进

"十三五"期间，伴随险资、国资、地产、医疗等不同业态参与到养老行业，养老产业逐渐呈现融合发展态势，北京市养老产业链目前已基本构建完成。与此同时，北京养老服务的专业化程度正不断加强，养老产业链逐渐以养老机构为中心向上下游产业延伸。随着老年人实际需求的不断变化，产业链纵向延伸以及产业链上、中、下游各节点之间的内在关联问题亟待解决。

四 北京养老事业养老产业高质量协同发展的实现路径

（一）分步骤制定发展规划

1. 明确顶层设计

北京养老事业产业高质量协同发展需要坚持政府主导、市场运作、企业运营的主体思想，保证在市民政局牵头，市财政局、市卫健委、市国资委等多部门联合建立的横向协同机制内统筹规划；以市属国有企业为核心，以民营企业为外延，共同探索特大城市养老事业产业融合发展路径，构建人民满意的首都特大型养老服务体系。

2. 明确试点主体

"十三五"期间，北京成功实现了不同地区不同主题的养老试点工作，为"十四五"期间稳步推进试点工作积累了宝贵经验。下一阶段北京市要在全域范围内选择一批有实力、有投入意愿且专业化运营的养老企业作为试点，业务范围覆盖养老照料中心、养老服务驿站、物业公司、家政公司、医疗机构等各类涉老行业，在遴选的试点企业中，进一步实现试点单位互相贯通、优势互补。

3. 明确试点地区

基于老龄人口地区分布不均现状，北京市需要从城区街道、郊区乡镇以及环京城镇梳理出试点区域，重点选取一批老年人口相对集中、养老服务提升空间较大的街道、乡镇为试点，以打造首都超大型养老服务体系为目标，为各地试点提供发展空间。

4. 明确产业模式

目前，北京养老产业与其他业态的融合发展取得了较大进步，产业模式创新也取得了新的进展，产业横向融合逐渐趋于规模化，纵向融合逐步一体化，已初步建立了一条完整的养老产业链。然而，产业链内部各环节之间的关联效应与产业集聚效应尚未显现，下一阶段应由政府牵头组织与试点企业双向选择。试点企业入选后，应积极展开市场调研，重点梳理产业衔接关键问题，在政策引导下，逐步探索出适合本地本区的养老产业发展模式。

（二）分区域优化养老配给

近年来，退休老人的养老服务需求已从满足简单的生活照料转向多层次、多样化、个性化的养老需求。面对消费市场的需求转变，北京市应当加快统筹社会各类资源，沿袭"9064"养老发展目标，坚持以城区就地养老为主、近郊异地养老为辅、环京养老为补充的分区发展思路，鼓励产业内不同养老商品市场细分，逐步引导金融资本有序进入，吸引有实力的优质企业投入养老产业。

1. 在中心城区打造就地居家养老模式

基于人口老龄化增速加快、程度加深以及高龄化、失能化、空巢化等特点，北京市应综合研判未来发展趋势，加快建立市区综合养老服务体系，以各类老年群体需求为导向，首先在中心城区搭建社区入户居家养老服务平台，建立24小时"生活管家"服务，对老年人的合理需求提供24小时便利服务，建立社区入户居家养老服务供给模式，逐步构建城区就地居家养老服务体系。

2. 在远郊区县打造异地综合养老模式

"十四五"期间，北京应加快支持大型国有企业盘活郊区县以及农村闲置宅基地或闲置培训疗养机构，通过设施改造、应急设备配置以及24小时

"生活管家"服务，打造一批高品质的郊区田园养老社区，引导中心城区老人接受"以房租养老""以房换房"等方式入住郊区，并逐步形成郊区"抱团养老"模式，推动异地养老和中心城区的职住平衡；健全、完善农村地区"集中+分散"养老服务模式，将养老社区床位纳入乡镇敬老院床位管理，实行统一服务标准、统一管理标准、统一服务人员、统一运营支持。

3. 打造环京一体的文旅健康养老模式

北京地区的养老事业产业高质量协同发展必须充分考虑京津冀三地的养老协同发展。一方面，北京要发挥自身的规模优势和产业发展优势；另一方面，要利用好天津、河北两地的成本优势和资源环境优势，打造环京一体的文旅健康养老产业带，尽快实现京津冀跨省（市）异地医保结算。例如，燕达健康城+养大国际医院作为京津冀三地首批协同发展的试点单位，于2017年成为"北京市参保人员持卡直接结算医疗机构""京冀跨省异地就医直接结算定点医疗机构""首期基本医疗保险跨省异地就医住院医疗费用直接结算定点医疗机构"。伴随三地医疗环节的互通互认，北京养老事业产业的发展空间将得到实质性提升。

（三）分领域搭建产业体系

1. 老年用品市场再培育

老年用品尤其是康复辅具商品市场在我国整体处于起步阶段。虽然北京养老驿站的服务功能中有助行服务，其中涉及助行器、助力器、轮椅等康复辅具的售卖和租赁，但由于养老用品涉及范围广、商品质量标准不统一，同时还受老年群体消费水平相对较低、消费观念保守等限制，老年用品市场的需求潜力尚未被有效挖掘。在此过程中，北京市应充分考虑老年消费者生活半径小、商品购买渠道单一等特征，更加细致地规范和管理老年用品市场。因此，本报告建议重新梳理老年商品分类，明确商品类别，建立标准的商品市场体系，鼓励研究机构、专业院校共同推动并完成行业标准的建立。同时，引导老年用品生产企业对商品质量进行改良和提升，推动优质企业与试点机构、老龄人口集中街道社区以及老年病重点医疗单位互相联合，逐步打造一批高知名度的老年用品品牌。

2. 老年金融方式再创新

在养老产业中融入更多金融因素、资本因素、市场因素，形成有效的养老金融产业，能够弥补目前公共养老能力不强、支撑力不够、市场化水平不高等不足，从而全面提升养老水平。[①] 养老服务金融化及养老金融模式再创新都是首都养老服务可持续发展的重要保障。在此过程中，北京市要引导商业养老与公共养老互为补充。北京市乃至京津冀地区的养老服务质量要得到较大改善，必须同时发挥银行业、保险业等金融机构资金灵活优势，引导金融机构面向市场提供更多选择的养老金融产品。其中，养老商业保险作为基础养老金融服务能切实提高养老服务的供给水平。

伴随广大居民个人保险意识的不断增强，越来越多的消费者通过购买各类商业保险产品接纳商业养老模式。在此过程中，居民对养老金融产品需求日渐增长，养老市场也向金融机构提出了更高要求，只有对养老金融产品的设计和提供方式不断完善，做到产品定位准确，才能真正起到金融资本助推养老服务的作用。

值得注意的是，我们在共享金融市场高流动性以及缓解财政压力作用的同时，不可忽视金融市场的高风险性和不确定性。由于养老金融商品周期长、客户群体相对稳定，北京市政府应加强监管养老金融（资本）市场的波动以及可能出现的风险，保证养老金融市场总体平稳发展。一方面，建议养老金融机构大胆创新，不断推出优质稳定的养老产品，提高居民对养老金融产品购买的积极性；另一方面，要最大限度地保障养老产品的收益，扩大购买人群，为养老金融市场注入源源不断的资金，以缓解政府财政压力。

3. 老年健康服务再完善

北京作为中国首都，医疗资源相对丰富，"十三五"期间北京市已逐步

[①] 王耀增、段利利：《金融体系应对人口结构老龄化的供给策略》，《清华金融评论》2021年第5期。

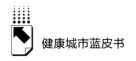
建立起全人群、全生命周期的健康管理理念，同时围绕健康教育、预防保健、疾病诊治、康复护理、长期照护、安宁疗护六大方向建立起老年健康服务体系。但现阶段北京市基层老年健康服务能力相对薄弱，尤其是在康复护理方面，社区医疗在一定程度上存在"能看病"但"看不好"的突出问题。虽然北京市出台了《关于加强北京市康复医疗服务体系建设的指导意见》，推动15家公立医疗机构转型为康复机构，并加强三级综合医院康复医学科建设督导，将社区康复服务纳入绩效考核，但由于对不同性质的涉老康复医疗运营主体优惠政策不平衡、优惠幅度不统一等，导致康复医疗机构服务水平良莠不齐。

因此，北京市应进一步加强对社区医疗卫生机构发展康复护理服务政策的引导，切实提高基层医疗机构、社区和家庭康复护理能力；同时，加强养老服务机构发展健康医疗服务的政策支持，丰富多样化护理服务场景，满足多方面康复护理人群的需求。在此过程中，北京市要明确医疗卫生服务机构和养老服务机构的康复护理服务边界，在"医"和"养"之间明确各自职能，有效界定医养衔接的老年健康服务内容，保证不同视角下的政策统一和规范，让首都医疗资源和养老服务充分结合，为老龄人口提供高效优质的养老服务。

4. 老年购买能力再支撑

老年群体由于退休离职后收入相对较低，在专业照护需求、康复护理等方面的支付能力受到限制。为了满足失能、半失能老年人对专业照护服务的刚性需求，"十三五"时期，中共中央、国务院在《关于加强新时代老龄工作的意见》中明确提出"积极探索建立适合我国国情的长期护理保险制度"，将长护险作为老年服务购买能力的补充和支撑。

北京市于2018年在石景山区启动了长护险试点工作，目前已从最开始的八角、八宝山、鲁谷3个街道扩大至石景山全区9个街道，以财政和个人分别负担50%的形式，按照每人每年180元的标准向城乡居民筹资。试点期间，以泰康保险公司提供的数据为例，石景山区参保的定点医疗服务数量已增长6倍，从2018年的8家达到2021年55家，既提升了失能、半失能老人购买照护服务的能力，也保障了养老服务单位持续运营的能力。基于北京市石景山区开展的长护险试点经验，北京将在全市范围内开展更大规模的试点探索，从资金监管、服务监管、流程监管、制度保障等方面进行尝试。郑秉文表示，由于各地区条件不同，长护险试点有不同的地方特色，但如果长期在制度上难以统一，未来的发展惯性将有可能导致整个制度在宏观层面存在"碎片化"，从而造成公平性和持续性的失衡。[①] 北京市应当首先统筹考虑符合北京各区情况的制度设计，在各区推广过程中不断总结试点经验，完善制度设计，厘清保险和医疗的关系，明确长护险是满足老年人长期生活照料的基本需求，以及失能、半失能老年人的长期护理保障，避免成为下一个商业医疗保险。

（四）分场景推动科技赋能

随着"互联网+"进一步赋能社会各行各业，"智慧养老"凭借其高端的底层信息技术在一定程度上弥补了基础养老服务的不足，但同时面临诸多制约因素。"银色数字鸿沟"[②] 指老年人由于年龄原因缺少对信息技术的了解而形成的一种数字认知障碍从而阻碍了智慧养老产品的推广与普及。现阶段北京智能养老商品市场主要存在以下几个突出问题：一是养老设备便携度低，老年人体征检测商品仍存在待机时间短和设备难以小型化等问题；二是高端智能养老商品 AI 智能嵌入度低，例如清洁、家务功能机器人同时具备的陪护、医疗功能非常有限；同时，该类商品的产业化水平也较低，如高端智能养老机器人目前无法实现规模化生产。北京市应针对居家养老为主要养老模式的现状，协助照护半自理、无法自理老人，替代人工的重复机械性工作智能技术将得到更广泛的关注。

1. 5G 通信赋能老年人健康电子档案管理

北京作为 5G 信息化试点城市，具备先天的智能养老信息基础设施优

---

① 郑秉文：《长护试点 3 周年总结：如何建立完善长护服务体系?》，《中国医疗保险》2019 年第 8 期。

② 李卓伟：《"互联网"背景下社区居家养老的研究》，华中农业大学博士学位论文，2018。

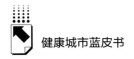

势。2021年工信部、北京市政府等联合开展北京重点场所5G网络信号覆盖提升行动，保障北京各家医院5G通信讯号流畅更是重中之重。因此，本报告建议北京市政府进一步出台推动养老机构利用信息技术率先推进5G智能养老相关政策，尽快实现5G通信赋能老年人病例云处理等医疗工作。

2. VR技术赋能老年人基础健康远程诊疗

目前，元宇宙技术已被正式推广到关系国计民生问题的应用场景中，元宇宙是社会信息化和虚拟化的必然发展趋势，也是互联网发展的终极阶段。[①] 元宇宙的核心技术是利用区块链、虚拟空间、AR（增强现实技术）、VR（虚拟现实）等技术构建一个虚拟的现实世界。在养老服务应用场景中，本报告建议利用虚拟现实技术，围绕老年人的基础性慢性病实现周期性线上诊疗，引导专业医疗卫生单位为老年人提供线上医疗服务，满足不便就医的老年人，通过建立"云端医院"实现基础诊疗线上服务。

3. AI技术赋能老年人日常生活照护服务

市场调研结果显示，目前居家养老照料服务的日常工作量最大，巡视探访、助医助行等基础服务需求量多，服务需求相对单一，但是照护负担较重。因此，北京市应积极引导AI技术投入居家养老智慧管理与智能服务，在供求之间实现优化，在服务流程中提供质量监督，逐步建立起满足老年人个性化需求的云平台。在老年服务效率上，智慧养老能够拓展传统养老服务的能力，最大限度消除养老服务的时空界限，同时以有效方式规避社会风险。智慧养老服务平台可以凭借先进的信息技术和完善的网络信息，有效弥补线下养老服务人力资源严重不足的缺陷，降低由青壮年人口比例下降导致的人工成本增加，达到传统照护模式难以提供的养老服务质量，切实提升老年人的获得感和幸福感。[②]

---

① 方凌智、沈煌南：《技术和文明的变迁——元宇宙的概念研究》，《产业经济评论》2022年第1期。
② 宗世法：《嵌入性视角下"智慧健康养老服务模式"的建构——对"北科养老"的个案研究》，《贵州民族大学学报》（哲学社会科学版）2020年第2期。

五　政策建议与未来展望

"十四五"时期，北京市人口老龄化速度不断加快，养老事业养老产业高质量协同发展更应依据人口老龄化带来的客观需求和经济社会发展所处历史阶段统筹规划。结合前面提出的具体实施路径，本报告建议针对当前养老事业产业发展现状，精准研判未来发展趋势，重点解决市区郊区养老资源平衡配置问题，补充普惠性养老服务供给问题，提升社区居家养老运营能力以及丰富老年人精神文化生活等，延续事业产业协同发展轨迹。

首先，"十四五"发展前期，北京市应在全市范围内进行养老服务资源优化整合。目前，城区内老人选择养老机构主要考虑的因素是地理位置、收费、医疗实力以及看病是否便利。中心城区老龄化程度高但建设空间有限，由此导致城六区养老服务供给缺口较大。远郊区县的土地价格、房屋租赁价格均低于市中心，建设成本相对较低，且自然环境质量较高。① 远郊区县的养老服务需求近年增长迅速，但受老年人就近消费需求的影响，郊区养老机构虽然设施新、条件好，但入住率仍然较低。因此，北京市应在郊区养老服务机构中遴选一批优质养老服务企业作为试点，采用公建民营模式，充分利用当地生态环境资源带动周边养老服务水平；同时出台配套支持政策，引导城六区老年人到郊区享受养老服务，最终达到协调配置全市养老需求与供给目的。

其次，"十四五"发展中期，北京市应加快落地医养结合、老龄金融以及养老照护专业人才培养。在医养结合方面，目前北京市养老服务单位内设的医务室、护理站以及街道社区的医疗卫生机构仅能满足老年人的基本日常就医需求，在针对失能、半失能老人提供更加专业的康复护理等医疗服务方面还有较大的提升空间。因此，北京市应引导具备条件的养老机构、养老驿

---

① 康蕊：《养老机构与老年人需求分步的结构性矛盾研究——以北京市为例》，《调研世界》2016 年第 11 期。

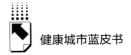
站和社区卫生服务机构联合打造"养老护理站",总体提升城区护理服务能力,实现"社区护理+居家护理+医疗衔接"的服务功能,将"医养结合"融入"三边四级"的养老体系中。

在养老金融方面,近年来北京市提供的老龄金融产品在营销模式上不够灵活,产品监管力度较弱。但由于目前养老保障体系尚不健全、老年人支付能力不足等原因,北京市应扩大长护险政策的落地范围,并在推广过程中总结资金、服务和流程管理经验,通过人群细分、服务细分等方式将医保和长护险的关系梳理清楚,有序推动社会资金进入养老产业,稳步推进养老金融业务中涉及的个人隐私保护、产品营销边界、金融监管框架等法律法规的出台,引导养老金融在平衡风险和收益的同时,发挥支付能力的有益补充作用。

在专业人才建设方面,针对目前养老专业护理人才缺口大、招生不足、培训标准不统一等问题,北京市应针对养老人才培养的试点单位,选取北京市优质专业职业学校,推动养老照护、康复护理等专业学科建设,扩大面向全国招收养老专业的学生比例。试点学校要参与制定北京市养老服务相关培训标准,建设具有职业资格认证资质的养老服务实训基地,从而扩大首都养老服务人才队伍。

最后,"十四五"发展后期,北京市应继续坚持政府主导、市场化运作、企业化运营的思路,以北京市属大型国有企业托底养老产业基础建设,引导民营企业逐步向规模化连锁化方向发展,以养老服务功能细化带动产业链纵向延伸;在保险企业、地产企业等社会资本的助力下,将北京养老事业养老产业高质量协同发展落到实处,将养老服务供需关系紧密衔接,在人口老龄化的时代大背景下,率先将北京市打造成全国首批老年友好型城市。

B.15
北京市生态产品价值实现路径与对策研究

夏旭江　马东春*

摘　要： 生态产品的价值实现路径一直以来备受学者的广泛关注。随着相关政策的出台，各地纷纷开展生态产品价值实现路径研究。北京地区生态产品丰富多样，有生态实物产品和生态非实物产品。近年来，北京市积极研究生态涵养区内不同生态系统的生态产品实物量与价值量的核算标准，探索生态产品价值的实现路径。北京地区生态产品价值的实现路径主要有三类：第一类是以市场为主体的价值实现路径，第二类是以政府为主体的价值实现路径，第三类是"政府+市场"模式的价值实现路径。综合研究结果表明，北京市应制定不同空间尺度的生态产品核算机制，构建生态产品价值实现保障体系，完善生态补偿机制，建立生态补偿制度，推进生态产品产业化发展。

关键词： 生态产品　健康产业　生态系统

良好的生态环境会产出优质的生态产品，而生态产品所蕴含的经济价值也渐渐被世人所认同。在以扩大内需作为战略基点的新发展格局下，生态产

* 夏旭江，河海大学港口海岸与近海工程学院，主要研究方向为水资源管理、生态产品与水利经济、生态水利；马东春，北京市水科学技术研究院技术总师，博士，教授级高工、高级经济师、注册咨询工程师，主要研究方向为生态学、生态经济、公共政策与水资源管理、水文化与水利史等。

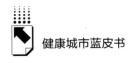
品价值转化为经济价值必将成为发展重点。北京市积极落实中共中央办公厅、国务院办公厅《关于建立健全生态产品价值实现机制的意见》，积极开展生态产品价值实现的相关研究和探索，推进生态文明建设，实现首都高质量发展。

一　生态产品的概念内涵

虽然西方国家进入工业化较早，国外学者也对如何保护生态环境做了大量的研究，但并没有定义生态产品的概念，而是以相似概念为生态系统服务。虽然学者们对生态产品概念有不同的看法，但对其基本含义及内涵的看法已趋于相同。1970 年《人类对全球环境的影响报告》首次阐述了生态系统对人类的一系列服务功能；Costanza 等把生态系统服务定义为生态系统为人类提供直接或间接的服务和产品①。生态系统评估（Millennium Ecosystem Assessment）将生态系统服务定义为人类在生态系统中得到的各种收益，包括供给、支撑、调节、文化四个方面。在国内，董哲仁在《生态水利工程学》中提出，生态系统服务"是指生态系统与生态过程所形成及所维持的人类赖以生存的自然环境条件与效用"②。欧阳志云等认为，生态系统服务在为人类提供生产生活原料的同时，还起到维持人类生存所必需的环境条件的作用③。20 世纪 80 年代中期，"生态产品"一词在我国出现④。任耀武等首次对生态产品进行定义，"所谓'生态产品'，是指通过生态工（农）艺生产出来的没有生态滞竭的安全可靠无公害的高档产品"⑤。俞敏等将生态产

---

① Robert Costanza, Ralph d'Arge, Rudolf de Groot, Stephen Farber, Monica Grasso, Bruce Hannon, Karin Limburg, Shahid Naeem, Robert V. O'Neill, Jose Paruelo, Robert G. Raskin, Paul Sutton, Marjan van den Belt., The Value of the World's Ecosystem Services and Natural Capital, *Ecological Economics*, 1998, 25 (1).

② 参见董哲仁《生态水利工程学》，中国水利水电出版社，2019。

③ 欧阳志云、王如松、赵景柱：《生态系统服务功能及其生态经济价值评价》，《应用生态学报》1999 年第 5 期。

④ 高晓龙、林亦晴、徐卫华、欧阳志云：《生态产品价值实现研究进展》，《生态学报》2020 年第 1 期。

⑤ 任耀武、袁国宝：《初论"生态产品"》，《生态学杂志》1992 年第 6 期。

品定义为"良好的生态系统以可持续的方式提供的满足人类直接物质消费和非物质消费的各类产出"[①]。随着人类环境意识的逐渐提高,生态产品涵盖的范围越来越广泛。2010年出台的《全国主体功能区规划》首次从国家层面对生态产品的概念进行了界定,将生态产品视为一种具有可再生、无公害、能源消耗少等特点的自然因素,用来维系生态安全、保障生态调节功能、提供良好居住环境。因此,生态产品可以说是生态系统结构和功能连同其他投入对人类福祉的贡献,即良好的生态系统以可持续的方式提供的满足人类直接实物消费和非实物消费的各类产出,这些产出是直接或间接的满足人类生产、生活需求的物质产品和服务产品的总称。

二 北京市生态产品概况

北京市位于华北平原北部,东距渤海约150千米。全市总面积约为16410平方千米,其中平原区面积约6400平方千米,约占总面积的39%,山区面积约10010平方千米,约占总面积的61%,其潜藏的生态产品价值很高。北京市为保证本地区生态产品的供给,充分发挥生态产品的价值,积极探索生态产品价值实现路径,建立了生态涵养区,为优质的生态产品提供了良好的生态环境。生态涵养区包括怀柔区、门头沟区、平谷区、延庆区、密云区全域和房山区的山区、昌平区的山区部分,覆盖面积约占全市面积的68.6%。生态涵养区已成为北京市的生态屏障和重要生态产品的原产地,持续为北京市提供清洁水源、清新空气等优质的生态产品,为推动首都绿色经济发展做出了巨大贡献。

北京市将生态产品分为供给服务产品、调节服务产品、文化服务产品三大类(如图1)。供给服务产品包括生态农、林、畜牧、渔产品,生态能源以及水资源等;调节服务产品包括水源涵养、洪水调蓄、土壤保持、大气净

[①] 俞敏、李维明、高世楫、谷树忠:《生态产品及其价值实现的理论探析》,《发展研究》2020年第2期。

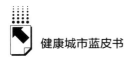

化、水质净化、固碳释氧、气候调节、物种保育等；文化服务产品包括各级风景名胜区、公园等自然景观，古桥、古堰等自然文化景观等。由此可见，北京地区的生态产品丰富，有多样的生态实物产品及非实物产品。

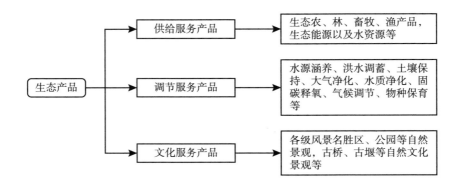

图1　生态产品分类

三　北京推进生态产品价值实现的重点方向

生态产品的价值是通过政策机制干预、相关方之间的利益调整实现的，以保障生态产品的持续供给、保护生态系统的完整性和原真性。北京是我国的首都，积极推动生态产品的价值实现对北京来说是义不容辞的责任，因此，北京市非常重视、积极推进生态产品价值实现的研究和探索。近年来，北京市不断加大对生态环境的保护，生态文明建设已取得显著成效。针对生态产品"难量化、难抵押、难交易、难变现"的问题，北京市积极研究生态涵养区内不同生态系统的生态产品实物量与价值量的核算标准，探索生态产品价值的实现路径。

四　北京市生态产品价值的主要实现路径

北京地区生态产品价值的实现路径主要有三类：第一类是以市场为主体

的价值实现路径，第二类是以政府为主体的价值实现路径，第三类是"政府+市场"模式的价值实现路径（见图2）。

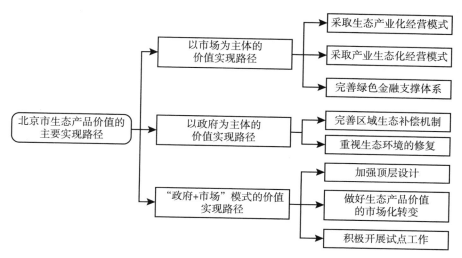

图2 北京市生态产品价值的主要实现路径

（一）以市场为主体的生态产品价值实现路径

1. 采取生态产业化经营模式

生态产业化经营模式是通过加强政策体系保障、开展科学规划、开辟产业发展新思路等方法来达到加强产业融合发展的目的，进而提升区域生态产品竞争力，促进生态产品产业标准化；通过建立生态产品"评估—认证—定价—交易"的价值实现机制，制定生态产品的技术质量标准，开展生态产品第三方认证，制定生态产品的指导价格，建立生态产品交易平台；推进生态产品产业化开发，探索生态产品"创造—维护—整合—增值"的价值增值途径，通过市场化运作助推水资源、生态农产品、森林康养、生态旅游等生态产品产业化发展，开创水源涵养、洪水调蓄、土壤保持等非实物生态产品的价值实现模式。

2. 采取产业生态化经营模式

产业生态化是指产业自然生态遵循有机循环机理，在不超过生态系统承

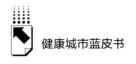
载能力的前提下，将一定范围内的产业系统以及自然系统结合优化，达到产业生态化的效果。简单来说，产业生态化就是按照生态化的原则去发展产业，在发展产业的同时要坚持生态原则，把"生态+"原则应用到产业的各个领域，从而充分利用生态资源，促进自然、产业与经济的持续发展。

3.完善绿色金融支撑体系

绿色金融创新对生态产品的价值实现具有重要的促进作用。北京市在探索生态产品价值实现的过程中不断完善生态投资体制、生态产品融资机制，加强绿色投资，建立生态资本化运作机制，整合资源对接渠道，强化和提升资源开发利用效率，因地制宜挖掘区域特色的生态产品，组建"生态银行"，开发"GEP贷""两山贷"等与价值实现相关的绿色金融手段，开发生态期权和生态产品金融抵押，推动绿色金融产品和机制创新，完善并促进生态产品价值实现的金融体系。

（二）以政府为主体的生态产品价值实现路径

1.完善区域生态补偿机制

生态补偿机制是解决资源冲突、增强利益协同、实现环境可持续的有效经济政策。对提供大量优质生态产品的地区做好生态补偿，不仅可以为创造良好的生态环境提供资金来源，还可以有效平衡补偿对象与被补偿对象之间的供需关系，实现生态产品经济价值的最大利用率与转化率。所以，北京市应完善纵向和横向生态保护制度，在将"绿水青山"转化为"金山银山"的同时，"金山银山"的经济价值也用于保护"绿水青山"的生态产品价值，达到"取之于生态环境，用之于生态环境"的循环利用效果。

2.重视生态环境的修复

生态环境保护关乎整个民族的未来。积极开展生态环境修复，通过吸引社会资本，大力发展生态产业、修复生态环境，达到人与自然和谐共生的同时，还可以有效提升生态环境对生态产品的供给能力。北京市在进行生态环境修复时，要明确地域范围，考虑其时间尺度、空间尺度，制定相应的环境修复方案。

（三）"政府+市场"模式的价值实现路径

政府应加强对生态产品价值实现的顶层设计，积极进行试点工作，并不断总结经验，将生态产品的价值核算纳入考核制度；市场方面要积极明确生态产品的市场准入条件、价格评估机制、质量标准等，做好生态产品价值的市场化转变。

五 政策建议

基于已有理论与北京市探索生态产品价值实现路径的实践研究以及其他省市的探索进程，笔者对提升生态产品的价值实现提出以下几点建议。

（一）制定不同空间尺度的生态产品核算机制

北京市应根据生态系统的不同分类，结合各生态系统的实际情况，厘清不同生态系统中的生态产品数量，分类管理，编制各生态系统的生态产品清单，并采取适宜的核算方法核算其实物量与价值量，编制相应的生态产品总值（GEP）核算技术规范，相关部门定期公布生态产品实物量与价值量的核算结果。根据生态系统不同，如陆地生态系统、水生态系统等，北京市应分别制定相应的生态产品价值核算机制，确定其实物量与价值量；也可以在某一尺度的特定区域内参考比该尺度更大尺度的生态产品核算机制，如研究湖泊生态产品价值核算方法可参考水生态系统生态产品价值核算方法。合理的生态产品价值核算机制不仅可以提高生态产品价值向经济效益的转化率，也可为生态补偿和生态服务价值核算体系的确定提供指导。

（二）构建生态产品的价值实现保障体系

北京市应从政策保障、人才保障、资金保障等方面构建生态产品的价值实现保障体系。各部门应紧密配合，分工合作做好生态产品价值实现的配套政策制定，为生态产品的价值实现提供条件；制定人才引进的相关政策，引

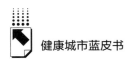
进相关领域的技术人才，让他们学以致用，在探究生态产品价值实现的过程中贡献力量；做好资金保障工作，为相关项目的开展提供资金支持。

（三）完善生态补偿机制，建立生态补偿制度

生态补偿机制作为实现生态产品价值最常见的方法之一，目前来说还并不完善。当下生态补偿资金很大程度上依靠政府财政支付。北京市在制定补偿机制时要考虑区域差异等问题，从不同角度出发选择不同地区试点，进行多元化的生态补偿实践。例如，从水资源保护和水战略储备的角度对密云水库流域进行生态补偿，完善生态补偿机制，使之更适应新时代生态文明建设的要求，促进地区的绿色经济发展。

（四）推进生态产品产业化发展

生态产业化对于实现北京各种产业的有效衔接、提高生态产品的有效利用、发挥生态产品的价值起到了积极的推动作用，是"两山"理论转化的有效路径。北京市推动生态产业化的前提是完善产权制度，强化自然资源确权工作，围绕自然资源资产产权制度改革，明确自然资源所有权和收益权归属，深度开发生态产品；企业要以科学的生产经营模式为支撑，以绿色生态作为企业的核心竞争力，不断将新技术与人才吸引到生态产业中，促使以生态产品为依托的生态旅游、水资源开发等产业进一步做大做强，实现各区域的高质量发展。

健康人群篇

Healthy Population

B.16

阿尔茨海默病临床前期国人知晓率
和主观就诊率调查研究

王小琪　韩　瓔*

摘　要： 阿尔茨海默病（Alzheimer's Disease，AD）目前尚无有效的治疗手段，AD 临床前期主观认知下降（Subjective Cognitive Decline，SCD）是 AD 早期防治的重要靶点。因此，了解民众对 AD 及 SCD 的知晓情况以及主观就诊情况对于下一步的宣教工作和诊治策略制定至关重要。本研究通过线上问卷调查方式，在全国范围内发放 AD 和 SCD 知晓情况和就诊情况调查问卷。调查发现，在总调查人群中，AD 的知晓率为 97.08%，SCD 的知晓率为 82.63%，因认知下降主动去医院就诊的人员比例为 78.17%。目前公众对 AD 和 SCD 的知晓率有了较高的

---

* 王小琪，首都医科大学宣武医院博士研究生，主要研究方向为阿尔茨海默病临床前期的早期诊治；韩瓔，首都医科大学宣武医院主任医师、教授，主要研究方向为阿尔茨海默病临床前期的早期诊治。

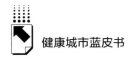
　　提升，但了解程度仍有待提高。相关部门需要进一步加强宣教工作，提高民众对 AD 和 SCD 的重视程度，推进 AD 的早期防治。

关键词： 阿尔茨海默病　主观就诊率　健康人群

　　阿尔茨海默病（Alzheimer's Disease，AD）是一种中枢神经系统退行性疾病，表现为认知功能衰退、精神行为异常以及日常生活能力减退。其病程缓慢进展，不可逆转。最新研究认为 AD 是一个连续的疾病谱，在临床症状出现前数十年，大脑皮层就已存在 AD 特征性病理改变，进入 AD 临床前期。[①] 随着无数项 AD 药物研发失败，人们逐渐意识到 AD 防治的关键在于早期发现，因此针对 AD 临床前期的药物和非药物干预已经成为 AD 防治的热点。[②]

　　主观认知下降（Subjective Cognitive Decline，SCD）是指患者自我感觉认知功能较从前下降，但是神经心理学检查经过年龄和受教育程度校正后，结果仍在正常范围。[③] SCD 被认为是 AD 的风险因素，与 AD 病理改变、认

① Sperling RA, Aisen P. S., Beckett L. A., Bennett D. A., Craft S., Fagan A. M., et al., "Toward Defining the Preclinical Stages of Alzheimer's Disease： Recommendations from the National Institute on Aging-Alzheimer's Association Workgroups on Diagnostic Guidelines for Alzheimer's Disease", *Alzheimer's & Dementia： The Journal of the Alzheimer's Association*, 2011, 7 (3)： 280 - 292; Jack C. R., Jr., Bennett D. A., Blennow K., Carrillo M. C., Dunn B., Haeberlein S. B., et al., "NIA - AA Research Framework： Toward a Biological Definition of Alzheimer's Disease", *Alzheimer's & Dementia： The Journal of the Alzheimer's Association*, 2018, 14 (4)： pp. 535-562.
② Aisen P. S., Jimenez-Maggiora G. A., Rafii M. S., Walter S., Raman R., "Early-stage Alzheimer Disease： Ggetting Trial-ready", *Nature Reviews Neurology* 2022, 18 (7)： 389-399.
③ Jessen F., Amariglio R. E., van Boxtel M., Breteler M., Ceccaldi M., Chételat G., et al., "A Conceptual Framework for Research on Subjective Cognitive Decline in Preclinical Alzheimer's Disease", *Alzheimer's & Dementia： The Journal of the Alzheimer's Association*, 2014, 10 (6)： pp. 844-852.

知下降和临床进展密切相关。[1] 由于 SCD 的异质性，SCD 国际工作组也同时提出了一系列 AD 临床前期的 SCD 特征，增加了 SCD 源于 AD 病理的可能性。[2] 因此，SCD 被认为是 AD 早期诊断的重要"时间窗"和实现 AD 早期干预的关键阶段。2019 年底国产原研药问世和 2021 年靶向药在美国食品药品管理局的获批，填补了 AD 临床前期药物治疗的空白，使得在临床前期发现 AD、诊断 AD 更加有意义。

随着政府对 AD 早期诊治的重视和医疗行业对健康宣教科普工作的日益加强，尤其是对 AD 临床前期 SCD 的广泛宣传，公众对 AD 早诊早治的意识逐渐增强。我们设计的 AD 和 SCD 知晓情况和就诊情况的问卷调查，旨在调查国人对 AD 的重视程度，为开展 AD 早期防治工作提供借鉴。

一　调查流程

本调研采用了网络问卷调查形式，基于问卷星调查平台设计了早期 AD 知晓率和就诊率调查问卷。本调研自 2021 年起每年普查一次，本报告为第二年普查结果分析。本调研由国家老年疾病临床医学研究中心（宣武医院）—中国 AD 临床前期联盟发起，各联盟单位负责具体实施，面向当地群众发放问卷，同时在微信公众号"主观认知下降"进行广泛推送。调查问卷从年龄、性别、省份、学历、职业、痴呆家族史等维度进行了基本信息采集，并调查了 AD 和 SCD 的知晓情况及主观就诊情况。

---

① Jessen F., Amariglio R. E., Buckley R. F., van der Flier W. M., Han Y., Molinuevo J. L., et al.,"The Characterisation of Subjective Cognitive Decline", *The Lancet Neurology*, 2020, 19 (3): pp. 271-278.

② Jessen F., Amariglio R. E., van Boxtel M., Breteler M., Ceccaldi M., Chételat G., et al., "A Conceptual Framework for Research on Subjective Cognitive Decline in Preclinical Alzheimer's Disease", *Alzheimer's & Dementia: The Journal of the Alzheimer's Association*, 2014, 10 (6): 844-852; Jessen F., Amariglio R. E., Buckley R. F., van der Flier W. M., Han Y., Molinuevo J. L., et al., "The Characterisation of Subjective Cognitive Decline", *The Lancet Neurology*, 2020, 19 (3): pp. 271-278.

表 1　2022 版调查问卷

问题 ID	内容	选项/填空
问题 1	年龄(岁)	
问题 2	性别	1. 男；2. 女
问题 3	学历水平	1. 文盲；2. 小学；3. 初中；4. 高中；5. 大学；6. 硕士研究生；7. 博士研究生及以上
问题 4	您的受教育年限(年)	
问题 5	省份城市与地区	
问题 6	您目前从事的行业	
问题 7	您是否有痴呆家族史(包括一级亲属和二级亲属)	1. 是；2. 否
问题 8	您是否听说过阿尔茨海默病？	1. 是；2. 否
问题 9	您认为阿尔茨海默病和老年痴呆是一回事儿吗？	1. 是；2. 否
问题 10	您认为阿尔茨海默病是否有遗传倾向？	1. 是；2. 否
问题 11	您知道阿尔茨海默病的症状包括什么吗？〔多选题〕	1. 记忆力下降；2. 执行功能下降；3. 语言能力下降；4. 视空间障碍(找不到回家的路)；5. 计算力下降
问题 12	出现以下哪些精神或行为的表现，考虑阿尔茨海默病可能？〔多选题〕	1. 总怀疑别人偷了他/她的东西；2. 怀疑配偶出轨；3. 怀疑别人伤害他/她；4. 经常捡垃圾、随地大小便；5. 性格出现变化(易激惹、兴奋欣快或沉默寡言等)
问题 13	您认为阿尔茨海默病是可以预防的吗？	1. 是；2. 否
问题 14	您认为脑血病危险因素(如高血压、糖尿病、高脂血症等)是否与阿尔茨海默病的发病有关？	1. 是；2. 否
问题 15	您是否听说过主观认知下降的概念？	1. 是；2. 否
问题 16	您是否认为主观认知下降人群是阿尔茨海默病的高危人群？	1. 是；2. 否
问题 17	您认为阿尔茨海默病临床前期主观认知下降的临床特征是什么？〔多选题〕	1. 有记忆力下降的自我感觉；2. 记忆力下降的感觉是在近五年出现的；3. 记忆力下降的感觉是在 60 岁以后出现的；4. 对记忆力下降感到担心，怕患上阿尔茨海默病；5. 记忆力下降是持续存在的；6. 因为记忆力下降能主动就医；7. 记忆力下降得到了知情者(熟悉患者的人)证实，或者有轻微的精神行为异常症状(比如，老年首发的抑郁、焦虑、被窃妄想、被害妄想、毫无道理的怀疑配偶出轨、幻嗅等)
问题 18	您是否认为应该重视主观认知下降？	1. 是；2. 否

问题 ID	内容	选项
问题 19	当您出现自我感觉认知功能下降，但是日常生活能力正常时，请选择您认为正确的处理方式。［多选题］	1. 暂不进行特殊处理，继续观察;2. 及时去医院的记忆专科门诊就诊;3. 通过网络途径（如百度百科等）查询相关知识，自我鉴别或诊断;4. 购买有益大脑健康的营养品或治疗仪等

二　公众的 AD、SCD 知晓率和主观就诊率现状

（一）问卷基本信息

本问卷的调研时间为 2022 年 1 月 25 日至 2022 年 6 月 4 日。本调研共回收问卷 9463 份，参与调研的省份、自治区、直辖市和特别行政区共计 33 个（见图 1），其中参与人数排名前十的为江苏省（14.28%）、云南省（12.17%）、北京市（11.16%）、四川省（5.90%）、山东省（5.81%）、内蒙古自治区（5.35%）、河南省（4.51%）、广东省（4.22%）、安徽省（3.87%）、辽宁省（3.44%）。

（二）问卷人口学信息

从人口学信息上来看，参与本问卷调研的女性共 7163 人（76%），男性共 2300 人（24%）。参与者的年龄主要集中在 30~60 岁，以中青年为主。（见图 2）

在受教育程度方面，本次调研的参与者大部分是大学学历，占比达 66.96%。在职业方面，本次调研的参与者所从事的职业占比最高的是医疗/护理/保健/卫生行业（66.25%）（见图 3）。此外，我们也对参与者的痴呆家族史进行了调查，在所有的参与者中，有痴呆家族史的共 2405 人，占比 25.41%（见图 4）。

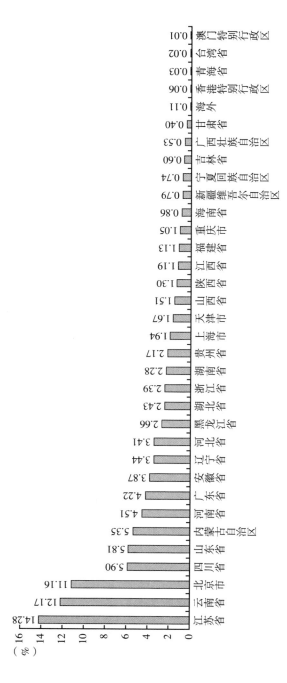

图 1　参与调研的各省（自治区、直辖市、特别行政区等）所占比例

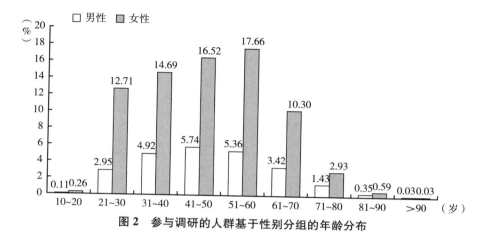

图 2　参与调研的人群基于性别分组的年龄分布

（三）AD 和 SCD 的知晓情况

在参与调研的人群中，有 97.08% 的参与者听说过 AD，82.51% 的参与者认为 AD 是可以预防的，80.10% 的参与者认为 AD 有遗传倾向，76.90% 的参与者认为脑血管病危险因素与 AD 发病有关系，有 62.18% 的参与者认为老年痴呆与阿尔茨海默病是一回事儿（见图 5）。这提示我们，虽然民众对 AD 的总体知晓率较高，但是对 AD 的认识深度仍有待提高。随后，我们根据性别和受教育程度进行了分组分析。按性别分析，结果显示女性的 AD 知晓率为 97.85%，男性的 AD 知晓率为 94.70%，这提示我们女性 AD 的知晓率比男性稍高。按受教育程度分析，AD 知晓率随着受教育程度的提高而增加，博士研究生及以上学历人群的 AD 知晓率最高，达到 98.28%（见图 6）。

同时，我们也分析了民众对 AD 常见症状的知晓情况。结果显示，在 AD 常见的认知表现中，参与者知晓率最高的前两项是"记忆力下降"（98.53%）和"视空间障碍（找不到回家的路）"（95.42%），最低的是"计算力下降"（89.55%）。在 AD 精神行为表现中，参与者知晓率最高的前两项是"性格出现变化（易激惹、兴奋欣快或沉默寡言等）"（94.11%）和"经常捡垃圾、随地大小便"（74.51%），知晓率最低的是"怀疑配偶出轨"（48.48%）（见图 7）。

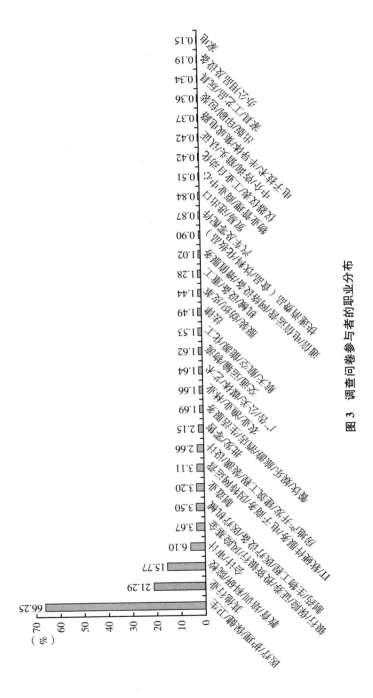

图 3　调查问卷参与者的职业分布

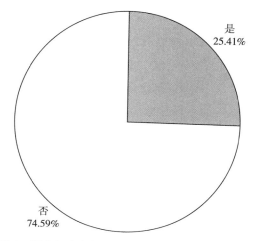

图4 调查问卷参与者中有痴呆家族史的占比情况

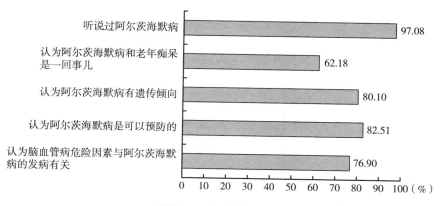

图5 AD知晓情况分析

在总参与人群中，有82.63%的参与者听说过SCD的概念，95.41%的参与者认为SCD是AD的高危人群，98.66%的参与者认为应该重视SCD（见图8），说明民众对SCD的知晓率比AD略低，但绝大部分参与者可以认识到SCD的重要性。同样，我们根据性别和受教育程度进行了分组分析。与AD知晓情况类似，女性的SCD知晓率（83.43%）比男性（80.13%）略高。SCD知晓率随着受教育程度的提高而增高，博士

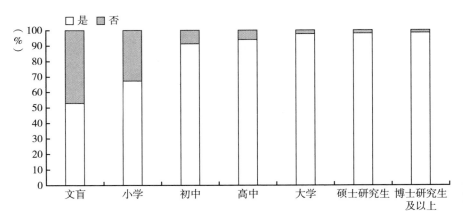

图 6 受教育程度对 AD 知晓率的影响

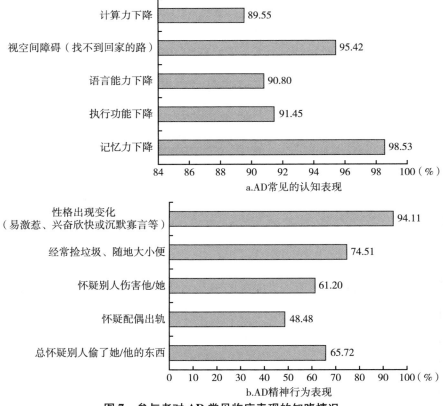

a.AD常见的认知表现

b.AD精神行为表现

图 7 参与者对 AD 常见临床表现的知晓情况

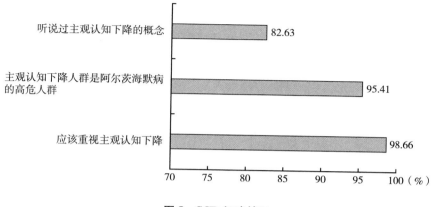

图 8　SCD 知晓情况

研究生及以上学历人群的 SCD 知晓率最高，为 86.25%（见图 9）。针对 SCD 特征的调查发现，民众知晓程度最高的前两个 SCD 特征是"有记忆下降的自我感觉"（85.18%）和"记忆力下降得到知情者证实了或有轻微的精神行为异常症状"（79.77%），最低的是"因记忆力下降主动就医"（45.77%），这说明民众对 SCD 特征的了解仍然有待提升（见图 10）。

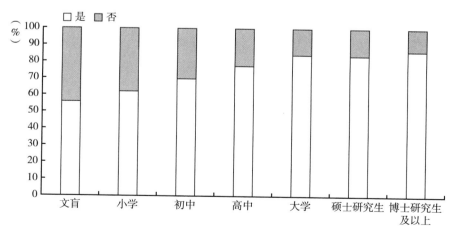

图 9　受教育程度不同的参与者的 SCD 知晓率

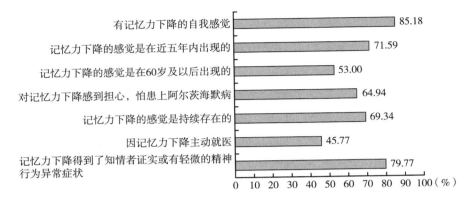

图 10　参与者对 SCD 临床特征的知晓情况

（四）参与者对 SCD 处理方式的分析

本次调研还分析了参与者对 SCD 的处理方式。当出现认知下降主诉时，78.17%的参与者愿意及时去医院的记忆专科门诊就诊，45.02%的参与者选择通过网络途径查询相关知识进行自我鉴别或诊断，33.11%的参与者选择暂不进行处理并继续观察，15.95%的参与者选择购买有益大脑健康的营养品或治疗仪等（见图 11）。总体来看，大部分参与者愿意及时就诊，但是仍然有部分民众选择自我"诊断"或自行保健性的"治疗"。

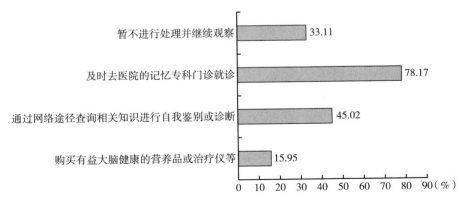

图 11　参与者对 SCD 的处理方式

（五）北京地区参与者的 AD 和 SCD 知晓率及就诊情况

在本次问卷调研中，北京地区共提交 1056 份问卷，占总数的 11.16%。调研发现，北京地区参与调研的女性有 798 人（75.57%），男性有 258 人（24.43%）。

北京地区参与者的总体 AD 知晓率为 98.30%，SCD 知晓率为 86.08%，均比总体参与人群略高（见图 12）。与总体参与人群类似，北京地区的 AD、SCD 知晓率女性比男性稍高，并且随着受教育程度的提高而增高。在就诊方面，80.02% 的北京地区参与者愿意及时去医院的记忆专科门诊就诊，比总体样本的主观就诊率高（见图 13）。

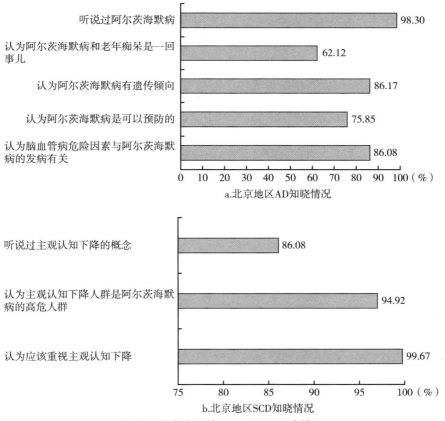

图 12　北京地区的 AD、SCD 知晓情况

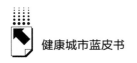
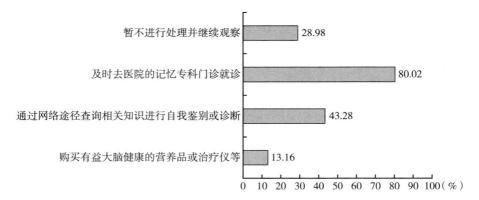

图13 北京地区参与者对 SCD 的处理方式

三 调查分析及建议

近年来，人口老龄化的加剧使 AD 发病率逐年增长，预计到 2050 年，全球的 AD 患者将增加至 1.31 亿。[①] 2021 年世界 AD 事实和数据报告显示，2000 年到 2019 年的 20 年间，死于卒中、心脏病和艾滋病的人数逐渐下降，而死于 AD 的人数却增加了 145%。[②] AD 发病率的增加给整个社会带来了沉重的经济负担。[③] 由于对疾病认识的欠缺，患者一般到痴呆中晚期才会到医院就诊，此时药物治疗效果微弱。因此，我们要重视 AD 的早期防治，提高 AD 的早期就诊率。[④] 最新的 AD 概念框架认为 AD 是一个连续的病理生理学

---

① Arvanitakis Z.，Shah R. C.，Bennett D. A.，"Diagnosis and Management of Dementia：Review"，*The Journal of American Medical Association*，2019，322（16）：pp. 1589-1599.

② "2021 Alzheimer's Disease Facts and Figures"，*Alzheimer's & Dementia：The Journal of the Alzheimer's Association*，2021，17（3）：pp. 327-406.

③ Jia L.，Quan M.，Fu Y.，Zhao T.，Li Y.，Wei C.，et al.，"Dementia in China：Epidemiology，Clinical Management，and Research Advances"，*The Lancet Neurology*，2020，19（1）：81-92；Jia J.，Wei C.，Chen S.，Li F.，Tang Y.，Qin W.，et al.，"The Cost of Alzheimer's Disease in China and Re-estimation of Costs worldwide"，*Alzheimer's & Dementia：The Journal of the Alzheimer's Association*，2018，14（4）：pp. 483-491.

④ Scheltens P.，De Strooper B.，Kivipelto M.，Holstege H.，Chételat G.，Teunissen C. E.，et al.，"Alzheimer's Disease"，*Lancet*，2021.

过程，在出现临床症状之前已经存在 AD 病理改变，此阶段被称为临床前期阶段。SCD 是 AD 临床前期阶段的重要表现，因此 SCD 人群是我们早期干预 AD 的重要目标人群。[①]

本次调研结果显示，AD、SCD 的总体知晓率分别为 97.08% 和 82.63%，主观就诊率为 78.17%，均高于 2021 年的调研结果（AD 知晓率 87%、SCD 知晓率 78%、主观就诊率 17%）。这说明经过科普宣教，公众对 AD 及 SCD 的知晓率以及主观就诊率在不断提高。同时，需要考虑的是，本次调研人群所从事的职业以医疗卫生行业为主，可能也在一定程度上提高了 AD 及 SCD 的知晓率和主观就诊率。针对北京地区的分析说明，北京地区的参与者对 AD 及 SCD 的知晓率较总体参与人群略高，主观就诊意愿也较高。无论是全部样本还是北京地区的样本，女性的 AD、SCD 知晓率均比男性略高，高学历人群比低学历人群具有更高的 AD、SCD 知晓率，这一结果为我们今后的科普宣教提供了支持依据，使 AD 科普更有针对性地进行。只有让公众真正了解 AD，了解 AD 对认知功能和在日常生活中的严重危害，才能让公众重视 AD 早期诊断、早期治疗，提高患者治疗的依从性。

关于如何提高公众对于 AD 及 SCD 的知晓率以及就诊率，进一步加深公众对 AD 危害的认识，可以从以下几个方面进行。第一，加强相关的科普宣教工作，尤其要加强在基层医疗机构以及社区的宣传，使更多人充分认识到 AD 疾病的临床特点和最新研究进展，从而提高 AD 疾病早期的就诊率。第二，增加记忆门诊以及认知筛查的覆盖范围，在基层医疗机构以及社区培养认知筛查医疗人员，使更多的患者可以及时得到认知评估，早期发现可能的认知下降，从而提高疾病的知晓率和就诊率。第三，借助公众更容易接触到的新闻媒体或者网络平台进行 AD 的科普宣教，使公众对 AD 有正确的认识，减少病耻感，提高疾病知晓率和就诊率。

本次调研采用线上问卷的方式，具有短时间内采集大量调研数据的优

---

① 盛灿、韩璎：《非药物干预在阿尔茨海默病临床前期的应用现状与展望》，《中华神经医学杂志》2020 年第 4 期。

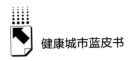

势。但是，本次调研仍存在一些不足：首先，线上调研的方式对于一些老年人群、偏远地区人群以及不会使用手机的人群不够友好，导致这些人群的参与度较低；其次，本次调查问卷受限于问卷篇幅，问题数量有限，可能导致覆盖不够全面。因此，今后的调研可借助地方政府的支持，采用线上与线下相结合的方式，提高覆盖范围，减少抽样造成的偏移；同时，还要进一步完善问卷设计，使调查更加全面和深入。

B.17
2021年北京市儿童青少年
健康状况研究

郭 欣　赵 海　张京舒　许惠玉　王 艳*

摘　要： 儿童青少年的健康是建设健康城市不可或缺的一部分。本报告描述了2021年北京市学生常见病及学校环境卫生监测结果，分析相关的影响因素，对北京市儿童青少年近视、肥胖等主要常见病情况进行分析，有助于进一步落实监测任务，采取针对性干预措施，促进儿童青少年健康。本次监测发现，学生视力不良检出率为67.1%，近视检出率为56.1%，超重肥胖总检出率为41.1%，恒牙龋患率为27.4%，均处于较高水平，学生常见病防控形势依然十分严峻，健康危险问题需要重视，学校卫生工作细节仍需完善。针对存在的问题，北京市开展了专家进校园行动、学校卫生标准普及行动、中小学生健康月活动、学校教学生活环境改善行动、健康父母行动和重点人群关爱行动，并开展了各类常见病防控活动；与此同时，积极实施独具北京市特色的近视防控措施，推进学生健康水平的改善工作。

关键词： 青少年　常见病　学校卫生　健康人群

---

* 郭欣，北京市疾病预防控制中心学校卫生所所长，主任医师，主要研究方向为学生常见疾病和健康影响因素的监测与干预；赵海，北京市疾病预防控制中心学校卫生所主管医师；张京舒，北京市疾病预防控制中心学校卫生所医师；许惠玉，北京市疾病预防控制中心学校卫生所；王艳，北京市疾病预防控制中心学校卫生所。

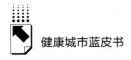
　　儿童青少年是未来城市建设和国家发展的关键群体，儿童青少年的健康状况直接影响国民的健康水平。近视已经成为全球性的公共卫生问题，我国儿童青少年近视率状况不容乐观。2018、2019、2020 年我国青少年的近视患病率分别为 53.6%、50.2%、52.7%。肥胖也日益成为影响儿童青少年健康的社会问题，且有不断上升趋势。同时，学校环境卫生与学生健康状况也密切相关。

　　为推进落实《北京市儿童青少年近视防控十条措施》和《"健康中国2030"规划纲要》对学校卫生相关工作的要求，掌握北京市儿童青少年近视、肥胖等主要常见病和健康影响因素情况，北京市于 2021 年 3～12月在 16 个区开展了学生常见病和健康影响因素监测与干预。本报告就2021 年的监测结果进行分析，为提高学生健康素质、改进学校卫生工作提供依据。

一　调查方法

（一）监测对象及方法

　　2021 年，北京市在 6 个城区、10 个郊区开展常见病和健康影响因素监测及干预工作，采用多阶段分层随机整群抽样法，在每个城区选择 7 所学校（包括小学 2 所、初中 2 所、高中 2 所、大学 1 所），每个郊区选择 6 所学校（包括小学 2 所、初中 2 所、高中 1 所、大学 1 所）开展监测与干预。根据各区学生人数，对近视专项监测的学校数进行了增加。

（二）监测内容

1. 学生常见病监测

　　本次监测的主要对象为小学、初中和高中所有年级、大学一至三年级的学生，内容包括学生常见病和生长发育情况，掌握学生近视、龋病、肥胖、营养不良、脊柱弯曲异常等常见病及青春期发育情况，评估学生群体健康及生长发育水平。其中，近视和脊柱弯曲异常仅针对小学、初中和高中所有年级学生，近视增加幼儿园大班儿童。各年级以整班为单位，每个年级至少80名学生，即每所幼儿园至少抽取80名5岁半至6岁半儿童，每所小学至少抽取480名学生，每所初中、高中和大学至少抽取240名学生。不足部分由附近同等类型幼儿园和学校补充。

2. 学校教学生活环境卫生监测

各区对参加监测的学校进行饮水、食堂、厕所、宿舍等环境卫生状况实地调查和教学环境卫生检测，了解环境卫生设施的配备情况和各项规章制度的落实情况。教学环境卫生检测要求每所学校随机选择6间有代表性的教室，对教室人均面积、课桌椅、黑板、采光、照明及噪声等方面开展现场测量，对未达到国家标准的内容提出整改建议。

（三）组织实施

1. 制定实施方案

北京市疾控中心组织制定的《2021年北京学生常见病和健康影响因素监测与干预工作方案》（以下简称《方案》），详细规定了监测方法、干预措施、质量控制等关键环节的具体要求，包括仪器设备、人员资质、操作细节等。

2. 人员及设备保障

《方案》明确规定了监测机构及监测人员的资质要求，并明确提出在督导中重点查验机构及人员资质、仪器检定证书等。每个监测队伍必须包括至少1名持有眼视光相关的国家执业医师资格证书的眼科医师，以及若干持有眼视光相关的技师或护士资格证书的专业人员或学校卫生领域的专业人员，脊柱弯曲异常检查要求配备外科医师。所有监测仪器均须经检定或校准，并在检定（校准）合格有效期内。监测人员在体检前做好仪器的校准工作，对体检结果记录完备。

3. 开展监测培训及考核

北京市举办现场调查培训会，严格按照《方案》规定对16个区的200

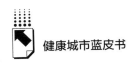
余名现场调查工作人员进行培训。参培人员分成屈光检测、质量控制、教学环境监测、数据核查四组，在接受培训后进行考核。

4. 监测督导情况

北京市体检质量控制和改进中心、北京市体检中心和北京市疾病预防控制中心于 2021 年 10~11 月，对各区监测和干预工作开展了全面督导。督导共分三组，主要内容包括近视调查现场情况，学生常见病监测工作落实情况，现场重点检查机构质量管理、体检场所设置、体检流程设计、人员信息核查、专项经费使用、信息化建设等。督导程序通常如下。第一，督导小组听取现阶段工作汇报、查看监测和干预相关材料；第二，到学校现场实地查看监测情况；第三，各位专家对工作提出意见和建议。

5. 数据审核上报

北京市疾控中心在全市培训的基础上，对各区数据上报和审核工作提出详细的要求，各区按照要求对问卷进行双录入，市级层面对每种类型调查表的数量、质量控制表和逻辑错误等进行二次审核，并严格按照国家时限上报。

二 调查结果

（一）学生常见病监测

1. 视力不良及近视

2021 年监测结果显示，北京市儿童青少年总体视力不良率为 67.1%，近视率为 56.1%；女生视力不良率（70.2%）和近视率（58.7%）均高于男生（64.3% 和 53.7%）；城区视力不良率（70.6%）和近视率（60.6%）均高于郊区（64.1% 和 52.2%）；高中生视力不良率（85.8%）高于 6 岁儿童（59.1%）、小学生（52.1%）和初中生（80.5%），除 6 岁儿童，随着学段的升高，视力不良率呈上升趋势。随着学段的升高，近视率逐渐增加，

6岁儿童近视率最低，为10.1%；高中生近视率最高，为83.5%（见图1）。

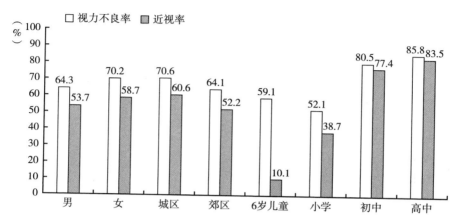

图1　2021年北京市学生视力不良及近视的人口特征

2. 龋齿

监测结果显示，北京市儿童青少年的恒牙总龋患率为27.4%，按照恒牙龋患率高低排列依次为初中（38.8%）、高中（38.4%）、小学（15.9%），郊区恒牙龋患率（33.8%）高于城区（17.7%），女生恒牙龋患率（29.7%）高于男生（25.1%）（见图2）。

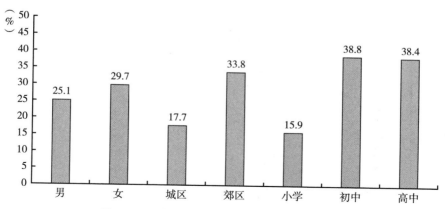

图2　2021年北京市学生恒牙龋患的人口特征

学生恒牙总龋失率为1.4%，女生恒牙龋患率（1.6%）略高于男生（1.3%），城区恒牙龋患率（1.5%）略高于郊区（1.4%）。从学段来看，按照龋失率高低排列依次为高中（3.2%）、初中（1.5%）、小学（0.5%），随着学段的升高，龋失率呈上升趋势（见图3）。

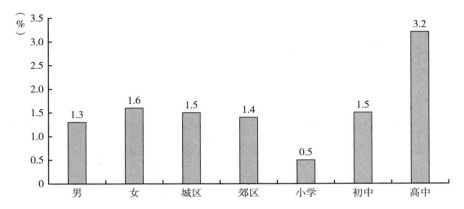

图3　2021年北京市不同特征学生的恒牙龋失情况

学生恒牙总龋补率为11.8%，其中，女生恒牙总龋补率（14.4%）高于男生（9.3%），城区恒牙总龋补率（16.8%）高于郊区（8.5%）。从学段层面来看，龋补率由高到低依次为高中（20.0%）、初中（15.6%）、小学（5.6%），随着学段的升高，龋补率呈上升趋势（见图4）。

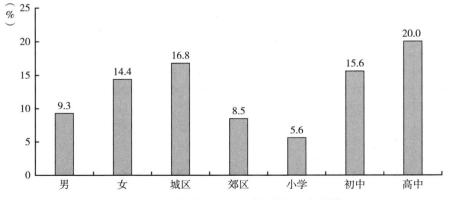

图4　2021年北京市不同特征学生的恒牙龋补情况

3. 营养不良和超重肥胖

监测结果显示，2021年北京市儿童青少年的营养不良检出率为5.8%，男生营养不良率（6.2%）高于女生（5.3%），城区营养不良率（6.4%）高于郊区（5.3%）。按照营养不良检出率高低排序，依次为高中（6.8%）、小学（6.1%）、初中（3.9%）。

学生超重肥胖总检出率为41.1%，其中超重检出率为17.2%，肥胖检出率为23.9%，且男生均高于女生。城区超重检出率（17.4%）高于郊区（17.1%），郊区肥胖检出率（26.6%）高于城区（19.8%）。从学段层面看，超重检出率由高到低排序为高中（18.8%）、初中（18.2%）、小学（15.9%），超重检出率随学段的升高呈上升趋势。肥胖检出率按照高低排序依次为小学（25.5%）、初中（22.9%）、高中（21.6%），肥胖检出率随着学段的升高呈下降趋势（见图5）。

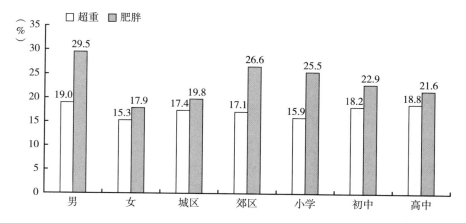

图5 2021年北京市不同特征学生超重肥胖检出率

4. 高血压

北京学生总体血压偏高率为13.7%，其中，男生血压偏高率（14.2%）高于女生（13.2%），郊区血压偏高率（14.4%）高于城区（12.7%）。从学段层面看，按照血压偏高率高低排序依次为高中（17.0%）、初中（14.6%）、小学（11.5%），血压偏高率随学段的升高呈上升趋势（见图6）。

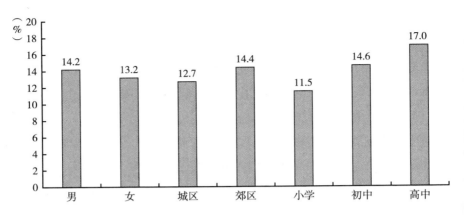

图6 2021年北京市不同特征学生的血压偏高率

5. 脊柱弯曲

监测结果显示，北京市中小学生脊柱弯曲总检出率为2.2%，其中侧弯检出率为2.1%，前后弯曲异常检出率为0.1%。女生的脊椎侧弯检出率（2.7%）高于男生（1.6%），城区（2.2%）略高于郊区（2.1%）；在前后弯曲异常检出率方面，男生（0.1%）高于女生（0），城区郊区持平（均为0.1%）；从学段来看，脊柱侧弯检出率排序依次为高中（3.5%）、初中（3.3%）、小学（0.8%），随着学段的升高，脊柱弯曲检出率呈上升趋势（见图7）。

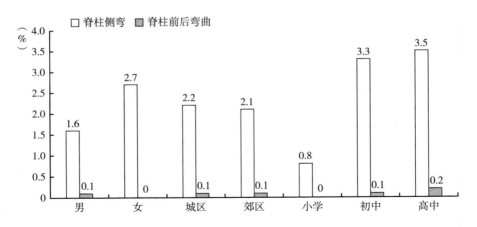

图7 2021年北京市不同特征中小学生脊柱弯曲检出率

（二）学校环境卫生状况调查结果

1. 调查学校基本情况

依据方案要求，全市 16 区共调查 100 所学校，其中 6 城区分别为 7 所（2 所小学、2 所初中、2 所高中、1 所职高），10 郊区中顺义、平谷为 5 所（2 所小学、2 所初中、1 所职高），其余均为 6 所（2 所小学、2 所初中、2 所高中）。

2. 学校提供饮用水的方式

监测结果显示，有 57 所（57.0%）学校提供的是直饮水，其中有 39 所学校提供的是开水，有 28 所学校使用净水器提供饮用水。此外，提供桶装水的仅有 1 所学校（1.0%）。学生自带水的有 24 所学校（24.0%）（见图 8）。

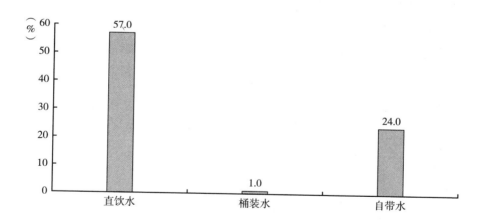

图 8　2021 年北京市学校提供的饮用水方式

3. 学校食堂建设情况

北京市 78.0% 的中小学校设立了学生食堂，22.0% 的中小学校没有设立学生食堂。中学设立食堂的学校数量占调查中学数量的 92.6%，小学设立食堂的学校数量占调查小学数量的 46.9%（见图 9）。

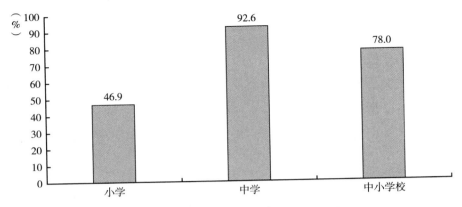

图9 2021年北京市建有食堂的中小学校情况

4.学校食堂经营许可及从业人员情况

监测结果显示，78所设有学生食堂的学校均有食品经营许可证。从食堂从业人员健康合格证明持有情况来看，所有学校的食堂从业人员都持有有效健康合格证明。75所（96.2%）学校的所有食堂从业人员在上一年中参与了食品安全知识培训，2所（2.6%）学校的部分食堂从业人员参加了食品安全培训，有1所（1.3%）学校的食堂从业人员没有参加食品安全知识培训（见图10）。

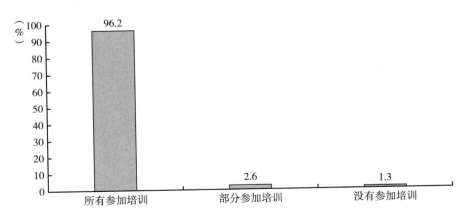

图10 2021年北京市学校食堂从业人员参加食品安全培训情况

5.学校食堂食品安全管理的规章制度建立情况

监测结果显示，78所学校均建立了食品安全管理的规章制度。学校食堂建立的规章制度包括食堂从业人员健康管理制度（78所，100%）、学校食品采购卫生制度（78所，100%）、食品库房卫生制度（77所，98.7%）、食品原材料初加工卫生制度（77所，98.7%）、食品烹调加工制度（77所，98.7%）、学校食堂环境卫生制度（77所，98.7%）、食堂设备设施清洗制度（77所，98.7%）、食品留样制度（77所，98.7%）、分餐间卫生管理制度（76所，97.4%）、就餐场所卫生管理制度（77所，98.7%）（见图11）。

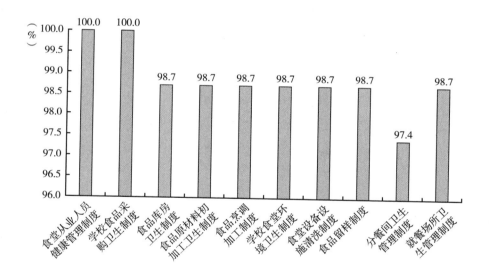

图11　2021年北京市学校食堂食品安全管理的规章制度

6.学校环境影响因素

调查学校厕所均为水冲式厕所。97所（97.0%）学校学生课间厕所人均蹲位数达标，没有学校厕所有粪便暴露现象。有9所（9.0%）学校部分厕所有肥皂配置，91所（91.0%）学校全部厕所有肥皂配置（见图12）。

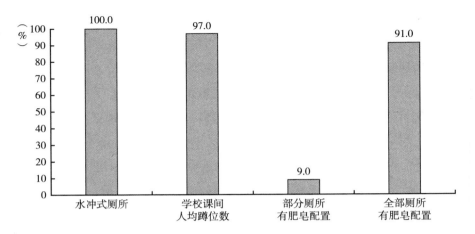

图 12　2021 年北京市学校环境影响因素

7. 学校宿舍的建设情况及功能分区

在所调查的 100 所学校中，39 所学校为寄宿学校。寄宿学校中全部学校宿舍有可通风窗户，并建立了卫生管理规章制度，全部学校宿舍实现了一人一床，床铺安排没有并床现象，全部男、女生宿舍分区或单元设置，没有学校设有地下宿舍或半地下宿舍。其中，37 所（94.9%）学校宿舍的人均面积小于 3 平方米。

从 39 所学校的宿舍的功能分区来看，28 所（71.8%）学校宿舍有贮藏室及清洁用具室，38 所（97.4%）学校宿舍有厕所，39 所（100.0%）学校宿舍有盥洗室，37 所（94.9%）学校宿舍有管理室（见图 13）。

8. 学校教学环境卫生状况

本次教学环境监测覆盖全市 16 区，每所学校监测 6 间教室，共监测 100 所学校的 600 间教室。86% 的监测教室是重点常见病监测学生所在学校的教室。监测学校包括小学 32 所、中学 68 所（初中 32 所、高中 22 所、职高 14 所）。监测指标包括教室人均面积、课桌椅分配符合率、黑板尺寸、黑板反射比、黑板平均照度和照度均匀度、课桌面平均照度和照度均匀度、噪声。600 间监测教室中有 6 间教室黑板为白板，不做黑板反射比、黑板平均照度和照度均匀度测量。结果显示，黑板尺寸（99.0%）、噪声（95.0%）、课桌面照度均

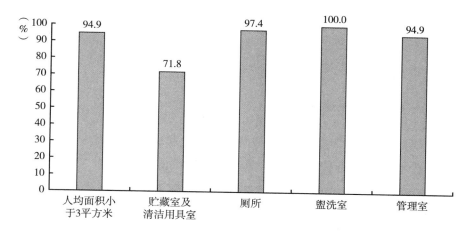

图 13　2021 年北京市学校宿舍建设情况及功能分区

注：仅调查寄宿学校的宿舍的建设情况及功能分区情况，n＝39。

匀度（91.7%）、教室人均面积（88.3%）、课桌面平均照度（85.5%）合格率相对较高，而 68.0%的课桌和 66.0%的课椅分配符合率达 80%、黑板平均照度（58.4%）和黑板反射比（41.1%）合格率相对较低（见图 14）。

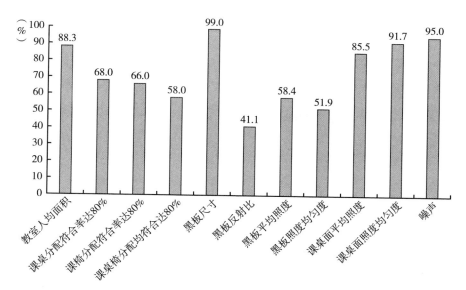

图 14　2021 年北京市学校教学环境卫生状况

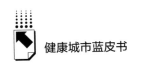
三　讨论

（一）学生常见病监测

2021年北京市学生常见病监测结果显示，北京市儿童青少年视力不良检出率为67.1%、近视56.1%、龋患率27.4%（龋失率1.4%、龋补率11.8%）、营养不良5.8%、超重肥胖41.1%（超重17.2%、肥胖23.9%）、血压偏高13.7%、脊柱弯曲2.2%。其中，视力不良及近视检出率最高，肥胖与龋患率也处于较高水平。不同性别、城乡、学段各常见病的检出率不同，视力不良及近视、龋患率、脊柱侧弯检出率女生均高于男生。除脊柱前后弯曲检出率城区郊区无差异，龋患率、肥胖、血压偏高的检出率郊区高于城区外，其余均为城区高于郊区。肥胖在小学检出率最高，呈现出小学高于初中、初中高于高中的趋势，视力不良、近视、龋失率、龋补率、超重、血压偏高、脊柱弯曲的检出率均随着学段的升高而增加。

与同年其他地区相比，北京市学生的视力不良/近视检出率、恒牙龋患率、超重肥胖率均居于较高水平，这与库尔勒市[1]、兰州新区[2]、荆州市[3]的学生常见病监测结果一致。其中，视力不良/近视检出率最高。值得注意的是，2021年学生的视力不良检出率要高于早些年[4]，这可能与近几年来网课增加有关。北京市的超重肥胖、脊柱弯曲检出率高于库尔勒市、兰州新区，肥胖率高于荆州市，这可能与北京市的经济水平和生活条件较高有关。北京

---

① 曾治刚、薛姣、刘娅菲：《库尔勒市中小学生常见病监测分析》，《疾病预防控制通报》2022年第3期。

② 尚立成、赵永元、白俊恩、杨丽丽：《2020~2021年兰州新区学生常见病指标排序及分析》，《中国初级卫生保健》2022年第6期。

③ 董夏、田鑫、荣先兵：《2021年荆州市学生常见病监测结果分析》，《应用预防医学》2022年第3期。

④ 王路、黄剑辉、夏志伟、刘峥、赵海、郭欣：《北京市2010~2016年中小学生视力不良检出结果分析》，《中国学校卫生》2019年第10期。

市儿童青少年的营养不良检出率要高于荆州市、兰州新区。就视力不良而言，北京市与库尔勒市结果相近。北京市学生的恒牙龋患率远远低于库尔勒市、兰州新区，这可能与北京市民较高的健康意识与良好的医疗资源有关。北京市脊柱弯曲检出率高于库尔勒市、兰州新区，低于荆州市。

近视是越来越不容忽视的一项健康问题。近视与校内用眼环境（如是否定期调换座位、课桌椅是否可调节、是否做眼保健操、是否到户外活动）、校外用眼情况（如写作业时间、读写姿势、电子屏幕使用时间、是否近距离用眼、是否到户外活动）及睡眠有关。本次监测结果显示，学段越高近视检出率越高，其中高中学生近视率高达83.5%，这可能与学业压力大、学习时间长、户外活动更少有关。超重肥胖可能与不良的饮食习惯（如喝含糖饮料、吃油炸食物、水果蔬菜摄入少、不吃早餐）和体力活动、运动不足有关。龋齿的发生可能与喝含糖饮料、不正确的刷牙习惯有关。本次监测结果中脊柱弯曲检出率相对较低，主要表现为脊柱侧弯。出现脊柱弯曲可能与不良的背包习惯、书包重、不良姿势（走姿、坐姿、站姿）有关。

为了改善学生的健康状况，提高学生健康水平，北京市不仅按照国家要求积极组织全市开展以"灵动儿童、阳光少年健康行动"为主题的专家进校园行动、学校卫生标准普及行动、中小学生健康月活动、学校教学生活环境改善行动、健康父母行动和重点人群关爱行动等六大行动；还利用"6月6日爱眼日""520学生营养日""9月健康月"等，因地制宜地开展形式多样、内容丰富的各类常见病防控活动。除此之外，北京市努力打造近视防控特色模式：①积极参与组织儿童青少年近视防控适宜技术试点申报；②密切配合中国疾控中心建立"2+4"近视防控工作模式；③开展远视储备研究，努力打造北京近视防控特色模式，力求改善北京市学生的整体健康水平。

（二）学校环境卫生状况调查

本次监测结果显示，北京市中小学校以提供净化设备处理过的水为主要供水方式。大量使用净化设备，可能与生活水平提高、厂家宣传等有关。有

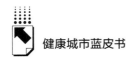

数据表明，管道直饮水菌落总数合格率要高于保温桶供水和开水机供水。[1]
珠三角地区中小学水质调查显示直饮水卫生状况良好[2]，杭州市余杭区水样
的微生物菌落总数合格率更是高达 90.74%[3]，但对直饮水的安全问题仍然
不能忽视。上海市一项对直饮水的卫生监测显示，虽然直饮水可以降低水中
氟化物、氯化物等的含量，改善口感，但会使金属指标（铅、汞、锌）的
水平升高。[4]

就学校食堂从业人员情况而言，2019 年对全国中小学校食堂的调查显
示，92.8%的学校食堂从业人员个人卫生状况良好，食堂餐饮服务许可证和
从业人员健康合格证的持有情况在全国的比例分别为 99.0%和 99.5%[5]，与
本次调查结果一致。

2021 年学校教学环境监测结果显示，课桌、椅分配符合合格率（68.0%、
66.0%）与 2020 年（72.4%、71.8%）相比有所下降（p<0.05）。这可
能是因为部分学校受固定资产相关制度限制，不能及时采购匹配的桌椅；
另外课桌椅出厂不规范，所标高度与规定高度不匹配，甚至相差 1～2
个号。

北京市印刷并下发《学校卫生标准材料汇编》至全市中小学校。各区
优先选取近视、肥胖、脊柱弯曲异常、传染病防控等相关内容，逐级对教育
行政部门、学校等相关人员进行卫生标准培训，指导学校落实相关卫生标
准，将学校卫生标准融合到学校卫生管理中。标准普及行动已作为多数区的
常规工作，多数学校在学年初的线上或线下教育系统培训会或校医集中培训

① 沈利明、陈晖、钱晨颖：《西湖区中小学校饮用水微生物污染情况调查》，《预防医学》
2018 年第 1 期。
② 黄隽、余慕莎、梁锡念：《珠三角某市 2015～2017 年中小学直饮水卫生状况》，《中国学校
卫生》2019 年第 7 期。
③ 林燕、张宝津、金顺亮、陈翊：《杭州市余杭区 2014～2018 年学校直饮水微生物检测结
果》，《中国学校卫生》2020 年第 10 期。
④ 林相如、赵靖毅、宋华斌、陶春美：《上海市杨浦区 2017～2018 年中小学直饮水卫生状况
调查》，《健康教育与健康促进》2019 年第 4 期。
⑤ 戴洁等：《中国中小学校食堂基础设施建设和卫生管理现况》，《中国学校卫生》2019 年第
9 期。

会上，对学校的教师、校医等普及。2021 年，北京市重点对《儿童青少年学习用品近视防控卫生要求》进行解读，要求各区积极开展二次培训，在各校积极普及卫生相关标准。

北京市统一按照年级给学校配备了标准课桌椅尺，用于学校自查，以达到卫生标准；对于未达到国家标准要求的项目，结合学校的实际情况，采取适当增加黑板灯数量、调整黑板灯布局，增加教室照明灯管数量，调整灯桌间距等措施改进教室照明；采购符合标准的可调节课桌椅和照明设备，使其适应学生生长发育变化；每学期对学生课桌椅高度进行个性化调整，同时对教室灯具进行维护。

四　建议

（一）制定精准化的干预策略

北京市应对易感人群和高危人群制定更精准化的干预策略，建立"学生—家庭—学校—医疗"四位一体的疾病防治模式，实施个性化健康管理，定期监测随访，做到早发现、早关注、早预防、早治疗。通过对儿童青少年进行健康干预，提高其知识水平，促进儿童青少年形成自己是健康第一责任人的理念。

（二）提高父母的健康意识

父母是儿童青少年的第一任教师，儿童会效仿父母的做法，根据父母的行为方式行事，父母的世界观、价值观、行为习惯、言行直接影响儿童的认知和行为。[1] 因此，北京市应通过各种渠道加强对儿童青少年父母的健康教育，提高父母的健康意识，为子女树立正确榜样，担负起培养子女健康生活方式的责任。

---

[1]　马军：《中国儿童青少年主要健康问题及应对策略》，《中国学校卫生》2015 年第 6 期。

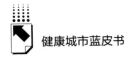
（三）开展具有可操作性的干预工作

学校应开展具有可操作性的干预工作，推广适宜技术，改变学生的知识、态度和行为。例如，学校利用"6月6日爱眼日""5月20日学生营养日"等，因地制宜地开展形式多样、内容丰富的各类近视及肥胖防控活动；积极推进每天校内外至少各1小时的户外活动，重视活动的强度，提高儿童青少年身体素质。

（四）加强机构间的配合

在社区层面，各机构应相互配合，营造积极、健康的社会环境，努力减少全社会所面对的危险因素，包括不良饮食习惯、身体活动缺乏和肥胖易感环境。媒体和社区应当加大相关标准和知识的宣传力度，创建支持性的社会环境。高校、科研院所应进一步发挥科研力量，开展疾病防控科研攻关及科研成果的应用和转化。

（五）提供支持性的政策环境

在国家政策层面，国家应出台相应政策，创建儿童青少年健康饮食环境，为儿童青少年健康发展保驾护航；同时，要及时更新国家标准检测方法，针对标准变更可能带来的检测数据变动做好分析预判；定期开展中小学学校教学环境检测培训，指导学校按照新标准开展工作，尤其是在灯具安装方面，让学校及时掌握最新国家标准，以有效整改不合格项目。

B.18
北京市居民心理健康素养调查报告

黄庆之　陈云　明志君　马瑀涵　刘少然　陈祉妍*

摘　要： 为了解北京市居民心理健康素养水平及基本特征，北京市开展了居民心理健康素养调查工作。本次调查结果显示，北京市多数居民重视心理健康，心理健康意识较好，能够保持积极心态，但对精神障碍和心理行为问题存在一定程度的自我病耻感，大部分居民对于精神障碍和心理行为问题的识别能力也有待进一步提高。城镇居民的心理健康素养水平高于农村居民；女性的心理健康素养水平高于男性；不同年龄段人群的心理健康素养水平之间存在差异，老年群体的心理健康素养水平低于青年群体。笔者建议加强心理健康素养宣传推广工作，建立心理健康素养水平长效监测机制，巩固心理健康素养监测机制的稳定性和连续性，推进各区开展区域心理健康素养水平调查监测工作，多措并举提升首都地区的居民心理健康素养水平。

关键词： 心理健康　健康素养　健康人群

---

* 黄庆之，北京市精神卫生保健所副所长，首都医科大学附属北京安定医院社会工作师，北京市精神卫生和心理健康专家委员会委员，北京市卫生健康委北京市阳光长城计划心理健康科普专家；陈云，北京市精神卫生保健所/首都医科大学附属北京安定医院政研室主任，副研究员，主要研究方向为精神卫生政策研究、心理健康与心理治疗；明志君，中国科学院心理研究所国民心理健康评估发展中心科研助理，主要研究方向为心理健康素养、心理测评等；马瑀涵，北京市精神卫生保健所/首都医科大学附属北京安定医院公卫医师，主要研究方向为心理健康政策；刘少然，中国科学院心理研究所国民心理健康评估发展中心科研项目执行主管，主要研究方向为应用心理学、儿童情绪—社会性发展、青少年心理健康；陈祉妍，博士，中国科学院心理研究所教授，中国科学院心理研究所国民心理健康评估发展中心负责人，主要研究方向为国民心理健康状况调查、青少年心理健康、心理健康应用测评及干预。

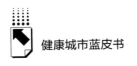

一 引言

我国正处于经济社会快速转型期,人们的生活节奏明显加快,生活方式悄然改变,这对心理健康的保护与促进提出了新的挑战。普及心理健康知识、提升心理健康素养是提高全民心理健康水平最根本、最经济、最有效的措施之一。国家卫生健康委等部门联合发布的《关于加强心理健康服务的指导意见》《全国社会心理服务体系建设试点工作方案》等文件均提出要提高居民心理健康素养水平和心理健康核心知识知晓率。

心理健康素养是指"人们综合运用心理健康知识、技能和态度,保持和促进心理健康的能力"①。提高居民的心理健康素养有利于提高居民对心理疾病、心理健康的正确认识,减少病耻感,改善心理健康行为,从而维护和促进心理健康水平。心理健康素养水平已经成为我国实现"健康中国"目标的一项政策指标,我们需要对这一指标定期进行科学监测。2019 年 7 月,我国发布的《健康中国行动(2019~2030 年)》指出,"心理健康促进行动"是十五项专项行动之一,该行动的第一项结果性指标是"居民心理健康素养水平"。当前我国居民心理健康素养水平基线值为 12%,2030 年的预期目标为 30%。做好心理健康素养的调查研究,既是对心理健康科普宣传等工作成效的验证,也为后续工作路径提供方向和参考。

2021 年,北京市开展居民心理健康素养调查,旨在了解北京市居民心理健康素养水平现状,分析北京市居民心理健康素养影响因素,把握居民在心理健康知识、技能和态度方面的短板,为未来工作确定优先领域。此次调查对落实我国"心理健康促进行动"的具体举措有重要意义。

---

① 明志君、陈祉妍:《心理健康素养:概念、评估、干预与作用》,《心理科学进展》2020 年第 1 期。

二　调查对象与方法

（一）研究对象

本次调查对象的条件：①北京市常住居民；②18 岁及以上；③中国国籍。居委会（村）工作人员邀请调查对象参与调查，在调查实施阶段，采用网络填答的形式进行实测。本次调查共回收有效问卷 9588 份，问卷有效回收率为 96.2%。调查对象年龄范围为 18～98 岁，平均年龄为 52.38 岁，标准差为 15.23 岁。

按照北京市人口年龄、学历、地区分布的比例，经加权调整后样本量为7777 人（见表 1）。

（二）调查工具

本次调查使用《国民心理健康素养问卷（简版）》作为核心工具。该问卷由中国科学院心理研究所在《国民心理健康素养问卷（完整版）》的基础上，基于专家评审与调查数据，抽取了最具代表性的题目编制而成。与完整版问卷相比，简版问卷的作答更加简便、调查效率更高，更适用于大规模的心理健康素养水平测查。简版问卷的总体结构与完整版问卷相同，包括20 个知识判断题、8 个自我评估题、2 个案例题，三类题目同时达标判定为居民心理健康素养达标。该工具在设计上覆盖了心理健康素养中的知识、技能、态度三方面要素，对其进行深入分析可以掌握不同人群心理健康素养的短板，对提高心理健康相关工作有指导作用。个体心理健康素养达标需要同时满足以下 3 个条件：①判断题总分≥80 分，②自我评估题总分≥24 分，③案例题总分≥28 分。问卷的信效度较好，在本次调查中，积极心态的Cronbach's α 系数为 0.78，心理健康信息获得维度的 Cronbach's α 系数为0.77，心理健康意识维度的 Cronbach's α 系数为 0.75，专业心理求助态度的Cronbach's α 系数为 0.81，抵抗公众病耻感维度的 Cronbach's α 系数为 0.73。

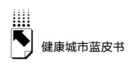

表1　加权调整后样本的基本情况

单位：人，%

分布特征	人数	百分比	分布特征	人数	百分比
性别			户口类型		
男	3420	44.0	城镇户口	5874	75.5
女	4348	56.0	农村户口	1903	24.5
年龄段			户口所在地		
18~29岁	589	7.6	北京	6815	87.6
30~39岁	1841	23.7	其他	962	12.4
40~49岁	1519	19.5	婚姻情况		
50~59岁	2042	26.3	已婚	5343	84.4
60~69岁	1178	15.1	未婚	589	9.3
70岁及以上	608	7.8	丧偶	179	2.8
学历			离婚	219	3.5
初中及以下	1997	25.7	有几个孩子		
高中或中专	2068	26.6	无	307	5.3
大专	1572	20.2	1个	4146	72.0
本科	1816	23.3	2个	1211	21.0
硕士及以上	324	4.2	3个及以上	92	1.6
政治面貌			职业类型		
中共党员	1950	25.1	公务员/行政人员	402	5.2
民主党派	25	0.3	专业技术人员	1221	15.7
共青团员	496	6.4	商业/服务业	701	9.0
群众	5299	68.2	工人	519	6.7
个人月收入			农民	971	12.5
2000元以下	1022	16.0	离退休	2011	25.9
2000~4000元	1922	30.1	其他	1945	25.0
4000~6000元	1791	28.1	健康状况		
6000~8000元	664	10.4	健康	7256	93.4
8000~1万元	451	7.1	患病	405	5.2
1万元及以上	535	8.4	残疾	109	1.4

注："性别"项存在9个缺失数据；"政治面貌"、"个人月收入"、"婚姻情况"和"有几个孩子"项存在选项"其他情况"，上表未列出。

（三）数据处理

本次调查采用SPSS22.0软件对数据进行描述性统计分析、相关分析、独立样本t检验和单因素方差分析、回归分析等。其中，t代表两组样本均值的差异统计量，F 代表组间均方与组内均方之间的比值，p 代表显著性水平的临界值，$p<0.05$、$p<0.01$ 或 $p<0.001$ 具有统计学意义。

三 现状分析

（一）总体水平和群体差异

本次调查参考第七次人口普查的北京市 16 个区人口情况，加权平均计算出北京市成年居民心理健康素养水平为 13.8%。

本次调查结果呈现以下情况。第一，城乡和不同文化程度居民的健康素养水平仍有差距。城镇户口居民的心理健康素养水平（14.6%）高于农村户口居民（9.1%）（见图 1）。在文化程度方面，心理健康素养水平最高的是硕士及以上学历居民，达到了 28.1%；心理健康素养水平最低的是初中及以下居民，仅有 6.9%（见图 2）。

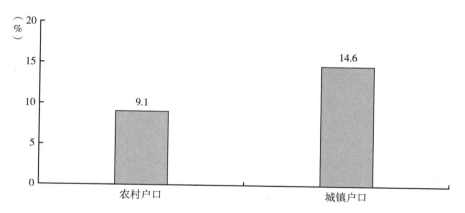

图 1 居民心理健康素养水平的户口类型差异

第二，不同性别和年龄居民的心理健康素养水平也存在一定差异。女性居民的心理健康素养水平（14.6%）高于男性（12.8%）（见图 3）。从年龄方面看，心理健康素养水平最高的是 30~39 岁年龄组，达到了 16.7%，最低的为 60~69 岁年龄组，仅有 9.7%（见图 4）。

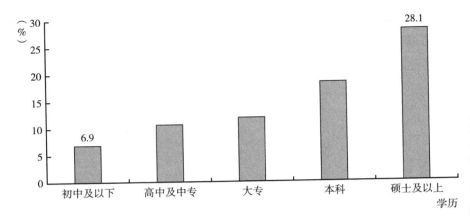

图 2　居民心理健康素养水平的学历差异

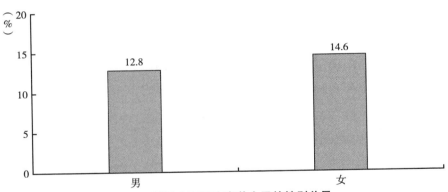

图 3　居民心理健康素养水平的性别差异

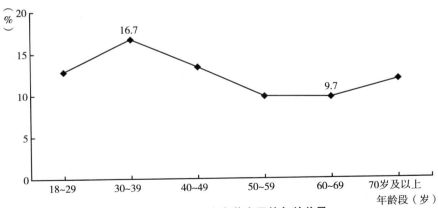

图 4　居民心理健康素养水平的年龄差异

第三，参加过心理健康课程或培训的居民心理健康素养水平（14.7%）明显高于未参加过课程或培训的居民心理健康素养水平（11.4%）（见图5）。

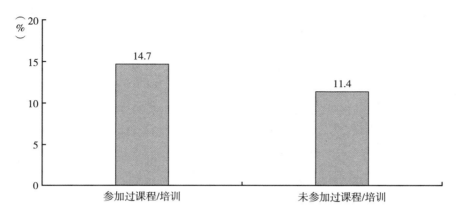

图5　居民心理健康素养的课程/培训经历差异

（二）心理健康素养

1. 心理健康知识

心理健康知识是心理健康素养的基础性因素，包括心理疾病的预防、识别、治疗和心身疾病等多方面内容。本次调查问卷共包含 20 道心理健康知识的题目。调查结果显示，心理健康知识答卷最高分为 100 分，最低分为 5分。"要培养孩子的自信心，应当经常表扬孩子聪明""焦虑不安等情绪有害无利"的正确率不到 10%。这表明居民在对孩子的教养方式、对焦虑情绪的认识方面还存在明显的误区。

心理健康知识水平在性别方面不存在显著差异。不同年龄段居民的心理健康知识水平存在显著差异，其中 30~39 岁年龄段得分最高（67.87±11.96分），50~59 岁年龄段得分最低（63.28±12.06 分），60 岁及以上居民的得分大部分低于 60 岁以下的居民（见表2）；城镇户口居民的得分（65.95±11.91 分）高于农村户口居民（62.88±12.17 分）；学历越高得分也越高，初中及以下居民得分最低（61.38±12.36 分），硕士及以上学历居民得分最高（71.70±12.08 分）。

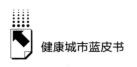

表 2　心理健康知识作答正确率

心理健康知识	60 岁以下正确率	60 岁及以上正确率	正确率的差
大部分精神心理异常问题的主要原因在于遗传	57.0	43.6	13.4
一个人有没有精神心理疾病是很容易看出来的	60.3	48.9	11.4
比起突然的创伤打击，持续的压力对精神心理健康影响很小	63.1	52.3	10.8
有洁癖就是强迫症	45.2	35.6	9.6
使用网上的心理问卷可以诊断自己有无精神心理疾病	54.9	49.3	5.6
焦虑不安等情绪有害无利	8.3	4.0	4.3
晚上失眠的人白天应该多补觉	63.4	60.4	3.0
睡前少量饮酒有助于提高睡眠质量	38.6	36.2	2.4
要培养孩子的自信心，应当经常表扬孩子聪明	8.6	7.0	1.6
医学检查正常却总怀疑自己有病，可能是一种精神心理疾病	87.6	86.8	0.8
精神心理疾病越早治疗越好	98.8	98.7	0.1
精神心理疾病服药好转后，可以自己一边减少药量一边观察	46.1	46.0	0.1
老年人加强社交活动有助于减缓大脑功能衰退	98.1	98.2	-0.1
适当运动可以减轻焦虑、抑郁等精神心理问题	97.7	97.9	-0.2
不良情绪可能引发身体疾病	97.4	97.6	-0.2
精神心理疾病在得到有效治疗后，可以缓解乃至康复	95.2	95.5	-0.3
儿童压力过大、缺乏运动不利于大脑发育	94.6	94.9	-0.3
看车祸、灾难现场的照片或视频可能造成精神心理创伤	80.5	82.9	-2.4
高血压、冠心病、胃溃疡都属于心身疾病	38.7	43.5	-4.8
主动面对引发焦虑的事物或环境有助于逐渐减轻焦虑问题	81.1	87.9	-6.8

2. 心理疾病识别

心理疾病的识别是指对自己或对他人心理疾病和问题的发现和识别能力。当人们无法识别心理疾病时，通常会把心理疾病看成压力或生活问题来对待，容易延误治疗。延误时间越长，康复效果越差。如果个体能够及时识别自己的心理健康问题，也会激发正确的应对行为模式，有利于个体从困扰中恢复正常。心理疾病越早发现、越早治疗，康复效果越好。

（1）抑郁症识别。本次调查结合抑郁症的典型情景案例发现，居民识别出抑郁症的比例为 27.5%。这表明大部分居民对抑郁症的识别能力较低。

（2）社交焦虑障碍识别。本次调查结合社交焦虑障碍的典型情景案例发现，居民识别出社交焦虑的比例为 69.2%。这表明大部分居民对社交焦虑障碍有一定的识别能力。

3. 心理求助态度

针对抑郁症，77.1% 的居民愿意找心理咨询师谈一谈，61.4% 的居民愿意找精神科医生看一看。针对社交焦虑障碍，76.8% 的居民愿意找心理咨询师谈一谈，59.8% 的居民愿意找精神科医生看一看。针对抑郁症、社交焦虑障碍，女性比男性更愿意寻求心理专业帮助，城区居民的专业求助态度显著高于农村居民。不同年龄段居民对抑郁症和社交焦虑障碍的求助态度也存在显著差异，其中 18~29 岁年龄段的居民意愿最高，50~59 岁年龄段的居民意愿最低。这表明年龄大的居民更不愿意寻求专业帮助。课程与培训对改善居民心理专业求助态度有一定的效果（见表3）。

表3　心理专业求助题目作答情况

单位：%

	愿意找心理咨询师谈一谈			愿意找精神科医生看一看		
	同意	不确定	不同意	同意	不确定	不同意
抑郁症	77.1	19.5	3.4	61.4	28.2	10.4
社交焦虑障碍	76.8	18.6	4.6	59.8	26.6	13.6

4. 克服病耻感

（1）自我病耻感。自我病耻感是指患者对心理问题、心理疾病的一种内化的消极体验，从而导致回避社交、隐瞒病情等态度和行为。从题目作答情况来看，针对抑郁症、社交焦虑障碍的情景案例，分别有 58.8%、59.4% 的居民选择不会告诉别人（见表4）。当居民处于抑郁、焦虑时，获得人际支持是改善情绪的有效手段，选择"不会告诉别人"的态度会阻碍自己的人际交往，阻碍求助行为，妨碍谈论自身经历和表达自己的情绪，可能会引发消极行为。

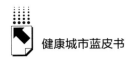
表4 自我病耻感题目作答情况

单位：%

疾病类型	不会告诉别人		
	同意	不确定	不同意
抑郁症	58.8	27.8	13.4
社交焦虑障碍	59.4	26.9	13.7

（2）公众病耻感。公众病耻感指人们对心理疾病或者有心理疾病的患者的排斥、歧视和耻辱等。例如，人们普遍认为心理疾病患者能力低下、难以胜任工作，性格脆弱，具有危险性、有暴力倾向等。针对抑郁症案例，12.5%的居民认为最好与案例中的患者少接触，12.8%居民认为与患者在一起可能会有危险；针对社交焦虑障碍，13.8%的居民认为最好与案例中的患者少接触，11.9%的居民认为与患者在一起可能会有危险，还有很大比例的居民选择不确定。这些均体现出居民对心理疾病的一种病耻感。男性、农村居民对心理疾病有更强的公众病耻感（见表5）。

表5 公众病耻感题目作答情况

单位：%

题目	选项	抑郁症占比	社交焦虑障碍占比
最好与他/她少接触	同意	12.5	13.8
	不确定	21.2	20.5
	不同意	66.3	65.7
与他/她在一起可能会有危险	同意	12.8	11.9
	不确定	37.7	27.2
	不同意	49.5	60.9
他/她更需要得到关心	同意	95.0	94.0
	不确定	3.8	4.0
	不同意	1.2	2.0

5. 心理健康意识

心理健康意识的平均分为 11.58 分。82.2%的居民非常赞同"心理健康对一个人的身体影响很大"，88.1%的居民非常赞同"对于一个人来说，心理健康非常重要"，84.9%的居民非常赞同"每个人都应该学习一些心理健康方面的知识"。这一结果表明绝大多数居民能够重视心理健康，具备较好的心理健康意识（见图6）。

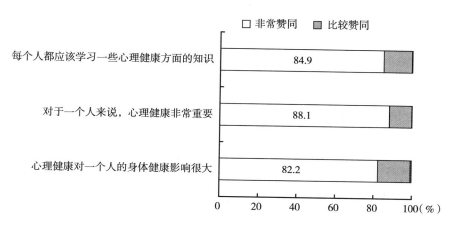

图6 居民心理健康意识题目作答情况

6. 积极心态

积极心态主要是指一个人面对困境时保持自尊自信、理性平和、积极向上的心态。积极心态的平均分为 10.47 分。56.3%的居民回答"总是""有信心克服生活中的大部分困难"，63.0%的居民回答"总是""面对生活，常常保持积极的态度"。总体来看，多数居民在面对生活时，能够保持积极心态，有信心克服困难（见图7）。

7. 心理健康信息获取

心理健康信息获取的平均分为 7.00 分，标准差为 1.02 分。95.4%的居民回答知道如何寻求专业的心理帮助，97.1%的居民回答知道如何获得心理健康知识。

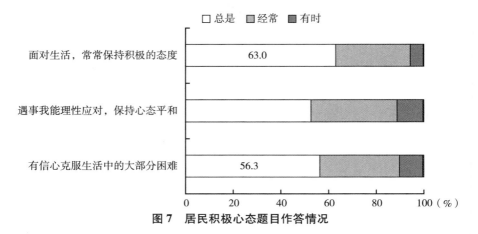

图 7 居民积极心态题目作答情况

四 存在问题及原因分析

（一）总体水平

调查显示，北京市成年居民心理健康素养水平略高于 2018 年全国居民心理健康素养水平。多数居民很重视心理健康，心理健康意识较好，保持着积极的心态。

调查还发现，农村户口居民的心理健康素养水平显著低于城镇户口居民。这提示我们加强欠发达地区心理健康促进工作的重要性。

调查结果表明，心理健康素养的水平等指标均与居民的受教育程度有关，学历高的居民心理健康素养水平更高，学历低的居民心理健康素养水平也低。有研究表明，我国低学历的居民面临更多的心理健康风险，例如，自杀意念检出率远高于高学历者，而心理健康素养的相对缺乏可能会导致更严重的心理问题，因此，低学历居民的心理健康素养更需要关注。

（二）各维度情况

1.心理健康知识

北京市居民具有一定的心理健康知识，但知识结构不平衡，综合知识水平有待提升。居民对运动与心理健康的相关知识掌握较好，但在儿童教养、焦虑情绪的认识等方面存在误区。不同群体对心理健康知识的掌握不同：年轻人高于老人，城镇居民高于农村居民，公务员/行政人员、专业技术人员等职业群体高于工人、农民群体，学历高、经济收入高的群体对心理健康知识掌握得更好，参加过课程或培训的人心理健康知识水平更高。

题目"焦虑不安等情绪有害无利"作答的正确率最低，不到10%，可见居民对焦虑情绪的认识误区普遍存在。当人们认为焦虑有害无利时，反而可能会增加焦虑，还可能会想办法去回避、压抑甚至想消灭焦虑情绪，这都是不利于心理健康的。实际上，每一种情绪都有自己的价值，适度的焦虑有助于我们更好地发挥自己的能力。90%以上的居民对"要培养孩子的自信心，应当经常表扬孩子聪明"也没有正确作答，这反映出居民对于如何教养孩子普遍存在认识上的误区，普遍认为好孩子是夸出来的。科学研究表明，不恰当的夸奖对孩子的心理发展是不利的，要采取恰当的方式来帮助孩子增强自信。

此外，居民对心理健康知识的作答结果显示，居民对饮酒与睡眠的知识和对心理疾病的识别、治疗等方面的知识也存在很多误区，体现出居民心理健康知识内容缺乏、知识结构不平衡。

2. 心理疾病识别

北京市居民的心理疾病识别水平因疾病不同而存在差异，与抑郁症相比，人们对社交焦虑障碍有较好的识别能力。不同群体的心理疾病识别能力存在差异，年轻人高于老人，城镇居民高于农村居民，公务员/行政人员、专业技术人员等职业群体高于工人、农民群体，学历越高心理疾病的识别能力也越高。如果个体能够及时识别自己的心理健康问题，会激发相应的应对行为模式，有利于自我干预和寻求心理帮助。

3. 心理求助态度

居民有较高的心理求助意愿，更愿意向心理咨询师寻求帮助。其中，女性比男性、年轻人比老人、城镇居民比农村居民更愿意寻求专业的心理帮助，高中或中专及以上学历居民的求助意愿显著高于初中及以下居民，个人

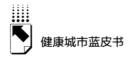

月收入更高的居民求助意愿也更积极，公务员/行政人员、专业技术人员等职业居民的求助意愿显著高于农民，参加过课程或培训的居民求助意愿更积极。

4. 克服病耻感

女性居民比男性居民、年轻居民比老年居民、城镇居民比农村居民、高学历居民比低学历居民有着更少的公众病耻感。半数以上居民在遇有抑郁、社交焦虑情景时选择"不会告诉别人"，这表明居民普遍存在一定程度的自我病耻感。

5. 心理健康信息获取

大多数居民知道如何获取心理健康知识和寻求专业的心理帮助。其中，女性居民、城镇居民、参加过课程或培训的居民有更好的心理健康信息获取能力。

六 对策建议

（一）大力开展心理健康素养宣传推广

北京市应组织制定《公民心理健康素养——基本知识与技能》及其释义；针对调查发现的影响群众心理健康的主要因素和问题，建立心理健康知识和技能核心信息发布制度，完善信息发布平台，加强监督管理，及时监测并纠正虚假错误的心理健康信息；建立居民心理健康素养基本知识和技能传播资源库，打造数字化的心理健康传播平台。

（二）健全心理健康素养监测机制

在此次调查的基础上，北京市要巩固心理健康素养监测机制的稳定性和连续性，依托北京市居民心理健康体检微信小程序，逐步完善线上监测系统，覆盖全市 16 区，监测具有各区代表性的区域心理健康素养水平；同时，加强心理健康素养理论研究，分析不同人群的心理健康素养现状和影响因素，提高监测结果的应用。

（三）持续组织开展健康北京心理健康促进系列活动

北京市应针对居民心理健康知识的薄弱点，如儿童教养、情绪调节等方面，邀请心理健康专业人员设计宣传主题，录制心理健康科普短视频，并与新媒体平台合作进行普及；制作更多居民感兴趣、易接受、易理解、接地气的科普作品，提高科普工作的效果；针对调查发现的农村户口居民、低学历居民、老年居民和心理疾患群体的心理健康素养水平较低的问题，完善心理健康促进相关政策和工作措施向农村、老年、低学历和心理疾患群体倾斜，加大投入力度和关注力度，开展符合其特点的健康素养传播活动；通过设立健康专栏和开办专题节目等方式，充分利用电视、网络、广播、报刊、手机等媒体的传播作用；建立一支权威的健康科普专家队伍，组织开展健康巡讲等活动；试点建设一批心理健康促进区、心理健康促进场所（单位）和心理健康促进家庭等。

后　记

　　本书由中国医药卫生事业发展基金会、北京市卫生健康委员会、北京市经济社会发展研究院、北京健康城市建设促进会、北京健康城市建设研究中心等单位共同研创和编写。北京市卫生健康委员会党委书记、副主任（兼）钟东波，中国医药卫生事业发展基金会理事长王丹和北京市经济社会发展研究院党委书记、院长徐逸智担任编委会主任。中国城市报中国健康城市研究院院长、北京健康城市建设促进会理事长、北京健康城市建设研究中心主任王鸿春，北京市经济社会发展研究院党委副书记、副院长盛继洪担任主编。本书的整体研创工作是由钟东波、王丹、徐逸智、王鸿春和盛继洪共同策划并组织实施。

　　北京市经济社会发展研究院改革开放研究所所长鹿春江、北京健康城市建设促进会副秘书长兼办公室主任范冬冬和北京健康城市建设促进会宣传部洪帆婕做了大量的组织协调工作。

　　感谢社会科学文献出版社政法传媒分社社长曹义恒先生在本书的策划和编辑过程中的耐心指导，以及在沟通协调方面给予的大力支持。本项目为北京市社会科学基金研究基地重点项目，感谢北京市社科联、北京市哲学社会科学规划办公室在立项、研究过程中给予的大力支持、具体指导以及帮助。

　　《北京健康城市建设研究报告（2022）》编辑委员会谨代表本书全体成员，对为本书做出贡献、给予支持、提供帮助的各位领导、专家和同人深表谢忱！

《北京健康城市建设研究报告（2022）》编辑委员会

2023 年 1 月于北京

Abstract

During the "Fourteenth Five Year Plan" period, the construction of a healthy Beijing will comprehensively implement the strategy of a healthy China, take the development of the capital as the guide, closely follow the strategic positioning of the city as "four centers", build a world-class harmonious and livable city, integrate health into all policies, ensure the health of the people across the population, in all directions and throughout the life cycle, and promote high-quality development of the capital.

In recent years, the construction of a healthy Beijing has developed rapidly. The Healthy Beijing Initiative has made new progress. The construction of a smoke-free Beijing has continued to advance. Healthy lifestyles have been rapidly popularized. The public health protection network has become more solid. The medical and health service system has become more perfect. The health level of residents has steadily improved. The life expectancy of the people has increased from 81.95 years in 2015 to 82.47 years in 2021. In addition, the healthy environment has been effectively improved, and the ecological environment has been improved significantly. In 2021, the forest coverage rate will reach 44.6%, the per capita green area of parks will be 16.6 square meters, the public service system for national fitness will be increasingly sound, and the total area of various sports venues will reach 56.301 million square meters. Similarly, the health industry has also started diversified development, with the number and scale of medical, sports and other industrial entities growing rapidly.

This blue book starts from the current situation and challenges of the implementation of the health priority development strategy in Beijing, comprehensively discusses the connotation and significance of the health priority

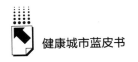
development strategy, summarizes the excellent experience at home and abroad, and designs the system for the implementation of the health priority development strategy in Beijing and puts forward specific measures. In addition, based on the five construction fields and health industry construction corresponding to the first level indicators of the National Healthy City Assessment Indicator System (2018 Edition), the Blue Book conducts systematic research and analysis from the aspects of Beijing river governance, urban green space construction, elderly care industry development, food safety governance, maternal and child health management, promoting the integration of medical care and nursing, and improving residents' health literacy, This paper expounds the practice of various aspects in detail, and puts forward relevant development strategies and suggestions, with a view to providing useful reference for Beijing to carry out the construction of a healthy city during the "Fourteenth Five Year Plan" period.

Keywords: Healthy City; Healthy Environment; Health Industry; Health Culture; Healthy Population

Contents

I General Report

Abstract: Giving priority to healthy development is conducive to economic growth, social equality, and social and political stability. It is an inevitable requirement for achieving sustainable economic development and meeting the growing needs of the people for a better life. It is an effective means to innovate the governance of the capital city, promote non capital functions, and improve the image of the city. It is also a need to build the capital city and demonstrate the "four self-confidence". Compared with the requirements of building a modern and powerful socialist capital in an all-round way, the health care in the capital still faces many challenges. It is necessary to implement the health priority development strategy and establish a set of systems and policies to support health priority development, including the party and government leadership system, assessment, supervision and evaluation mechanism, health impact assessment and accountability system, mass work and social response system and other systems and mechanisms conducive to health priority development, We will implement the major action of giving priority to health, accelerate the development of the health industry, strengthen the idea, organization, mobilization, team, information security, etc. of giving priority to health development, realize that the health cause is

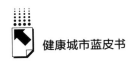

compatible with the economic and social development and is appropriately advanced, and make the "healthy city" a beautiful business card of Beijing.

Keywords: Healthy City; Health Priority; Healthy Care

II Healthy Environment

B.2 Study on River Development and Countermeasures
in Beijing   *Yang Jiaming*, *Ma Dongchun* / 026

Abstract: Urban river management plays a very active role in urban construction. In recent years, Beijing has stepped up efforts to control urban rivers and achieved significant results. River harnessing is a systematic project that needs to be adhered to for a long time. River harnessing in Beijing has a long way to go. The research shows that the characteristics of Beijing's river development are: continuous drought for many years and insufficient water resources; River pollution still exists; The water system pattern has changed. Based on the analysis results, we propose to promote the healthy development of Beijing's rivers from the following aspects: first, optimize the management and allocation of water resources, second, implement ecological river management, third, gradually develop water system connectivity, and fourth, implement the long-term management mechanism of the "river leader system".

Keywords: River Management; Water Resources; River Length System

B.3 Report on Promoting Ecological Protection and Green
Development in Bohai Town, Huairou District, Beijing City
Xia Shengyin, *Zhu Mengyao*, *Li Lin and Zhao Haiyan* / 036

Abstract: Bohai Town, Huairou District, Beijing, has practiced the concept of "green water and green mountains are golden mountains and silver mountains", based on the functional orientation and regional characteristics of the ecological conservation area, taking the construction of ecological ditches as the starting point, guarding and beautifying the green water and green mountains, building an interactive platform for mountain farmers' employment and entrepreneurship and urban residents' leisure tourism, and writing a beautiful chapter in the revitalization of Beijing's mountain villages. Its main practices are: planning leads ecology, special protection of ecology, industry beautifies ecology, and culture is rich in ecology. The main achievements are as follows: the infrastructure construction continues to improve, the quality of the ecological environment continues to improve, the quality of the tourism industry is improved and upgraded, the pace of farmers' income increase is accelerated, and the life of the citizens in the capital is better served. The main problems are: insufficient high-quality and efficient development, insufficient level of industrial integration, and insufficient supervision and management. Based on this, we put forward the following suggestions: establish the awareness of high-quality products and build a brand with distinctive channel; Optimize the agricultural industry chain and deepen the level of industrial integration; Strengthen the organization and coordination mechanism and strengthen policy support.

Keywords: Ecological Protection; Green Development; Ecological Gully Area; Bohai Town of Beijing

B.4　Research on Health Function Optimization of Green Space
　　　in Beijing from the Perspective of Healthy City Construction

Pan Haochen, Wang Shuaiqing, Huang Ziling,

Hao Peiyao and Ge Xiaoyu / 050

Abstract: From 2016 to 2019, the Central Committee of the Communist Party of China and the State Council issued and implemented the "Healthy China 2030" Planning Outline and the "Healthy China Action (2019 – 2030)",

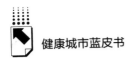
proposing to implement the "Healthy China" strategy, and the health of all people has gradually become the national strategic goal. In recent years, the health function of urban green space has attracted more and more attention. The experience of healthy environment construction in Beijing is mainly to strengthen the cooperation among departments and promote the improvement and construction of urban ecological environment; Improve green space and enhance citizens' sense of green acquisition; Optimizing management and introducing scientific service model; Use green space to actively respond to public health events. The main problems are that the collaborative work mode of various departments needs to be further improved, the green space system and the health system are not fully covered, and the work fails to implement targeted strategies for typical problems. Based on this, it is suggested to explore a cross sectoral and multi professional work mode, build a sound health system based on green space, and explore a green space construction mode with typical characteristics.

Keywords: Healthy City; Healthy Environment; Beijing

III   Healthy Society

B.5   Strategies and Countermeasures on the Development

of Elderly Care Services in Beijing   *Duan Tingting* / 068

Abstract: The implementation of an active population aging strategy is of strategic significance to the high-quality development of the capital. The characteristics of the development of elderly care services in Beijing are that the number of the elderly population is increasingly large and the degree of aging is further deepened; The aging population structure is relatively young, with a demographic dividend; From the supply perspective, the number of elderly care institutions and beds has continued to grow, the elderly care service has changed to the nearby elderly care service, the top-level design of elderly care service has been further strengthened, and the health service for the elderly has achieved initial results; The main situation we are facing is that the degree of aging and aging is further intensified, the needs of the elderly are more diversified, and we are in an important opportunity period to actively respond to the construction of the population aging system. Reduced development determines that the elderly care service needs to use the stock and tap the potential in depth. The coordinated development of Beijing, Tianjin and Hebei brings strategic space for the development of elderly care services. The key problem in the development of elderly care services in Beijing is that the supply and demand of elderly care services do not match; The marketization and industrialization of elderly care services are not well developed, and a mature profit model has not been found; The supply of key elements is insufficient to support the development of elderly care services; The elderly friendly environment needs to be improved. Based on this, it is necessary to enable the elderly, disabled and mentally retarded, and the elderly living alone to enjoy medical care, let the energetic elderly enjoy a wonderful second life, and stimulate the development vitality of the elderly care service industry.

Keywords: Elderly Care Services; Combination of Health Care; Beijing

B.6 Research on Physical Exercise and Health Promotion
—*Take Xicheng District of Beijing as an Example*

Chai Lihao / 080

Abstract: The three levels of people's participation in sports are advocating sports, participating in competitions and participating in exercises. From the perspective of mobilizing more sports enthusiasts to carry out physical exercise for a long time and building a public service system for national fitness, there should be three dimensions: first, a public service organization composed of people and property, second, sports events, and third, competition and training. Sports are extremely important to the health of residents in Xicheng District in the future, which is conducive to improving the immunity of residents, preventing and

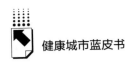
controlling chronic diseases, infectious diseases and other diseases. Therefore, Xicheng District pays attention to residents' health, cultivates their sports habits, gives play to the advantages of sports with strong interest, makes good use of the two core means of sports competition and training, attracts residents to form sports hobbies with fun, and changes "forced" into "induced", so as to develop good sports habits.

Keywords: Physical Exercise; Exercise and Fitness; Health Promotion

B.7 Food Safety Problems and Countermeasures of Online

Food Ordering in Beijing: From the Perspective

of Agile Governance　　　　　　　　*Liu Zhiyong, Guo Feng / 088*

Abstract: "Internet plus Catering" is a new type of business emerging in recent years. While bringing convenience to the vast number of consumers, the food safety incidents of online catering constantly exposed the food safety risks and new governance topics in this industry. At present, the domestic food safety supervision on online ordering is quite weak both in theory and practice. The problems in the food safety supervision of online ordering in Beijing are as follows: First, the multi-dimensional information asymmetry is the key to the food safety problem of online ordering. Second, the instability and high risk of online meal ordering industry are also difficult problems for supervision. Third, the traditional governance model is difficult to adapt to the development situation of the industry. Therefore, in order to strengthen the governance of online meal ordering, it is necessary to establish the concept of agile governance, establish clear governance goals, strengthen the support of laws and systems for governance, seek dynamic and sustainable optimization of governance programs, strengthen the application of high-tech information technology, analyze its underlying reasons, and try to explore an agile governance model that can adapt to the era background of rapid development of information technology and respond to dynamic, complex and diverse social needs.

Keywords: Internet Ordering; Food Safety; Agile Governance

IV   Healthy Service

Abstract: The scientific popularization of health is one of the most economical and effective measures to improve public health. As a carrier of health popularization, health popularization information is published on new media platforms in huge quantity and has problems such as false and vulgar. The relevant domestic laws and regulations are not well constructed, and there is a lack of relevant evaluation tools. By identifying the concepts of new media and health popularization information, this paper reviews the evaluation standards and tools for health information websites and evaluation tools for health education materials at domestic and international, and provides ideas and references for constructing evaluation tools for new media health popularization information release in medical institutions in China.

Keywords: New Media; Health Science Information; Health Communication

Abstract: With the support of leaders at all levels, the Beijing Maternal and Child Health Care Hospital has established an online pregnant women's school in Beijing in just two months, which has played a huge role in promoting the safety

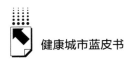

and health of mothers and babies. In the past two years, the number of lectures attended by pregnant women has reached 1. 49 million, and the average number of lectures attended by pregnant women is more than 5. According to the relevant survey, the attendance rate of pregnant women has reached 98%, and the knowledge awareness rate has increased year by year. The online maternity school has met the needs of pregnant women for health care knowledge under the epidemic, and played a role in building the safety of mothers and infants and promoting the health of mothers and infants. The research shows that the advantages and necessity of online maternity schools are mainly shown in the authoritative and systematic curriculum content, convenient access to information, and benefit for pregnant and lying in women's learning. The online curriculum is strongly disseminated, and pregnant and lying in women benefit a wide range of people; System management is an important means to ensure the work of online maternity schools; Pregnant women should pay attention to the course content.

Keywords: School for Pregnant Women; Health Education; Maternal and Infant Health

B. 10 Construction and Prospect of Psychological Assistance
Hotline System in Beijing　　　*Yang Fude, Liang Hong* / 130

Abstract: Psychological hotline is an important part of crisis intervention. Because of its timeliness, anonymity and convenience, it plays a major role in psychological crisis intervention. In 2008, the National Health Bureau for Disease Control and Prevention attached importance to the psychological assistance hotline in China, and began to promote the construction and standardized development of psychological assistance hotline in various regions. The main task is to pilot first, explore experience, and gradually promote. It will play an important role in psychological assistance in the prevention and control of novel coronavirus epidemic in 2020, with the climax of building a hotline. At the same time, it is also necessary to solve the key problems such as how to arrange the construction of psychological assistance hotline, how to standardize the management hotline, how to promote standardized services, how to do a good job in peacetime and wartime, how to reserve psychological assistance teams, and how to make the psychological assistance hotline develop rapidly. Taking the development of Beijing psychological assistance hotline as an example, the three major factors that affect the hotline service are service ability, management ability and financial support. In the future, it is necessary to further build a Beijing psychological assistance hotline network, establish a scientific and unified management model, strengthen the hotline service capacity, strengthen the construction of information systems and platforms, do a good job in publicity and promotion, and establish an expert committee.

Keywords: Mental Aid Hotline; Healthy People; Beijing

V Healthy Culture

B . 11 Research Report on the Development of Combination of

Medicine and Nursing in Xicheng District, Beijing (2021)

Abstract: In recent years, Beijing has attached great importance to the service of combining medical care with nursing care. The policy system of combining medical care with nursing care has been constantly improved, and the service capacity of combining medical care with nursing care has been constantly improved. As the core area of the capital, Xicheng District is in the forefront of the city in terms of the absolute number and proportion of the elderly population. How to give play to the advantages of regional medical resources and provide high-quality medical and health services for the elderly in Xicheng District has become the key task of the health department in Xicheng District. This paper analyzes the medical service resources, elderly care service resources, the service needs of the elderly and the service capabilities of various service personnel, and finds that the problems in the combination of medical care and elderly care services in Beijing are

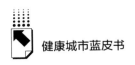

the separation of medical care and elderly care, and the separation of services; The mode of payment makes it difficult to combine medical care with nursing care; Lack of incentive mechanism and relatively insufficient service capacity; The participation of social medical forces was blocked. Based on this, this paper puts forward the following suggestions: promote resources to sink into the community, and embed medical and nursing services; Rely on the community elderly care medical complex to provide integrated professional medical and nursing services; Promote the cooperation between social medical forces and community health service institutions; Establish a regional elderly health management system; Promote hospice care services into the community; Allocate medical resources and focus on the long-term health care needs of the elderly.

Keywords: Combination of Medical and Nursing Care; Medical Resources; Health Management; Hospice Care

B. 12 Research Report on Traditional Chinese Medicine

Health Cultural Literacy of Beijing Residents in 2021

Li Ping, Wang Hong, Feng Shuo and Li Bo / 164

Abstract: In 2021, we will carry out a survey on the health cultural literacy of Chinese medicine in Beijing, with the aim of understanding the popularization of health cultural knowledge of Chinese medicine in Beijing and the level of health cultural literacy of Chinese medicine among Beijing residents. Through the analysis of relevant factors, it is found that urban and rural areas, gender, age, education level, occupation, annual family income and whether suffering from chronic diseases affect the level of Chinese medicine cultural literacy, among which the level of Chinese medicine health cultural literacy of Beijing residents is significantly higher than that of rural residents; The level of Chinese medicine health literacy of women was significantly higher than that of men; The residents at the age of 35 - 44 have the highest level of health and cultural literacy of traditional Chinese medicine; The higher the educational level, the higher the level of TCM health literacy; In terms of profession, medical staff, civil servants and teachers ranked first, and students and farmers ranked last; In terms of income, the higher the annual income, the higher the level of Chinese medicine health literacy of residents, showing a positive correlation. Through the above data, it is suggested that the government should formulate corresponding policies and implement special actions, increase the publicity, promotion and popularization of appropriate technologies for the public of traditional Chinese medicine, improve the ability of Beijing residents to use traditional Chinese medicine technologies and health preservation methods, so as to improve the action rate and the literacy level of appropriate methods for the public of traditional Chinese medicine. At the same time, we will promote and popularize traditional Chinese medicine culture in rural areas and young people to improve the health literacy of rural residents and young people. The data also suggest that we should strengthen the publicity of TCM to prevent disease.

Keywords: Traditional Chinese Medicine; Health Cultural Literacy; Beijing

Ⅵ   Healthy Industry

B.13   Medical and Health Industry Development Report

of Beijing (2020−2021)   *Tang Wenxian* / 178

Abstract: In The pharmaceutical and health industry is a strategic industry related to the national economy and the people's livelihood, economic development and national security, and is an important foundation for building a healthy China. Globally, the sales of prescription drugs will keep rising, the market share of biotechnology drugs will continue to expand, tumor products will become the most valuable R&D projects in the market, and orphan drugs will become a new hot spot; From the domestic perspective, the pharmaceutical and health industry has broad prospects for development, the variety of innovative

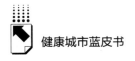
drugs on the market is gradually increasing, and the digital era has driven the transformation of research and development mode. Specifically, in Beijing's pharmaceutical and health industry, the scale of the industry continues to grow, the industrial frontier advantages are prominent, the role of the industrial engine is apparent, the industrial innovation model is leading, the industrial agglomeration features are obvious, and the industrial environment is open and shared; The main problems are that R&D investment needs to be further improved, industrialization capacity needs to continue to rise, high-end manufacturing needs to continue to grow, digital transformation needs to continue to accelerate, and international competitiveness needs to be enhanced. Therefore, the next step is to focus on frontier areas and promote the leap of industrial technology level; Focus on regional cooperation and promote the coordinated development of Beijing, Tianjin and Hebei; Focus on international benchmark and strengthen new competitive advantages of enterprises; Innovate ecological construction and promote industrial development.

Keywords: Medical and Health industry; Bio-medicine; Beijing

B.14　Research on the High-quality Coordinated Development
　　　　Path of Old-age Care Welfare and the Industry in Beijing

Zhu Nina, Song Wen and Gao Yizhong / 196

Abstract: In During the "13th Five Year Plan" period, the proportion of the elderly population and the disabled elderly population in the total registered residence population in Beijing further increased, the proportion of elderly men and women was unbalanced, the degree of aging in various regions was different, the elderly dependency coefficient gradually increased, and the gap between urban and rural old-age security funds was large. From the perspective of the elderly care business, the top-level design is more perfect, the layout of "multi-level nearby elderly care services" is basically formed, and the social elderly care security is steadily improved; From the perspective of the elderly care industry, the overall scale of the elderly care service market has expanded, the degree of industrial integration has gradually deepened, and the industry leader has played an exemplary role; From the perspective of the coordinated development of the elderly care business and the elderly care industry, the tax burden of elderly care enterprises has been effectively reduced, the support for elderly care institutions has been gradually increased, and the focus is on building a state-owned "flagship" enterprise for elderly care. The overall coordination is not enough, and the horizontal communication between the administrative departments needs to be strengthened; The supply and demand inside and outside the urban area are unbalanced, and the endowment resources around the nearby elderly care areas need to be integrated; The elderly care industry is not highly related, and the vertical extension of the industry needs to be promoted. Based on this, it is suggested to formulate development plans step by step, optimize endowment rationing in different regions, build industrial systems in different fields, and promote technology empowerment in different scenarios; In view of the current situation of the development of the business industry, we will accurately study and judge the future development trend, focus on solving the problem of balanced allocation of elderly care resources in urban and suburban areas, supplement the supply of inclusive elderly care services, improve the community's ability to operate at home and enrich the spiritual and cultural life of the elderly, and continue the coordinated development path of the business industry.

Keywords: Elderly Care Undertakings; Elderly Care Industry; Beijing

B.15　Study on the Realization Path and Countermeasure

　　of Ecological Product Value in Beijing

Xia Xujiang, Ma Dongchun / 217

Abstract: In The path to realize the value of ecological products has been widely concerned by scholars. With the introduction of relevant policies in recent years, various regions have carried out research on the path to realize the value of ecological products. There are various types of ecological products in Beijing, which can provide a variety of ecological physical products and ecological non physical products. In recent years, Beijing has actively studied the accounting standards for the physical quantity and value quantity of ecological products of different ecosystems in ecological conservation areas, and explored the path to realize the value of ecological products. The realization path of ecological product value in Beijing is mainly divided into three categories: the first category is the value realization path with the market as the main body; The second type is to take the government as the main value realization path; The third type is the value realization path of the "government+market" model. Based on the results of the study, we suggest that Beijing should establish an accounting mechanism for ecological products at different spatial scales, build a guarantee system for the realization of the value of ecological products, improve the ecological compensation mechanism, establish an ecological compensation system, and promote the industrialization of ecological products.

Keywords: Ecological Products; Health Industry; Ecosystem

Ⅶ   Healthy Population

B.16   Investigation on the Awareness and Subjective Visit Rate

for Preclinical Alzheimer's Disease in China

Wang Xiaoqi, Han Ying / 225

Abstract: In Alzheimer's disease (AD) is one of the most common cause of Alzheimer's disease. However, there is still no effective treatment for AD. Individuals with subjective cognitive decline (SCD) is considered as a promising target population for AD prevention. Therefore, understanding the public's awareness of AD and SCD is crucial for further education and treatment strategy development. We designed and distributed the questionnaire titled "the awareness rate and subjective visit rate for AD and SCD in China" based on the online method. The results showed that in the whole cohort, the awareness rate of AD was 97.08%, the awareness rate of SCD was 82.63%, and the proportion of deciding to look for medical help was 78.17%. At present, the public's understanding of AD and SCD has been significantly improved, but the depth of their understanding still needs to be improved. More work is needed to increase the public's attention to AD and SCD, and promote the early prevention and treatment of AD.

Keywords: Alzheimer's Disease; Subjective Visit Rate; Healthy Population

B.17 Study on the Health Status of Children and Adolescents in Beijing in 2021

Guo Xin, Zhao Hai, Zhang Jingshu, Xu Huiyu and Wang Yan / 241

Abstract: In The health of children and adolescents is an indispensable part of building a healthy city. This paper describes the monitoring results of common diseases among students and school environmental sanitation in Beijing in 2021, analyzes the relevant influencing factors, and analyzes the main common diseases such as myopia and obesity among children and adolescents in Beijing, which will help to further implement the monitoring task, take targeted interventions, and promote the health of children and adolescents. The monitoring found that the detection rate of poor vision of students was 67.1%, the detection rate of myopia was 56.1%, the total detection rate of overweight and obesity was 41.1%, and the prevalence rate of permanent teeth caries was 27.4%, both at a high level. The situation of prevention and control of common diseases among students is still very serious, health risk issues need to be paid attention to, and the details of school health work still need to be improved. In response to the existing problems, Beijing has carried out six major actions, including the action of experts entering the campus, the action of popularizing school health standards, the activity of health month for primary and secondary students, the action of improving school teaching and living environment, the action of healthy parents and the action of caring for key groups, and carried out various common disease prevention and control activities. At the same time, Beijing has actively created myopia prevention and control measures with unique Beijing characteristics to promote the improvement of students' health level.

Keywords: Teenagers; Common Diseases; School Health; Healthy Population

B.18　A Investigation Report on Mental Health Literacy of Beijing Residents

Huang Qingzhi, Chen Yun, Ming Zhijun, Ma Yuhan,

Liu Shaoran and Chen Zhiyan / 259

Abstract: In In order to understand the mental health literacy level and basic characteristics of Beijing residents, Beijing carried out a survey of residents' mental health literacy. This survey shows that most residents in Beijing attach importance to mental health, have a good mental health awareness, and can maintain a positive attitude, but they have a certain degree of self shame on mental disorders and psychological behavior problems, and most residents' ability to recognize mental disorders and psychological behavior problems also needs to be further improved. The level of mental health literacy of urban residents is higher than that of rural residents; The mental health literacy level of women is higher than that of men; The mental health literacy level of different age groups is different, and the mental health literacy level of the elderly group is lower than that of the young group. It is suggested to strengthen the publicity and promotion of mental health literacy, establish a long-term monitoring mechanism for mental health literacy, consolidate the stability and continuity of the monitoring mechanism for mental health literacy, promote the investigation and monitoring of regional mental health literacy in each district, and take multiple measures to improve the mental health literacy level of residents in Shoudu District.

Keywords: Mental Health; Health Literacy; Healthy Population

Postscript   / 274

北京市哲学社会科学研究基地智库报告
系列丛书

推动智库成果深度转化

打造首都新型智库拳头产品

为贯彻落实中共中央和北京市委关于繁荣发展哲学社会科学的指示精神，北京市社科规划办和北京市教委自 2004 年以来，依托首都高校、科研机构的优势学科和研究特色，建设了一批北京市哲学社会科学研究基地。研究基地在优化整合社科资源、资政育人、体制创新、服务首都改革发展等方面发挥了重要作用，为首都新型智库建设进行了积极探索，成为首都新型智库的重要力量。

围绕新时期首都改革发展的重点热点难点问题，北京市社科联、北京市社科规划办、北京市教委与社会科学文献出版社联合推出"北京市哲学社会科学研究基地智库报告系列丛书"。

北京市哲学社会科学研究基地智库报告系列丛书

（按照丛书名拼音排列）

· 北京产业蓝皮书：北京产业发展报告

· 北京人口蓝皮书：北京人口发展研究报告

· 城市管理蓝皮书：中国城市管理报告

· 法治政府蓝皮书：中国法治政府发展报告

· 健康城市蓝皮书：北京健康城市建设研究报告

· 京津冀蓝皮书：京津冀发展报告

· 平安中国蓝皮书：平安北京建设发展报告

· 企业海外发展蓝皮书：中国企业海外发展报告

· 首都文化贸易蓝皮书：首都文化贸易发展报告

· 中央商务区蓝皮书：中央商务区产业发展报告

皮 书

智库成果出版与传播平台

�֍ 皮书定义 ֍

皮书是对中国与世界发展状况和热点问题进行年度监测，以专业的角度、专家的视野和实证研究方法，针对某一领域或区域现状与发展态势展开分析和预测，具备前沿性、原创性、实证性、连续性、时效性等特点的公开出版物，由一系列权威研究报告组成。

�֍ 皮书作者 ֍

皮书系列报告作者以国内外一流研究机构、知名高校等重点智库的研究人员为主，多为相关领域一流专家学者，他们的观点代表了当下学界对中国与世界的现实和未来最高水平的解读与分析。截至 2022 年底，皮书研创机构逾千家，报告作者累计超过 10 万人。

✹ 皮书荣誉 ֍

皮书作为中国社会科学院基础理论研究与应用对策研究融合发展的代表性成果，不仅是哲学社会科学工作者服务中国特色社会主义现代化建设的重要成果，更是助力中国特色新型智库建设、构建中国特色哲学社会科学"三大体系"的重要平台。皮书系列先后被列入"十二五""十三五""十四五"时期国家重点出版物出版专项规划项目；2013~2023 年，重点皮书列入中国社会科学院国家哲学社会科学创新工程项目。

皮书网

（网址：www.pishu.cn）

发布皮书研创资讯，传播皮书精彩内容
引领皮书出版潮流，打造皮书服务平台

栏目设置

◆关于皮书
何谓皮书、皮书分类、皮书大事记、
皮书荣誉、皮书出版第一人、皮书编辑部

◆最新资讯
通知公告、新闻动态、媒体聚焦、
网站专题、视频直播、下载专区

◆皮书研创
皮书规范、皮书选题、皮书出版、
皮书研究、研创团队

◆皮书评奖评价
指标体系、皮书评价、皮书评奖

◆皮书研究院理事会
理事会章程、理事单位、个人理事、高级
研究员、理事会秘书处、入会指南

所获荣誉

◆ 2008 年、2011 年、2014 年，皮书网均
在全国新闻出版业网站荣誉评选中获得
"最具商业价值网站"称号；
◆ 2012 年,获得"出版业网站百强"称号。

网库合一

2014年，皮书网与皮书数据库端口合
一，实现资源共享，搭建智库成果融合创
新平台。

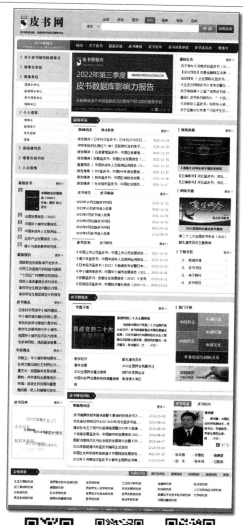

皮书网

"皮书说"
微信公众号

皮书微博

权威报告·连续出版·独家资源

皮书数据库
ANNUAL REPORT(YEARBOOK)
DATABASE

分析解读当下中国发展变迁的高端智库平台

所获荣誉

- 2020年，入选全国新闻出版深度融合发展创新案例
- 2019年，入选国家新闻出版署数字出版精品遴选推荐计划
- 2016年，入选"十三五"国家重点电子出版物出版规划骨干工程
- 2013年，荣获"中国出版政府奖·网络出版物奖"提名奖
- 连续多年荣获中国数字出版博览会"数字出版·优秀品牌"奖

皮书数据库

"社科数托邦"
微信公众号

成为用户

登录网址www.pishu.com.cn访问皮书数据库网站或下载皮书数据库APP，通过手机号码验证或邮箱验证即可成为皮书数据库用户。

用户福利

- 已注册用户购书后可免费获赠100元皮书数据库充值卡。刮开充值卡涂层获取充值密码，登录并进入"会员中心"—"在线充值"—"充值卡充值"，充值成功即可购买和查看数据库内容。
- 用户福利最终解释权归社会科学文献出版社所有。

社会科学文献出版社 皮书系列
SOCIAL SCIENCES ACADEMIC PRESS (CHINA)

卡号：358511151938
密码：

数据库服务热线：400-008-6695
数据库服务QQ：2475522410
数据库服务邮箱：database@ssap.cn
图书销售热线：010-59367070/7028
图书服务QQ：1265056568
图书服务邮箱：duzhe@ssap.cn

S 基本子库
SUB DATABASE

中国社会发展数据库（下设 12 个专题子库）

紧扣人口、政治、外交、法律、教育、医疗卫生、资源环境等 12 个社会发展领域的前沿和热点，全面整合专业著作、智库报告、学术资讯、调研数据等类型资源，帮助用户追踪中国社会发展动态、研究社会发展战略与政策、了解社会热点问题、分析社会发展趋势。

中国经济发展数据库（下设 12 专题子库）

内容涵盖宏观经济、产业经济、工业经济、农业经济、财政金融、房地产经济、城市经济、商业贸易等 12 个重点经济领域，为把握经济运行态势、洞察经济发展规律、研判经济发展趋势、进行经济调控决策提供参考和依据。

中国行业发展数据库（下设 17 个专题子库）

以中国国民经济行业分类为依据，覆盖金融业、旅游业、交通运输业、能源矿产业、制造业等 100 多个行业，跟踪分析国民经济相关行业市场运行状况和政策导向，汇集行业发展前沿资讯，为投资、从业及各种经济决策提供理论支撑和实践指导。

中国区域发展数据库（下设 4 个专题子库）

对中国特定区域内的经济、社会、文化等领域现状与发展情况进行深度分析和预测，涉及省级行政区、城市群、城市、农村等不同维度，研究层级至县及县以下行政区，为学者研究地方经济社会宏观态势、经验模式、发展案例提供支撑，为地方政府决策提供参考。

中国文化传媒数据库（下设 18 个专题子库）

内容覆盖文化产业、新闻传播、电影娱乐、文学艺术、群众文化、图书情报等 18 个重点研究领域，聚焦文化传媒领域发展前沿、热点话题、行业实践，服务用户的教学科研、文化投资、企业规划等需要。

世界经济与国际关系数据库（下设 6 个专题子库）

整合世界经济、国际政治、世界文化与科技、全球性问题、国际组织与国际法、区域研究 6 大领域研究成果，对世界经济形势、国际形势进行连续性深度分析，对年度热点问题进行专题解读，为研判全球发展趋势提供事实和数据支持。

法律声明